Ver-bindung

```
D1672905
```

Dieser Band basiert auf der 1. Drei-Länder-Tagung (2009)
folgender Organisationen:

**Deutsche Gesellschaft für Psychosomatische Frauenheilkunde
und Geburtshilfe (DGPFG) e.V.**

**Österreichische Gesellschaft für Psychosomatik
in Gynäkologie und Geburtshilfe (ÖGPGG)**

**Schweizer Arbeitsgemeinschaft für psychosomatische Gynäkologie
und Geburtshilfe (SAPGG)**

In Frauenheilkunde und Geburtshilfe spiegeln sich mannigfaltige Aspekte von
Binden und Lösen, von Verbundheit, Begrenzung und Trennung wider. Die
zentrale Metapher dieser Drei-Länder-Tagung war die Verbundenheit von Mutter und Kind während der gesamten Schwangerschaft.
Die TeilnehmerInnen der Tagung fanden sich aber auch aufgefordert, in anderer Hinsicht „über Grenzen" zu blicken: über Grenzen von Ländern und über
gesellschaftspolitische Begrenzungen.

Barbara Maier, Carsten Braun, Dorothea Schuster,
Anna Wenger, Martina Rauchfuß (Hrsg.)

Ver-bindung

Bindung, Trennung und Verlust
in der Frauenheilkunde und Geburtshilfe

Beiträge der 1. Drei-Länder-Tagung der DGPFG,
ÖGPGG und SAPGG 2009

Mabuse-Verlag
Frankfurt am Main

Bibliografische Information der Deutschen Nationalbibliothek

Die Deutsche Nationalbibliothek verzeichnet diese Publikation in der Deutschen Nationalbibliografie; detaillierte bibliografische Angaben sind im Internet unter http://dnb.d-nb.de abrufbar.

Informationen zu unserem gesamten Programm, unseren AutorInnen und zum Verlag finden Sie unter: www.mabuse-verlag.de.

Wenn Sie unseren Newsletter zu aktuellen Neuerscheinungen und anderen Neuigkeiten abonnieren möchten, schicken Sie einfach eine E-Mail mit dem Vermerk „Newsletter" an: online@mabuse-verlag.de.

© 2010 Mabuse-Verlag GmbH
Kasseler Str. 1 a
60486 Frankfurt am Main
Tel.:   069 – 70 79 96-13
Fax: 069 – 70 41 52
verlag@mabuse-verlag.de
www.mabuse-verlag.de

Satz: Björn Bordon/MetaLexis, Niedernhausen
Umschlaggestaltung: Caro Druck GmbH, Frankfurt a. M.
Umschlagabbildung: © Heinz Kummer

Druck: Fuldaer Verlagsanstalt
ISBN: 978-3-940529-67-1
Printed in Germany
Alle Rechte vorbehalten

Inhalt

I. Hauptvorträge

II. Morgenvorlesungen

III. Kurzvorträge

III.1 Onkologie und Ethik

III.4 Varia

IV. Posterbeiträge

IV.1 Gynäkologie und Onkologie

IV.2 Ethik der Bindung und Trennung

IV.3 Schwangerschaft und Geburtshilfe

IV.4 Geburtshilfe und Wochenbett

Vorwort der Präsidentinnen

Bindungsmuster – individuelle wie auch gesellschaftliche – sind von eminenter persönlicher wie politischer Bedeutung. Sie prägen sowohl unsere persönliche Lebensentfaltung wie das Zusammenleben von Menschen in Familien, Gruppen, Staaten auf der gesamten Welt. Dem Aufbau von gelingendem Bindungsverhalten und der Prävention von Bindungsstörungen kann deshalb nicht genug Aufmerksamkeit geschenkt werden.

Mit der ersten Dreiländertagung wollten die deutsche, österreichische und schweizerische Psychosomatische Gesellschaft in der Geburtshilfe und Frauenheilkunde eine länderübergreifende Verbindung fördern, um unserem gemeinsamen Anliegen eine größere Plattform und einen breiten, fruchtbaren Boden zu bereiten. Die Teilnehmer/-innen waren aufgefordert über gesellschaftspolitische und nicht zuletzt über die Grenzen unseres Selbst zu schauen und Psychosomatik als eine gemeinsame Dynamik zu nutzen, um Begrenzungen zu überwinden, das Wagnis von *Ver-Bindung* mit Fremdem, Anderem einzugehen. Die Besucher der Tagung in Salzburg konnten erleben, wie gut dies gelungen ist.

Ohne die Ideen, die Kreativität und das Engagement des lokalen Organisationsteams und des Vorbereitungsteams der drei veranstaltenden Länder wären weder die Tagung noch dieser schöne Jahresband möglich gewesen. Daher gilt unser besonderer Dank PD Dr. Barbara Maier, Mag. Anna Wenger, PD Dr. Peter Kemeter, Dr. Hans Neumann, Dr. Eva Thurner, PD Dr. Martina Rauchfuß, Dr. Dorothea Schuster, PD Dr. Ruth Bodden-Heidrich, Carsten Braun, Dr. Sibil Tschudin und PD Dr. Brigitte Leeners.

Dieser Jahresband spiegelt das Erlebte in eindrucksvoller Weise wider, lässt auch diejenigen, die nicht nach Salzburg kommen konnten, teilhaben an den spannenden Themen, die dort referiert und diskutiert wurden.

Die Bindungstheorie begreift das Streben nach einer engen emotionalen Beziehung als ein spezifisch menschliches, schon beim Neugeborenen angelegtes und bis ins hohe Alter vorhandenes Grundelement menschlicher Entwicklung. Bindung bezeichnet eine anhaltende emotionale Beziehung zwischen Menschen. Für die Entwicklung von sicherer Bindung ist ein feinfühliges Verhalten von Bezugspersonen erforderlich. Dies ist im Säuglings- und Kleinkindalter von eminenter Bedeutung. Die Eltern sollten in der Lage sein, Signale des Kindes wahrzunehmen und richtig zu interpretieren, um sie angemessen befriedigen zu können.

Zur Zeit der Geburt und danach haben das Betreuungsteam, die Geburtshelfer/-in, die Hebamme, der/die Kinderarzt/-ärztin sowie das Pflegepersonal diesbezüglich eine wichtige wegbereitende Funktion. Feinfühligkeit des Betreuungsteams bedeutet, für Eltern mit eigenen Verletzungen, Kränkungen, Verlust- und Trennungserlebnissen eine emotional sichere Basis herzustellen, von der aus diese ihre Lebensgeschichte besprechen und bearbeiten können. Klinische Psychologen/-innen können darüber hinaus mittels intensiver Gesprächstherapie destruktive Bindungsmuster bearbeiten und überwinden helfen. Auch der Vater ist ein wichtiger Bindungspartner. Entsprechend ist der Raum, der ihm während der Geburt eingeräumt wird, entscheidend.

Die Bindungstheorie wurde in den letzten Jahrzehnten auch auf andere Beziehungen übertragen, die Menschen im Lauf ihres Lebens eingehen. Partnerprobleme, Trennung oder Tod sind Herausforderungen, in denen der Schmerz des Verlusts einer Bindung sichtbar wird. Die sicher gebundene und entsprechend autonome Persönlichkeit ist besser in der Lage, Trennungen zu tolerieren und zu verarbeiten. Eine Qualität, die auch Freiheit und Toleranz in der Partnerschaft erzeugt.

Unsicheres Bindungsverhalten kann auf verschiedenen Wegen in der Genese von Krankheiten wirksam werden, es kann u. a. die Stressregulation beeinflussen, zur verstärkten Nutzung externer Affektregulatoren führen oder die Nutzung gesundheitsförderlicher Ressourcen, z. B. Symptomwahrnehmung und Behandlungscompliance beeinflussen.

Die Frauenheilkunde und Geburtshilfe ist an der Schnittstelle solcher Entwicklungen und auch ihrer möglichen Prävention im Einsatz. Gerade aus psychosomatischer Perspektive hat sie sich ihrer Aufgabe bewusst zu sein und diese auch aktiv wahrzunehmen. Dieser Kongress hat sich darum bemüht. Möge der Jahresband dazu anregen, die Verbindung zu halten, den länderübergreifenden Austausch fortzusetzen, und die Lust auf weitere Dreiländertagungen wecken.

PD Dr. Dr. Barbara Maier, PD Dr. Martina Rauchfuß, Dr. Sibil Tschudin

Vorwort der lokalen Kongress-Organisationsgruppe

Um neue Erkenntnisse der Bindungstheorie zu vermitteln, veranstalteten die Gesellschaften für Psychosomatische Frauenheilkunde von Deutschland, Österreich und der Schweiz erstmals einen gemeinsamen internationalen Kongress mit interessanten interdisziplinären Beiträgen.

Die Veranstaltung fand in Salzburg in der alten Universität im Festspielbezirk vom 12.–15.03.2009 statt und war mit 435 Teilnehmer/-innen aus ganz Europa ein großer Erfolg.

Begonnen haben die Vorbereitungen im Februar 2008. Bei einem ersten Vorbereitungstreffen in Berlin wurde um die Organisation gerungen. Jeder war vom Austragungsort begeistert, aber das finanzielle Risiko sollte im Rahmen der Möglichkeiten von Psychosomatischen Gesellschaften bleiben. So wurde die Durchführung zum größten Teil von der österreichischen Gruppe vor Ort selbst übernommen.

Wir suchten die schönsten Veranstaltungsräume der Stadt und sorgten auch für die entsprechende ästhetische Umrahmung mit Musik und Lokalkolorit.

Das Thema *Ver-Bindung* spiegelte innovative Ansätze der interdisziplinären Bonding-Arbeit wider.

Die gemeinsame Veranstaltung bündelte die Kräfte der Psychosomatischen Frauenheilkunde und Geburtshilfe zu Feldforschung im Rahmen der betroffenen Fachrichtungen. Eine stark psychosomatisch dominierte Entwicklung der medizinischen Disziplinen in den 1980er Jahren ist zugunsten des Facharztes für Psychotherapeutische Medizin zurückgedrängt worden. Die Aufbruchsstimmung in Salzburg, diesen Elan wieder zurückzugewinnen und Psychosomatische Frauenheilkunde und Geburtshilfe zu propagieren, lässt auf weitere wissenschaftliche und klinische Zusammenarbeit wie fruchtbare gemeinsame Kongresse hoffen.

Es war uns eine große Freude zu beobachten, wie wir mit diesem unserem Thema Frauenärzte/-innen aus ganz Europa ansprechen und die Zusammenarbeit mit Neonatologen/-innen und Kinderärzte/-innen sowie Entwicklungspsychologen/-innen sichtbar machen konnten.

Wir bedanken uns bei der Vorbereitungsgruppe:

Frau Dr. Dorothea Schuster, Frau Dr. Eva Thurner, Frau PD Dr. Martina Rauchfuß, Frau PD Dr. Brigitte Leeners, Frau PD Dr. Bodden-Heidrich, Frau Dr. Sibil, Tschudin, Herrn PD Dr. Peter Kemeter, Herrn Dr. Hans Neumann und Carsten Braun

Mag. Anna Wenger

Klinische und Gesundheitspsychologin am Universitätsinstitut für Klinische Psychologie der PMU

Univ.Doz, DDr. Barbara Maier

Universitätsklinik für Frauenheilkunde und Geburtshilfe

I Hauptvorträge

Karl Heinz Brisch

Bindung, Gewalt gegen Kinder und Prävention[1]

Zusammenfassung

Notwendige Grundlage für eine gesunde Entwicklung ist eine sichere emotionale Bindung des Kindes. Sie beginnt in der Schwangerschaft und entwickelt sich während der ersten Lebensjahre. Sie ist zeitlebens für neue Beziehungserfahrungen offen und veränderbar. Körperliche, sexuelle und emotionale Gewalt von Eltern gegenüber ihren Kindern sowie Vernachlässigung führen zu Störungen der Gehirnentwicklung, zu Wachstumsretardierung und Bindungsstörungen als schwerwiegender Form der frühen Psychopathologie. Frühzeitige Prävention mit Schwangeren und ihren Partnern wie durch das Präventionsprogramm „SAFE® – Sichere Ausbildung für Eltern" ist möglich und unterstützt eine sichere Bindungsentwicklung der Kinder.

Bedeutung der sicheren Bindung

Die Bindungstheorie wurde in den 1950er-Jahren von dem englischen Psychiater und Psychoanalytiker *John Bowlby* begründet, um die Entstehung und den Verlauf der überlebenswichtigen emotionalen Bindung eines Menschen an einen anderen zu erklären und schließlich durch viele Studien wissenschaftlich zu untersuchen [2].

Schon während der Schwangerschaft entsteht eine wachsende emotionale Bindung der Schwangeren an den Feten (*„bonding"*), die unmittelbar peri- und postnatal auch durch das Hormon Oxytocin gefördert wird [6]. Die Entwicklung der Bindung des Säuglings etwa an seine Mutter („attachment") wird durch die Bindungstheorie [1] erklärt. Die Bindungstheorie besagt, dass der Säugling im Laufe des ersten Lebensjahres auf der Grundlage eines biologisch angelegten Verhaltenssystems eine starke emotionale Bindung zu einer

1 Dieser Beitrag wurde zuerst veröffentlicht in Gynäkologe 2008 41:833–838, DOI 10.1007/s00129-008-2250-5, online publiziert am 19. September 2008, © Springer Medizin Verlag 2008. Der Abdruck erfolgt mit freundlicher Genehmigung von Springer Science and Business Media.

Hauptbezugsperson entwickelt. Das Bindungsverhalten wird durch Trennung von der Bindungsperson sowie durch das Erleben von Angst aktiviert, etwa durch äußere oder innere Bedrohung und Gefahr. Das Bindungsverhalten drückt sich insbesondere darin aus, dass das Kind nach der Bindungsperson sucht, dass es weint, ihr nachläuft und sich an ihr festklammert. Durch körperliche Nähe zur Bindungsperson wird das Bindungsbedürfnis des Kindes wieder beruhigt. Die Hauptbindungspersonen müssen nicht die biologischen Eltern sein, denn die Entwicklung einer Bindungsbeziehung zwischen dem Säugling und einer Pflegeperson kommt nicht durch die genetische Verwandtschaft zustande, sondern durch spezifisch feinfühlige *Interaktionserfahrungen* mit einer Person.

Für das unselbständige menschliche Neugeborene und Kleinkind ist die Schutzfunktion durch eine Bindungsperson von lebenserhaltender Bedeutung. Die Bindungsperson bietet als zuverlässige Pflegeperson in Gefahrensituationen einen „sicheren körperlichen und emotionalen Hafen" („safe haven").

Konzepte der Bindungsforschung

Durch intensive entwicklungspsychologische Forschungsarbeiten und Längsschnittstudien konnten verschiedene Konzepte der Bindungstheorie empirisch validiert werden (für einen umfassenderen Überblick: [4, 14]). Besonders die feinfühlige Interaktion der Bindungsperson mit dem Säugling, dialogisches Sprechen der Bindungsperson über affektives Erleben des Säuglings, Blickkontakt und feinfühlige Berührung wurden als bedeutungsvoll identifiziert.

Bindungsqualität des Kindes

Werden die Bedürfnisse des Säuglings in dieser von *Mary Ainsworth* geforderten feinfühligen Art und Weise von einer Pflegeperson beantwortet, so besteht eine relativ große Wahrscheinlichkeit, dass der Säugling zu dieser Person im Laufe des ersten Lebensjahres eine sichere Bindung (Typ B) entwickelt. Dies bedeutet, dass er diese spezifische Person bei Bedrohung und Gefahr als

„sicheren Hort" und mit der Erwartung von Schutz und Geborgenheit aufsuchen wird.

Wird die Pflegeperson eher mit Zurückweisung auf seine Bindungsbedürfnisse reagieren, so besteht eine höhere Wahrscheinlichkeit, dass der Säugling sich an diese Pflegeperson mit einer unsicher-vermeidenden Bindungshaltung (Typ A) bindet. Ein unsicher-vermeidend gebundenes Kind wird etwa nach einer Trennungserfahrung die Bindungsperson eher meiden oder nur wenig von seinen Bindungsbedürfnissen äußern. Es hat eine Anpassung an die Verhaltensbereitschaften seiner Bindungsperson stattgefunden. Nähewünsche werden vom Säugling erst gar nicht so intensiv geäußert, da er weiß, dass diese von seiner Bindungsperson auch nicht so intensiv mit Bindungsverhalten im Sinne von Nähe, Schutz und Geborgenheit gewähren beantwortet werden. Dies führt aber zu einer erhöhten inneren Stressbelastung des Säuglings, die an erhöhten Speichelkonzentrationen von *Kortisol* gemessen werden kann [15]. Allerdings reagieren diese unsicher-vermeidend gebundenen Kinder bei extremer Aktivierung ihres Bindungssystems, wie etwa durch einen schweren Unfall, indem sie ihre Bindungsvermeidung aufgeben und sich hilfe- und schutzsuchend an ihre Mütter wenden. Auch die Mütter können in diesen Situationen großer Bedrohung und Angst ihre Säuglinge schützen. Das Beispiel soll verdeutlichen, dass bei diesen „vermeidenden" Mutter-Kind-Paaren die „Schwelle" für Bindungsverhalten sowohl bei den Kindern als auch bei ihren Müttern höher liegt als bei Mutter-Kind-Paaren, die auf einer sicheren Bindungsbasis interagieren.

Werden die Signale manchmal zuverlässig und feinfühlig, ein anderes Mal aber eher mit Zurückweisung und Ablehnung beantwortet, so entwickelt sich eine *unsicher-ambivalente Bindungsqualität* (Typ C) zur Bindungsperson, zum Beispiel zur Mutter. Säuglinge mit einer unsicher-ambivalenten Bindung reagieren auf eine Trennung von ihrer Hauptbindungsperson mit einer intensiven Aktivierung ihres Bindungssystems, indem sie lautstark weinen und sich intensiv an die Bindungsperson klammern. Nach einer kurzen Trennung – wenn diese überhaupt gelingt – und der baldigen Rückkehr der Mutter sind sie für längere Zeit kaum zu beruhigen und können nicht mehr zum Spiel in einer ausgeglichenen emotionalen Verfassung zurückkehren. Während sie sich einerseits an die Mutter klammern, zeigen sie andererseits aber auch *aggressives Verhalten*. Wenn sie etwa bei der Mutter auf dem Arm sind, strampeln sie und treten nach der Mutter mit den Füßchen, während sie gleichzeitig mit ihren Ärmchen klammern und Nähe suchen. Dieses Verhalten wird als Ausdruck ihrer Bindungsambivalenz interpretiert.

Später wurde noch ein weiteres Bindungsmuster gefunden, das als desorganisiertes und desorientiertes Muster (Typ D) bezeichnet wurde [10], das den Beginn von Psychopathologie darstellt.

Vorteile einer sicheren Bindung

Aus vielen Längsschnittstudien ist bekannt, dass ein sicheres Bindungsmuster ein Schutzfaktor für die weitere kindliche Entwicklung ist, besonders bei Belastungen. Diese Kinder reagieren mit einer größeren psychischen Widerstandskraft (*„resilience"*) auf emotionale Belastungen, wie etwa eine Scheidung der Eltern.

Eine unsichere Bindungsentwicklung dagegen ist ein Risikofaktor, sodass es bei Belastungen leichter zur Entwicklung von psychischen Symptomen kommt oder Konflikte in einer Beziehung weniger sozial kompetent geklärt werden [12].

So zeigen etwa Kinder mit unsicheren Bindungsmustern schon im Kindergarten weniger pro-soziale Verhaltensweisen und eher aggressive Interpretationen des Verhaltens ihrer Spielkameraden [3]. Im Jugendalter sind sie eher isoliert, haben weniger Freundschaftsbeziehungen und schätzen Beziehungen insgesamt als weniger bedeutungsvoll für ihr Leben ein. Kinder mit sicherer Bindung haben mehr Bewältigungsmöglichkeiten, sie holen sich eher Hilfe, zeigen mehr gemeinschaftliches Verhalten, leben häufiger in befriedigenden Beziehungen und haben mehr Freunde, sie sind kreativer, flexibler und ausdauernder bei der Lösung von Problemen. Ihre Gedächtnisleistungen und ihre Lernfähigkeiten sind größer, und ihre Sprachentwicklung ist besser [7]. Der größte Vorteil für zwischenmenschliche Beziehungen aber ist ihre *ausgereiftere Empathiefähigkeit,* denn sie können sich in das Verhalten, Denken und Fühlen von anderen Menschen besser hineinversetzen. Schon im Kindergartenalter entwickeln sie eine ausgeprägte *„theory of mind",* indem sie schon in diesem Alter wissen, dass das Denken und Fühlen von anderen Menschen von dem eigenen Denken und Fühlen unterschiedlich ist, dass es aber trotzdem möglich ist, aufgrund der Empathiefähigkeit, an dem Denken und Fühlen von anderen teilzuhaben und sich darüber auszutauschen. Diese Fähigkeit ermöglicht schon Kindern, befriedigende Beziehungen einzugehen, später Freundschaften und Partnerschaften zu führen und selbst für die eigenen Kinder empathische Eltern zu werden.

Bindungskontinuität zwischen den Generationen

Durch verschiedene Längsschnittstudien sowohl in Deutschland als auch in den USA und in England konnte nachgewiesen werden, dass mit einer 75%igen Übereinstimmung sicher gebundene Mütter häufiger auch sicher gebundene Kinder haben, bzw. dass Mütter mit einer unsicheren Bindungshaltung auch häufiger Kinder haben, die mit einem Jahr unsicher gebunden sind. Ähnliche Zusammenhänge, wenn auch nicht mit gleicher Intensität (nur 65 % Übereinstimmung), fanden sich für die Beziehung zwischen der Bindungshaltung der Väter und der Bindungsqualität ihrer Kinder [17].

Bindungsstörungen

In klinischen Stichproben finden sich darüber hinaus verschiedene Bindungsstörungen, die auf tiefgreifendere Veränderungen und Deformierungen in der Bindungsentwicklung zurückzuführen sind [4]. Grundlegend bei allen Bindungsstörungen ist, dass frühe Bedürfnisse nach Nähe und Schutz in Bedrohungssituationen und bei ängstlicher Aktivierung der Bindungsbedürfnisse in einem extremen Ausmaß nicht adäquat, unzureichend oder widersprüchlich beantwortet wurden und die Kinder stattdessen verschiedenste Formen der frühen Traumatisierung durch ihre Bindungspersonen erlitten haben. Dies kann insbesondere bei vielfältigen abrupten Trennungserfahrungen des Kindes durch Wechsel der Betreuungssysteme und massiver Vernachlässigung entstehen.

Zwei extreme Formen der reaktiven Bindungsstörung können auch nach der Internationalen Klassifikation psychischer Störungen (*ICD-10*) klassifiziert und diagnostiziert werden [8]: eine Form mit Hemmung (F 94.1) und

eine mit Enthemmung (F 94.2) des Bindungsverhaltens. Nur bei Bindungsstörungen – als einzige Ausnahme – werden in der ICD-10 Ursachen für die
Entstehung der Störung angegeben. Ausdrücklich werden Erfahrungen im
Zusammenhang mit schwerer Deprivation, Missbrauch und Misshandlung
als unmittelbarer Grund für die Entwicklung von psychopathologischen Symptomen einer Bindungsstörung aufgeführt. Eine Bindungsstörung mit Symptomen einer „Enthemmung" mit indifferentem Pseudo-Bindungsverhalten
gegenüber unbekannten Personen wird als Folge von vielfach wechselnden
Betreuungssystemen in den ersten Lebensjahren gesehen.

Bindung und Trauma: Strukturveränderungen im Gehirn

Die emotional wichtigen Erfahrungen des Säuglings im Umgang mit seinen
Eltern haben – neben der genetischen Ausstattung – großen Einfluss auf seine
neuronale Entwicklung. Die Gehirnstrukturen, die sich hierbei ausbilden,
steuern die emotionale und kognitive Entwicklung eines Kindes. So können
sich traumatische Erfahrungen des Säuglings negativ auf die neuronale Struk-
turentwicklung auswirken und damit die Entstehung psychischer Störungen
begünstigen.

Längsschnittuntersuchungen zur emotionalen Entwicklung von Säuglingen und Vorschulkindern, die unter den Bedingungen schwerer früher Deprivation in rumänischen Heimen aufgewachsen waren und dann von englischen und kanadischen Familien adoptiert wurden, sind für das Verständnis
der Entwicklung von Bindungsstörungen von großer Bedeutung. Diese Kinder litten teilweise auch Jahre nach der Adoption noch an den Symptomen von
ausgeprägten reaktiven Bindungsstörungen mit zusätzlichen Störungen in der
Aufmerksamkeit, Überaktivität und mit Verhaltensstörungen, die den Symptomen von Störungen aus dem autistischen Erkrankungsspektrum ähnelten
[13]. Obwohl sich bei 20 % der Kinder eine Tendenz zur emotionalen Nor-
malisierung im weiteren Entwicklungsverlauf zeigte, fand sich insgesamt eine
hohe Stabilität für die pathologische Symptomatik auch unter den emotional günstigeren Adoptionsbedingungen [11]. Die gefundenen Effekte konnten
nicht durch schlechte Ernährung, niedriges Geburtsgewicht oder kognitive
Defizite der Kinder erklärt werden [9].

Wenn die pathogenen Bindungserfahrungen über mehrere Jahre gemacht wurden, können hieraus Bindungsstörungen resultieren, die selbst nach Milieuwechsel, etwa durch Adoption, unter besseren emotionalen familiären Bedingungen weiter bestehen bleiben und eine hohe Belastung für die neue *Adoptiveltern-Kind-Beziehung* darstellen [5].

Primäre Prävention durch „SAFE® – Sichere Ausbildung für Eltern"

Ziele

Das Ziel einer primären Prävention sollte darin bestehen, die Eltern möglichst bereits vor der Geburt für die emotionalen Bedürfnisse und Signale ihrer Kinder zu sensibilisieren. Feinfühlige Eltern, die emotional für die Signale ihrer Kinder verfügbar sind, fördern eine sichere Bindungsentwicklung ihrer Kinder.

Zielgruppe

Die Zielgruppe für eine primäre Prävention zur Förderung einer sicheren Bindungsentwicklung sind insbesondere werdende Eltern – sowohl Erst- wie auch Mehrgebärende –, damit diese schon mit Beginn der Schwangerschaft in ihren Kompetenzen und Fähigkeiten geschult und für die Bedürfnisse ihres Kindes emotional und auch kognitiv sensibilisiert werden.

Werbung für SAFE®-Gruppen

Die Eltern werden über die Auslage von *Informationsmaterial* in Praxen (Gynäkologen, Hebammen, Kinderärzte), Familienbildungsstätten, Schwangerschaftsberatungsstellen, Apotheken sowie durch Presseberichte über das Präventionsprogramm informiert und für neue SAFE®-Gruppen geworben. Es gibt unterschiedliche Finanzierungsmodelle, die jeweils davon abhängen, wo die SAFE®-Gruppen stattfinden und wer der Organisator ist.

Inhalte des Programms SAFE®

Das SAFE®-Programm besteht insgesamt aus *vier Modulen*. Im pränatalen sowie im postnatalen Modul treffen sich die Eltern in Elterngruppen. Die Gruppe mit den Eltern, die gleichzeitig in ähnlichen Schwangerschaftsphasen sind, stellt dabei für das gesamte Programm einen wesentlichen haltenden Rahmen dar. Es entsteht über die Kursdauer, von der 20. Schwangerschaftswoche bis zum Ende des ersten Lebensjahres, eine große Gruppenkohäsion. Die individuelle Traumapsychotherapie und die Hotline werden von den Eltern individuell in Anspruch genommen. Somit kombiniert SAFE® gruppentherapeutische Effekte wie auch individualtherapeutische Möglichkeiten in einem einzigen Präventionsprogramm.

Individuelle Traumapsychotherapie

Mit allen Eltern wird ein Erwachsenen-Bindungs-Interview durchgeführt. Der spezifische Zweck dieses Interviews ist es, jeweils bei der werdenden Mutter und dem werdenden Vater festzustellen, welche Bindungsressourcen und welche traumatischen Erfahrungen, die eventuell noch ungelöst sind, von ihnen mit in die Beziehung zu ihren Kindern hineingebracht werden. Nach den bisherigen Erfahrungen gibt es bei etwa 30% der Eltern solche ungelösten traumatischen Erfahrungen, die eine individuelle *Traumapsychotherapie* benötigen. Besonders diese ungelösten traumatischen Erfahrungen sind von großer Bedeutung, weil die klinische Erfahrung zeigt, dass Kinder durch ihre Verhaltensweisen ganz ungewollt bei ihren Eltern traumatische Erfahrungen und die dazugehörigen Affekte wieder wachrufen können. Das Kind kann auf diese Weise zur Zielscheibe und Projektionsfläche für gewalttätige Fantasien werden, im schlimmsten Fall kann es zu einer realen Wiederholung von Gewalterfahrungen kommen, indem das Kind etwa unbeabsichtigt von der Mutter oder dem Vater geschüttelt wird. Solche oft zeitlich kurzen *traumatischen Reinszenierungen* können fatale Folgen haben, da das Kind etwa durch eine Hirnblutung oder eine Augenblutung nach einem Schütteltrauma zeitlebens behindert oder geschädigt sein kann.
Es ist ein spezielles Ziel von SAFE®, diese Teufelskreise zu durchbrechen. Wenn die Eltern sich motivieren lassen und bereit sind, können wir mit ihnen

bereits während der Schwangerschaft beginnen, ihre psychische Situation durch gezielte Stabilisierungstechniken aus der Traumpsychotherapie zu verbessern. Gerade dieser Anteil von SAFE® zielt auf Prävention durch Vermeidung einer Wiederholung des erlebten Traumas mit den eigenen Kindern.

Hotline

Ein weiteres Interventionsmodul besteht in einer Hotline. Gerade nach der Geburt sind Schwierigkeiten mit *Adaptationsprozessen* – etwa beim Einschlafen – relativ typisch, sodass Eltern hier in der Regel zum ersten Mal in Not geraten, wenn ihr Baby sich nicht ablegen lässt und stundenlang weint, ohne dass sie das Baby beruhigen können oder ohne dass sie für das unstillbare Schreien einen Grund ausmachen können. Aus der klinischen Erfahrung ist bekannt, dass die Eltern in diesen sehr stressvollen Situationen oft erst viel zu spät Hilfe suchen. Im schlimmsten Fall kommen sie erst in die Kinderklinik, wenn es bereits zu einer Gewalthandlung gegenüber dem schreienden Baby gekommen ist.

Ziel des gesamten SAFE®-Programms ist es, dass nach dem Ablauf des ersten Lebensjahres möglichst viele Kinder von Eltern, die an der SAFE®-Gruppe teilgenommen haben, sichere Bindungsmuster aufweisen und sich die Erfahrungen der elterlichen Traumata nicht mit dem Säugling wiederholt haben.

Mentorenausbildung

Zur Verbreitung des Programms besteht etwa für Gynäkologen, Schwangerschaftsberaterinnen, Hebammen und Stillberaterinnen, Krankenschwestern, Psychologen, Kinderärzte, Kinder- und Jugendlichenpsychotherapeuten die Möglichkeit, sich als SAFE®-Mentor ausbilden zu lassen (http://www.safe-programm.de). Entscheidend für die Arbeit in SAFE®-Gruppen ist die Fähigkeit, sich auf Schwangere und Eltern mit Säuglingen einzulassen und aus der alltäglichen beruflichen Praxis bereits konkrete praktische Erfahrungen in der Arbeit mit dieser Zielgruppe mitzubringen.

Evaluation und Forschung zum Programm SAFE®

In der Pilotphase konnten das SAFE®-Programm und seine Inhalte sehr gut realisiert werden. Inzwischen wird eine prospektive randomisierte Längsschnittstudie durchgeführt, in der die SAFE®-Gruppenintervention im Vergleich zu einer herkömmlichen Schwangerschafts- und Geburtsvorbereitung und Stillbegleitung evaluiert wird.

Fazit für die Praxis

Die Bindungstheorie ist sehr gut geeignet, um sowohl den Aufbau von gesunden Bindungsbeziehungen als auch die Entwicklung von Bindungsstörungen als Folge von traumatischen Erfahrungen in Bindungsbeziehungen zu erklären.

Schwangere und ihre Partner mit schwierigen oder sogar traumatischen eigenen Kindheitserfahrungen könnten frühzeitig etwa durch die Teilnahme an einem Präventionsprogramm Hilfestellungen erhalten, um ihrem eigenen Kind eine sichere emotionale Bindung zu ermöglichen. Gynäkologen und Geburtshelfern kommt hierbei die entscheidende Funktion der frühzeitigen Weichenstellung zu.

Literatur

1. Bowlby, J. (1969): Attachment and loss. Vol. I: Attachment. New York: Basic
2. Bowlby, J. (1958): Über das Wesen der Mutter-Kind-Bindung. Psyche (Stuttg) 13: 415–456
3. Brisch, K. H. (2002): Bindungsstörungen – Theorie, Psychotherapie, Interventionsprogramme und Prävention. In: Brisch, K. H., Grossmann, K. E., Grossmann, K., Köhler, L. (Hrsg.): Bindung und seelische Entwicklungswege. Grundlagen, Prävention und klinische Praxis. Stuttgart: Klett-Cotta, S. 353–373
4. Brisch, K. H. (2007): Bindungsstörungen – Von der Bindungstheorie zur Therapie, 8. Aufl. Klett-Cotta, Stuttgart 5. Brisch, K. H., Hellbrügge, T. (Hrsg.) (2006): Bindung und Trauma. Risiken und Schutzfaktoren für die Entwicklung von Kindern. 2. Aufl., Stuttgart: Klett-Cotta

6. Brisch, K. H., Hellbrügge, T. (Hrsg.) (2007): Die Anfänge der Eltern-Kind-Bindung. Schwangerschaft, Geburt und Psychotherapie. 2. Aufl. 2008. Stuttgart: Klett-Cotta

7. Dieter, S., Walter, M., Brisch, K. H. (2005): Sprache und Bindungsentwicklung im frühen Kindesalter. Logos Interdisziplinär 13: 170–179

8. Dilling, H., Mombour, W., Schmidt, M. H. (Hrsg.) (1991): Internationale Klassifikation psychischer Störungen. IDC-10. Bern, Göttingen, Toronto: Huber

9. Kreppner, J. M., O'Connor, T. G., Rutter, M., et al. (2001): Can inattention/overactivity be an institutional deprivation syndrome? J Abnorm Child Psychol 29: 513–528

10. Main, M., Solomon, J. (1986): Discovery of an insecure-disorganized/disoriented attachment pattern: Procedures, findings and implications for the classification of behavior. In: Brazelton TB, Yogman MW (eds) Affective development in infancy. Norwood: Ablex, S. 95–124

11. O'Connor, T. G., Bredenkamp, D., Rutter, M. (1999): Attachment disturbances and disorders in children exposed to early severe deprivation. Infant Mental Health J 20: 10–29

12. Opp, G., Fingerle, M. (Hrsg.) (2007): Was Kinder stärkt. Erziehung zwischen Risiko und Resilienz. 2. Aufl., München, Basel: Ernst Reinhardt

13. Rutter, M., Kreppner, J. M., O'Connor, T. G., et al. (2001): Specificity and heterogeneity in children's responses to profound institutional privation. Br J Psychiatry 179: 97–103

14. Schore, A. N. (1997): Early organization of the nonliniar right brain and development of a predisposition to psychiatric disorders. Development Psychopatholgy 9: 595–631

15. Spangler, G., Schieche, M. (1998): Emotional and adrenocortical responses of infants to the strange situation: The differential function of emotional expression. Int J Behav Dev 22: 681–706

16. Uvnäs-Moberg, K. (2007): Die Bedeutung des Hormons „Oxytocin" für die Entwicklung der Bindung des Kindes und der Anpassungsprozesse der Mutter nach der Geburt. In: Brisch, K. H., Hellbrügge, T. (Hrsg.): Die Anfänge der Eltern-Kind-Bindung. Stuttgart: Klett-Cotta, S. 183–212

17. Van IJzendoorn, M. H., Sagi, A. (1999): Cross-cultural patterns of attachment: Universal and contextual dimensions. In: Cassidy, J., Shaver, P. R. (Hrsg.): Handbook of attachment – Theory, research and clinical applications. New York, London: Guilford, S. 713–734

Beate Wimmer-Puchinger

Postpartale Depression und Bindungsstörungen

Kinderwunsch und Wirklichkeit

Vorstellungen und Fantasien zum fiktiven Kinderwunsch einerseits und dessen Realisierung andererseits bedeuten ein komplexes Zusammenwirken und Verstehen von realen, sozialen, existenziellen Möglichkeiten, Bedeutung erlangt aber auch der Anteil von teilweise unbewussten, eigenen biografischen Erfahrungen von Mutter- bzw. Elternschaft, Beziehung sowie Entwicklungschancen, die in der Partnerschaft bzw. Familiendynamik gesehen werden können. Kommt es zu einer nicht geplanten Schwangerschaft, so lassen sich Prädiktoren identifizieren, die die Wahrscheinlichkeit eines Schwangerschaftsabbruches erhöhen, wie wir in empirischen Studien ermitteln konnten. Je ungünstiger Alter, Einkommen, Wohn-, Berufs- und Ausbildungssituation sowie Erleben der Beziehung und Ressourcen der Persönlichkeit für eine Umstellung auf eine neue Lebenssituation eingeschätzt wurden, um so eher stieg die Wahrscheinlichkeit die Schwangerschaft nicht auszutragen (B. Wimmer-Puchinger 1992).

Angesichts der stetig abnehmenden Geburtenzahl in Europa ist dennoch eine simple Formel oder ein „goldener Schlüssel" zum Verständnis dieser soziodemografischen Tendenzen nicht in Sicht.

Ein Blick auf die Fertilitätsziffern Europas zeigt allerdings, dass jene Länder, die gerechtere Strukturen einer erleichterten Vereinbarung von Kinderbetreuung und Berufstätigkeit für beide Elternteile bieten, höhere Geburtenzahlen aufweisen (Abb. 1).

Europas Zukunft?

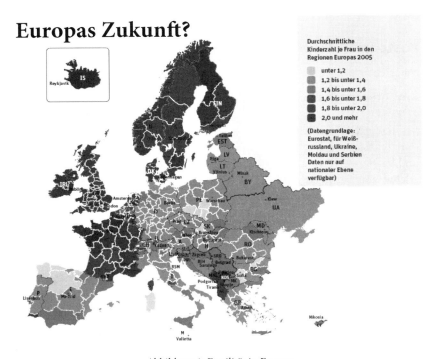

Abbildung 1: Fertilität in Europa
(Quelle: Berlin-Institut für Bevölkerung und Entwicklung,
Die demografische Zukunft von Europa (2008). http://www.berlin-institut.org)

Insgesamt ist jedoch zu bedenken, dass, wie das Alan-Guttmacher-Institut feststellte, Kinder lediglich zu 50 % geplant sind.

Für Österreich wurden folgende Angaben bezüglich eines Kinderwunsches ermittelt. In einem Mikrozensus-Sonderprogramm der Statistik Austria „Fragen zur Familie" wurden über 4.000 Frauen zu ihren Kinderwünschen befragt. Die befragten 20- bis 39-jährigen Frauen haben im Durchschnitt 0,92 Kinder. Ihre Wunschkinderzahl beträgt jedoch 1,89. Ein Kind wünschen sich 16,4 % der Frauen, zwei Kinder 44 %, drei Kinder 14 %. 9 % der Frauen möchten jedoch kinderlos bleiben.

Herausforderungen – Anforderungen

Ein kritischer Faktor der Abnahme der Fertilität, der sowohl physiologisch als auch emotional wirksam wird, ist das steigende Alter bei der Planung und Realisierung eines Kinderwunsches. So liegt das Durchschnittsalter der Erstgebärenden laut Statistik Austria im Jahr 2007 bei 28 Jahren (im Vergleich zu 1997 bei 26,7). Die Tendenz ist weiterhin steigend. Dies betrifft auch den Mann, da mit zunehmendem Alter ein Anstieg einer beeinträchtigten Spermienqualität konstatiert wird. Gleichzeitig bewirkt das Wissen um differenziertere „technische" Möglichkeiten der Fertilitätsmedizin eine veränderte Haltung:

Einerseits besteht die Möglichkeit einer „geplanten Zukunft" im Sinne rationaler Entscheidungen, wann, welches Geschlecht, Entbindungsmodus etc.

Andererseits bedeutet Sexualität Emotionen, „Irrationalismen" und – wenn die inneren und äußeren Bedingungen passen – auch ein Stück „Sich-einlassen-Können". Dies bildet sich vor folgendem gesellschaftlichen Kontext ab:

Herausforderungen, die sich auf Kinderwunsch und Erleben der Schwangerschaft auswirken können, sind instabilere Partnerschaften, bewusste Alleinerzieherinnen, Anstieg der Scheidungsraten nach kurzer Ehedauer, Zunahme unsicherer und flexibler Arbeitsverhältnisse, zunehmende Unsicherheit der finanziellen Bedingungen sowie nach wie vor fehlende Möglichkeiten guter Kinderbetreuung.

Schwangerschaftserleben und Fantasiebildungen vom Kind werden durch immer genauere pränatale Schwangerschaftsdiagnostik modifiziert. Das Zulassen von frühen Gefühlsbindungen wird gehemmt, verzögert, als Schutz vor Trennung, Kränkung, Enttäuschung. Freie Fantasiebildung, Projektionen vom „unbekannten Wesen" werden durch fast schon detailgenaue, konkrete 3D-Bilder ersetzt. So ermittelten Rowe, Fisher und Quinlivan (2009) ein Aufschieben eines emotionalen Attachments zu ihrem Fötus bei gut informierten Frauen bis nach erfolgtem genetischen Screening. Auch die Zunahme von Kaiserschnitten aus Gründen der Sorge um Sicherheit von Mutter und Kind, Sorge um die Rechtsprechung bei ärztlichen Fehlern („wrongful birth") oder insbesondere einer Verunsicherung der Frauen und somit eines Trends zu sterilen, geplanten Geburten verändern eine Haltung, sich dem Ereignis Geburt „hinzugeben" – eines „Ein- und Zulassen" – sowie dem Körper und somit letztlich sich selbst zu vertrauen.

Planbarkeit, Machbarkeit, Trend zur „Perfektion" – im Extremfall Propagierung der Formbarkeit eines Kindes in Geschlecht und Aussehen – lassen das Kind als Statuserweiterung der Eltern erscheinen. Dies sind Motive, die narzisstisch imponieren. Dem entspricht auch eine Vorstellung vom „Recht auf ein Kind" jenseits aller biologischen Fertilitätsgrenzen. Dazu bedarf es Ärzte/ -innen, die als „Wunsch-Erfüllungsgehilfen" mitagieren, anstatt zu kommunizieren, reflektieren und gegebenenfalls auch Grenzen zu ziehen. Relevant ist jedenfalls die Analyse, dass das Schwangerschaftserleben und die werdende Elternschaft kein isoliertes, biologisches Geschehen darstellt, sondern dass die sich laufend verändernden gesellschaftlichen und medizinischen Rahmenbedingungen die Einstellungen, Attributionen und somit auch die Emotionen beeinflussen.

Schwangerschaftserleben – Projektionen zum Kind

Bindungsfähige Eltern, in diesem Fall werdende Mütter, erscheinen in der psychologischen und pädagogischen Literatur manchmal wie einem Bilderbuch über Wuscheltern entnommen. Evident ist, dass die ideale Ausgangsbasis für eine positive Entwicklung beim Kind Eltern wären, die sich selbst und den Partner/die Partnerin akzeptieren und positive Projektionen von sich selbst und dem anderen in sich tragen. Ebenso wären zu nennen ein Wunsch nach Weitergabe eigener Fähigkeiten, getragen von Liebe und Fürsorge für das Kind. In der Realität sind jedoch ich-bezogene und narzisstische Motive häufig. Dem Kind werden bereits im ungeborenen Zustand bestimmte Funktionen und Aufgaben zugedacht: Es soll intelligent und schön sein, Leere und Einsamkeitsgefühle verhindern, den Partner ersetzen oder fester an diesen binden. Das Kind dient als Ersatz für die eigene, nicht vollzogene Selbstverwirklichung und wird deshalb um jeden Preis gewünscht (Viola Frick-Bruder 1992).

Doch wie alle Idealvorstellungen können diese in der Realität schwer erreicht werden. Vor allem, wenn Eltern die Erfahrungen einer glücklichen, unbeschwerten Kindheit und einer positiven, unbelasteten Beziehung zu den eigenen Eltern verwehrt geblieben ist. Auf diese Weise beeinflussen das eigene Erleben und die eigene Biografie ganz entscheidend die Wünsche und Vorstellungen, nach denen man die Erziehung und Förderung der eigenen Kinder ausrichtet.

Schwangerschaft als normative Krise

Eine noch so ersehnte Schwangerschaft bedeutet auch unter optimal empfundenen Bedingungen zunächst für jede Frau (zunehmend wird auch die Psychologie der werdenden Vaterschaft beachtet) ein sich emotional und rational Herantasten an einen neuen Lebensabschnitt und somit auch ein Realisieren der kommenden, konkreten sowie fantasierten Veränderungen. Der Partner, die eigenen Eltern, die Angehörigen werden auch unter dem Blickwinkel des potenziellen Vaters, der Großeltern betrachtet, fallweise auch kritischer eingeschätzt. Vor allem aber wird die werdende Mutter sich selbst fragend analysieren: „Werde ich meinen elterlichen/mütterlichen Ansprüchen gerecht werden und genügend Nähe, Liebesfähigkeit, Geduld und Empathie aufbringen können?" Erlebte Elternbeziehung, positive ebenso wie abgelehnte Persönlichkeitseigenschaften werden auf die Waagschale gelegt. Ist die Vorstellung von Mutter-/Elternschaft überfordernd? Setzt sich die Schwangere unter Druck oder fühlt sich unter Druck gesetzt? Auch eine sehr symbiotische Mutter-Tochter-Beziehung kann Konflikte und psychosomatische Beschwerden auslösen (Springer-Kremser, M., Fischer-Kern, M., Leithner-Dziubas, K., Löffler-Stastka, H., 2006).

Eine neue Zusatzidentität als Mutter muss langsam entwickelt werden. Dies bedeutet zunächst auch, jene der „kindlichen Tochter", die bisherige „Ich- Erfahrung", aufzugeben, sich mit der eigenen Mutterbeziehung auseinander zu setzen. Ein Kind zu erwarten, sich auf die Zukunft mit Vorfreude und Glücksgefühlen einlassen zu können, bedarf eines Bündels an positiven Vorerfahrungen und Bedingungen. Selbst unter guten, protektiven Bedingungen wird der Beginn einer Schwangerschaft als vulnerable Phase verstanden, in der sich Vorfreude und auch Angst und Unsicherheit – die richtige Entscheidung oder Handlung gesetzt zu haben – abwechseln.

Die klinische Psychologin Gabriele Gloger-Tippelt konnte empirisch die folgenden Verarbeitungs- bzw. Adaptierungsphasen identifizieren (Abb. 2).

Phasen des Übergangs zur Elternschaft*

– Verunsicherungsphase bis ca. 12. SSW
– Anpassungsphase ca. 12.–20. SSW
– Konkretisierungsphase 20.–32. SSW
– Antizipation und Vorbereitung ca. 32.–40. SSW
– Geburt
– Erschöpfung und Überwältigung 4–8 Wochen nach der Geburt
– Herausforderung und Umstellung 2.–6. Lebensmonat des Kindes
– Gewöhnungsphase 2. Hälfte des ersten Lebensjahres

* Gloger-Tippelt, 1988

Abbildung 2

Ein wichtiger Indikator psychischer Anspannung in der Schwangerschaft liegt in der Unsicherheit und Angst vor dem kommenden Ereignis Geburt. So konnten in einer Studie an 8528 Schwangeren Geissbühler und Eberhard (2002) ermitteln, dass jede zweite Frau Angst um die Gesundheit des Babys angab. 40 % hatten Angst vor Geburtschmerzen, 11 % vor einem möglichen Kaiserschnitt und Hilflosigkeit, 6 % vor schweren Blutungen. 15 % der befragten Schwangeren führten an, Angst zu haben, die Kontrolle verlieren zu können, sich nicht stark genug zu fühlen, die Ausnahmesituation „Geburt" zu meistern.

Als Krisenmomente lassen sich folgende Ereignisse anführen:
— ungewollte, abgelehnte Schwangerschaft;
— Depressionen;
— „unglücklich" verlaufende Schwangerschaft (Erkrankung, Blutungen, vorzeitige Wehen);
— Schwangerschaftsverlusterlebnisse;
— Suchterkrankung;
— Tod des Partners oder eines nahen Angehörigen;
— Beziehungskrisen;
— existenziellen Sorgen.

Psychische Krisen – prä- und postpartal

Auf eine erfüllte Kindheit, auf eine Erfahrung von Zuwendung, Zärtlichkeit und großer Wertschätzung der eigenen Person zurückblicken zu können und somit über eine gute Basis der Zuversicht, des Selbstvertrauens, des Selbstwertgefühls zu verfügen, gepaart mit der tiefen Überzeugung, dieses weitergeben zu können, also Bindungssicherheit in sich zu haben, dieses Glück ist nicht allen Frauen und werdenden Eltern gegeben. Ziehen wir empirische Erkenntnisse über den Zusammenhang der Verbreitung selbst erfahrener Erziehungsgewalt und dem Risiko, diese selbst bei besten Vorsätzen weiterzugeben, so sind die Startbedingungen für jene Eltern ungleich fragiler. In der derzeit einzigen Studie zu Gewalt in der Erziehung gaben rund 30 % der Mütter an, selber in der Kindheit Prügel bezogen haben, trotz besserer Vorsätze gaben sie signifikant häufiger Gewalt in der Erziehung an ihre Kinder weiter als Eltern ohne diese Erfahrungen (Wimmer-Puchinger, Reisl et al. 1991).

Sind zudem die sozialen Umweltbedingungen nicht unterstützend, so kann Vulnerabilität überhandnehmen, es kann zu Angstzuständen und Unsicherheit und vorübergehenden Einbrüchen depressiver Verstimmungen bis zu schweren psychischen Krisen kommen. Ist die Persönlichkeit der Frau so strukturiert, dass sie zu Befürchtungen und zu geringem Selbstvertrauen sich und ihrem Körper gegenüber tendiert, so ist nachvollziehbar, dass ein Grundvertrauen in einem guten Ausgang der Schwangerschaft und der Entwicklung eines gesunden Kindes schwerfällt.

In einer prospektiven Längsschnittestudie zu drei Messzeitpunkten(1., 2. und 3. Trimenon) an 1400 schwangeren Frauen war Zuversicht hinsichtlich des Ausgangs der Schwangerschaft und der Geburt sowie der ersten Zeit mit dem Baby bereits zum ersten Messzeitpunkt ein signifikant protektiver Faktor einer komplikationslosen Schwangerschaft und Geburt. Ängste und Unsicherheit und geringe Zuversicht und Misstrauen korrelierten hingegen mit vorzeitigen Wehen und Frühgeburtlichkeit (Wimmer-Puchinger 1992).

Zu ähnlichen Ergebnissen einer prospektiven Studie kamen Oz, Sarid, Peleg und Sheiner (2009). Psychosoziale Belastungen der Frauen in der Schwangerschaft und post partum haben neben einem hohen Leidensdruck auch weitreichende familiendynamische Bedeutung. In der Regel wird eine depressive Stimmung weder vom Partner noch dem familiären Umfeld erkannt, da z. B.

das Symptom einer Antriebslosigkeit missverstanden oder missgedeutet wird. Es steht auch im Widerspruch zum herkömmlichen Idealbild von glücklichen Frauen in „guter Hoffnung". Im Rahmen der gynäkologischen und pädiatrischen Mutter-Kind-Pass-Untersuchungen wird nicht oder erst zu spät erkannt, dass die Frau/die Familie Unterstützung und Hilfe benötigt. Die unterschiedlichen Erkrankungen sind der folgenden Abbildung zu entnehmen (Abb. 3).

Psychische Störungen in Postpartalzeit*		
	Charakteristika	Häufigkeit
Postpartaler Blues	Depressive Verstimmung	25–40 %
	Stimmungslabilität	(–80 %)
	Erste Woche postpartal	
Postpartale Depression	Depressive Erkrankung	10–15 %
	Erste Monate (–1 Jahr) postpartal	
Postpartale Psychose	Depressives, manisches, schizoaffektives, schizophrenes oder atypisches Bild	0,1–0,2 %
	Erste Monate postpartal	
* Riecher-Rössler: in Wimmer-Puchinger & Riecher-Rössler. Postpartale Depression – Von der Forschung zur Praxis. Springer (2006)		

Abbildung 3

Unter einer postpartalen Depression wird eine schwere, länger andauernde und behandlungsbedürftige, depressive Erkrankung im ersten Jahr nach einer Geburt verstanden. Folgende Symptome sind auffällig (O'Hara 1996; Beck 1996; Herz 1997; Riecher-Rössler 2001, 2006; Brockington 2004):

— Antriebsmangel;
— Erschöpfung;
— vielfältige Beschwerden ohne somatischen Befund;
— Energielosigkeit;
— Interessensverlust;
— Müdigkeit;
— Schlaf- und Appetitstörungen;
— Konzentrationsstörungen;
— Angstzustände, Sorgen und Schuldgefühle;

— Suizidgedanken;
— auf das Baby bezogene Zwangsgedanken.

Dass die Qualität der frühesten Interaktion des sozialen Umfeldes – in der Regel die Eltern – mit dem Baby die wichtigste Basis für die kognitive, emotionale und motorische Entwicklung bildet, ist Common Sense (Brisch, Hellbrügge 2007; Brisch 2008).

Langzeitstudien machen deutlich, dass die mütterliche Stimmungslage Auswirkungen auf die Mutter-Kind-Interaktion hat. Nicht verwunderlich ist daher auch der Befund, dass sich mütterliche Depressionen negativ auf die Entwicklung von Binding auswirken. Reizbarkeit, Rückzug, Schuldgefühle und Angstzustände wirken als Barrieren. Emotionale und physische Bedürfnisse des Babys können weniger gut erkannt und befriedigt werden.

Die Autoren und Autorinnen bisheriger Langzeitstudien resümieren daher, dass das Baby durch die Erfahrungen mit einer depressiven Mutter sehr früh ein depressives Interaktionsmuster lernt (Murray et al. 1993; Campel 1991; Sinclar 1998). Es ist daher wichtig, Schwangere und junge Mütter bzw. Eltern bereits bei ersten Anzeichen von Krisen zu unterstützen. Dies wirft die Fragen nach Prädiktoren sowie nach Möglichkeiten präventiver Früherkennung, unter Umständen sogar eines Screenings bereits in der Schwangerschaft, auf. Betont werden muss an dieser Stelle, dass psychische Krisen allgemein, in der Schwangerschaft aber infolge der Idealisierung ganz besonders, gesellschaftlich tabuisiert sind und in der Regel eher auf Unverständnis, Abwertung oder Ablehnung stoßen als auf Zuwendung, Hilfe und Verständnis.

Prädiktoren postpartaler Depressionen und Krisen

Basierend auf den wissenschaftlichen Ergebnissen einer Metaanalyse, in die 44 Studien zu Prädiktoren der postpartalen Depression einbezogen wurden, ermittelte Beck (1996), dass eine postpartale Depression mit folgenden Prädiktoren assoziiert ist (Abb. 4).

Prädiktoren der postpartalen Depression

– Pränatale Depression
– Psychiatrische Erkrankung in der Vorgeschichte
– Stress mit der Versorgung des Kindes
– Allgemeiner Stress
– Wenig soziale Unterstützung
– Pränatale Angst
– Baby-Blues
– Geringe Zufriedenheit in der Partnerbeziehung

* Beck, C. T. (1996): A meta analysis of predictors of post partum depression. In Nurs Res 45:297–303, 363

Abbildung 4

Keine oder zu geringe Beachtung fanden bis dato Anzeichen von Depressionen bereits in der Schwangerschaft. Dass mehr als 20 % der Frauen bereits in der Schwangerschaft unter Anzeichen depressiver Stimmungen leiden, wurde in einer epidemiologischen Längsschnittstudie (Brockington, I., 2004 in The Lancet) festgestellt (Abb. 5).

Depressionssymptome während der Schwangerschaft und postpartum

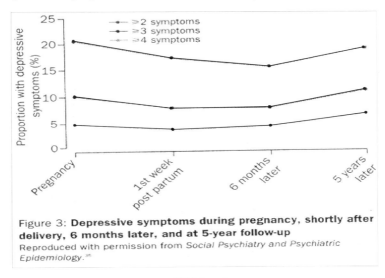

Figure 3: **Depressive symptoms during pregnancy, shortly after delivery, 6 months later, and at 5-year follow-up**
Reproduced with permission from *Social Psychiatry and Psychiatric Epidemiology*.[35]

Abbildung 5
(Quelle: The Lancet. Vol. 363. January, 24, 2004. www.thelancet.com.)

Bedenkt man die Inzidenz von Depressionen bei Frauen von 28 % (Wiener Frauengesundheitsbereicht, 2006), so erscheint es plausibel, dass durch das Ereignis einer Schwangerschaft der Leidensdruck dieser belasteten Frauen in der Regel ohne Unterstützungsangebote durch das soziale Umfeld oder professionelle Hilfe nicht reduziert werden kann. Diese Fakten unterstreichen die Dringlichkeit, neben der geburtshilflichen und der medizinischen Betreuung die psychosozialen Aspekte ebenso ernst zu nehmen und in das Behandlungsschema zu integrieren.

Wiener Interventionsstudie: ein randomisiertes, kontrolliertes Pilotprojekt

In Anbetracht der Erkenntnisse zahlreicher internationaler Studien hinsichtlich einer Inzidenz postpartaler Depressionen von 14–18 % – die Angaben schwanken je nach verwendeten Befragungsinstrumenten sowie nach dem Zeitpunkt der Erfassung sowie den in der Literatur klar ausgewiesenen Risikobedingungen – war es im Rahmen des Wiener Programms für Frauengesundheit ein Anliegen, ein System der Früherkennung und Prävention in drei geburtshilflichen Abteilungen des Wiener Krankenanstaltenverbundes zu etablieren und als Pilotmodell wissenschaftlich zu evaluieren.

Durch die enge Kooperation mit dem Programm *beyond blue,* in Australien konnten wertvolle Erfahrungen generiert werden. Hier wurden flächendeckend Schulungen zur Früherkennung organisiert und in den Abteilungen Screening und Unterstützung der Frauen in psychosozialen Krisensituationen aller geburtshilflichen Teams durchgeführt. Die wissenschaftliche Leitung hatte Frau Professorin Anne Buist (Bilszta, Buist et al. 2006). Bei der Durchführung des Pilotprojektes in Wien waren folgenden Ausgangsüberlegungen ausschlaggebend:

— starke Tabuisierung und Stigmatisierung psychischer Krisen;
— geringes Wissen über Anzeichen und Bedeutung postpartaler Depressionen und psychischen Krisen in den geburtshilflichen Teams;
— mangelnde Zeitressourcen, psychosoziale, und psychiatrische Anamnesen zu erheben;
— geringe Institutionalisierung interdisziplinärer Kooperation (Gynäkologen/-innen, Sozialarbeiter/-innen, Hebammen, Psychologen/-innen, pädiatrische, neonatologische Teams).

Das Studiendesign wurde als *randomized, controlled, multicentred study* angelegt. Nach Schulungen der geburtlichen Teams der drei geburtlichen Abteilungen wurde den Frauen bei der ersten Kontrolluntersuchung und bei der letzten Kontrolluntersuchung vor der Geburt von den Ambulanzschwestern ein Fragebogenpaket übergeben. Es wurde zur Messung der depressiven Stimmung der EPDS (Cox 1987) sowie eine Frageliste zu sozialen Belastungen verwendet. Frauen, die bei der ersten Untersuchung einen erhöhten Risikowert für postpartale Depressionen sowie soziale Belastungsfaktoren angaben und in der Anamnese eine psychiatrische Vorgeschichte aufwiesen, wurden einem ausführlichen Gespräch mit einer Hebamme zugewiesen. Nach dem Gespräch fand eine Randomisierung in Interventions- und Kontrollgruppe statt, wobei den Frauen der Interventionsgruppe je nach Problemfokus eine Betreuung durch

— die Sozialarbeiterin der Abteilung;
— die Psychologin/Psychotherapeutin;
— die Familienhebamme

angeboten wurde. Die Unterstützung konnte bis zur Geburt in Anspruch genommen werden.

Drei Monate sowie sechs Monate nach der Geburt erfolgten wiederholte Messungen der EPDS-Werte. Die Durchführung erfolgte durch Frau Dr. Amesberger (Institut für Konfliktforschung).

Die folgende Abbildung gibt einen Überblick zu den Ergebnissen der jeweils unterschiedlichen Messzeitpunkte (Abb. 6).

Wiener Interventionsstudie PPD
Erhebung des PPD-Risiko zu 4 Zeitpunkten

Arten des Risikos	1. Befragung (Erstanmnese)		2. Befragung (37. Schw.wo)		3. Befragung (3 Mon. pp.)		4. Befragung (6 Mon. pp.)*	
	n	%	n	%	n	%	n	%
Kein Risiko	1.885	70,0	914	78,4	929	71,7	1.252	81,4
EPDS	480	17,8	154	13,2	200	15,4	202	13,1
Soz. Belastung	383	14,2	89	7,6	173	13,3	--	--
Psychiatrische Vorgeschichte	273	10,1	81	6,9	109	8,4	121	7,9
Gesamt**	3.021	112,2	1.238	106,2	1.411	108,9	1.575	102,3

* In der 4. Befragungswelle wurde der Belastungsfragebogen nicht mehr abgefragt. Dementsprechend muss der Anteil der Frauen, bei denen kein Risiko ermittelt wurde, auch höher sein. ** Da bei manchen Frauen mit mehr als einem Instrument ein Risiko festgestellt wurden, ist die Summe von n nicht ident mit der Anzahl der retournierten Fragebögen.

Abbildung 6

In der Gesamtgruppe wiesen 18 % der Frauen am Beginn der Schwangerschaft einen erhöhten Risikowert auf. 10 % der schwangeren Frauen hatten in der psychiatrischen Anamnese eine Vorerkrankung angegeben. Unter sozialen Belastungen litten weitere 14 %. Zum zweiten Messpunkt zeigte sich eine

Reduktion der Werte auf 13 % (einschränkend muss angeführt werden, dass dies die Auswertung der Querschnittsdaten sind). Die Auswertung der Längsschnittdaten, also jener 653 Patienten/-innen, von denen alle Daten verfügbar waren, zeigt ebenfalls eine tendenzielle Abnahme der EPDS-Werte jener Frauen, die eine Unterstützung in Anspruch nahmen.

Ganz eindeutig waren die Ergebnisse der Angaben der Frauen zur Zufriedenheit mit den Unterstützungsmaßnahmen. Über 90 % der Frauen fühlten sich sehr unterstützt und empfanden die Maßnahmen als äußerst hilfreich.

Sehr aussagekräftig waren die Korrelationen erhöhter Depressionswerte, prä- und postpartal, mit den folgenden sozioökonomischen Variablen: junges Alter, niedriges Einkommen bzw. schlechte wirtschaftliche Lage, untere gesellschaftliche Position als Selbsteinstufung, geringe Zufriedenheit mit dem Lebensumfeld (Gesundheit, Kontakte, Familie). Besonders unterstrichen werden soll das folgende Ergebnis: Schwangere Frauen, die Erfahrung mit körperlicher Gewalt in der Kindheit angaben (25 %), hatten eine höhere Wahrscheinlichkeit für ein PPD-Risiko.

Weiters bildeten die Arbeitszufriedenheit (Beruf, Haushalt) und die Anzahl der Kinder einen wesentlichen Faktor.

Prävention – Empfehlungen

Die begleitende wissenschaftliche Evaluierung zeigte deutlich, dass ein hoher Prozentanteil der Patientinnen nicht „guter Hoffnung" sein kann, sondern sich belastet und depressiv fühlt. Auch hat sich die auf der Basis internationaler Studien formulierte Hypothese bestätigt, dass Frauen, die unter existenziell engen Bedingungen leben, sozial isoliert sind, wenig Unterstützung durch Partner und Familie erfahren, höhere Werte aufweisen. Diese Umstände müssen als Risikofaktoren einer postpartalen Depression gesehen werden. Somit muss auf soziale, familiäre Rahmenbedingungen und psychische Krisen – auch als Vorgeschichte – in Zukunft stärker geachtet werden. Es hat sich ferner gezeigt, dass Screeninggespräche mit den Schwangeren wirksam sind. Als ein Nebeneffekt der Studie ergab sich ferner, dass die intensiv betreuten Frauen signifikant weniger Kaiserschnitte aufwiesen.

Es verdichten sich in der Fachliteratur aufgrund von Interventionsstudien und Metaanalysen die Appelle, Assesements und Screenings von Risikofaktoren psychischer Krisen bereits in der Schwangerschaft in die Routine zu integrieren. Werden Frauen in Krisensituationen alleine gelassen, erfolgt keine professionelle Hilfestellung, so kann dies ein Bündel von negativen Effekten auf Bindungsmodalitäten zum Baby und lang anhaltende Depressionen der Frau bewirken (Thoppil, J., et al. 2005; Horowitz, J. A., 2005; Perfetti, J., 2004; Dennis, C. L., 2004).

Resümee – Was konnte erreicht werden?

Durch Fortbildungen und regelmäßige interdisziplinäre Fallbesprechungen wurde das geburtshilfliche Team sensibler auf Krisenmomente der Schwangeren. Auch hat sich die interdisziplinäre Zusammenarbeit pro Abteilung wesentlich verbessert. Dass es zu einer Verdoppelung der psychiatrischen Zuweisung zu spezialisierten Zentren kam, kann ebenfalls als Indiz einer besseren Früherkennung gesehen werden. Durch Öffentlichkeitsarbeit und Publikumsveranstaltungen konnte weiters eine Enttabuisierung erfolgen.

Infolge dieser Erkenntnisse wurden folgende Maßnahmen für alle geburtlichen Abteilungen in Wien etabliert:

— regelmäßige Fortbildung der geburthilflichen Teams;
— interdisziplinäre Vernetzung – intra und extramural – Achse zu Pädiater/-innen;
— interdisziplinäre Fallkonferenzen;
— psychiatrische Anamnese durch geschultes Personal;
— Vorbereitung auf die postpartale Elternzeit in Vorträgen und Geburtsvorbereitungen und Wochenbett;
— Sicherstellung von institutionellen Versorgungsangeboten (innerhalb der geburthilflichen Abteilung in Zusammenhang mit Psychosomatikteams, Sozialarbeit, klinischen Psychologen/-innen und Neonatologie);
— Informationsmaterial/Broschüre zu psychischen Krisen, die allen Frauen in der Schwangerschaftsambulanz sowie im Wochenbett überreicht wird;

— Entwicklung von interdisziplinären Leitlinien und Betreuungsstandards;
— Etablierung eines Monitorings.

Die folgende schematische Abbildung soll nochmals die wichtigen präventiven Chancen der Früherkennung im institutionellen Rahmen deutlich machen (Abb. 7).

Präventionsansätze bei MuKi-Betreuungskette

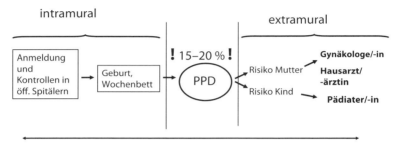

Wer ist in den unterschiedlichen Bereichen zuständig für die Risikoerkennung und Behandlung?

Abbildung 7

Schwangerschaft und Elternschaft bedeuten eine Umorientierung des bisherigen Lebens. Diese Phase des „Werdens" gut erleben und sich auf das Kind einlassen zu können, bedarf guter, protektiver Rahmenbedingungen. Aus gutem Grund ist daher die Prävention perinataler Krisen und Bindungsprobleme als die Königsdisziplin der Investition in die psychische Gesundheit der nächsten Generation zu verstehen.

Literatur

Beck, C. T. (1996): A meta-anaylsis of predictors of postpartum depression. Nurs Res 45: 297–303, 363: 303–310

Bilszt, J., Buist, A., et al. (2006): Implementierung eines nationalen Screening Programmes für perinatale mentale Gesundheit: beyondblue National Postnatal

Depression Program. In: Wimmer-Puchinger, B., Riecher-Rössler, A. (2006): Postpartale Depression. Von der Forschung zur Praxis. Berlin, Heidelberg, New York, Tokyo: Springer

Brockington, I. (2004), Eberhard, J. (2002): Fear of childbirth during pregnancy: A study of more than 8000 pregnant women. Journal of Psychosomatic Obstetrics & Gynecology, Vol. 23, No. 4, S. 229–235

Gloger-Tippelt, G. (1988): Schwangerschaft und erste Geburt: Psychologische Veränderungen der Eltern. Stuttgart: Thieme

Herz, E., Thomas, M., Umek, W., Gruber, K., Linzmayer, L., Walcher, W., Philipp, T., Putz, M. (1997): Nicht-psychotische postpartale Depression. Pilotstudie zur Epidemiologie und Risikofaktoren. Geburtshilfe und Frauenheilkunde. Ergebnisse der Forschung für die Praxis 5: 282–288

Horowitz, J. A., Goodman, J. H. (2005): J Obstet Gynecol Neonatal Nurs. Mar-Apr; 34(2): 264–273 Journal of Psychosomatic Obstetrics & Gynecology, Vol. 30, No. 1, S. 29–33

Wimmer-Puchinger, B. (1992): Schwangerschaft als Krise – Psychosoziale Bedingungen von Schwangerschaftskomplikationen. Berlin, Heidelberg, New York, Tokyo: Springer

Murray, L., et al. (1993): Depressed mothers' speech to their infants gender and cognitive development. J child Psychol Psychiatry 34: 1083–1101

C'Hara, M. W., Swain, A. M. (1996): Rates and risk of postnatal depression – a meta-analysis. Int Rev Psychiatry 8: 37–54

Cz, Y., Sarid, O., Peleg, R., Sheiner, E. (2009): Sense of coherence predicts uncomplicated delivery: a prospective observational study.

Perfetti, J., Clark, R., Fillmore, C. M. (2004): WMJ 103(6): 56–63

Riecher-Rössler (2006). In: Wimmer-Puchinger & Riecher-Rössler: Postpartale Depression – Von der Forschung zur Praxis. Berlin, Heidelberg, New York, Tokyo: Springer

Rowe, H., Fisher, J., Quinlivan, J. (2009): Women who are well informed about prenatal genetic screening delay emotional attachement to their fetus. Journal of Psychosomatic Obstetrics & Gynecology, Vol. 30, No. 1, S. 34–41

Sinclar, D., Murray, L. (1991): Effects of postnatal depression on children's adjustment to school. Teacher's reports. Br j Psych 172: 58–63

Springer-Kremser, M., Fischer-Kern, M., Leithner-Dziubas, K., Löffler-Stastka, H. (2006): Depressionsbehandlung – Was brauchen Frauen? Z Psychosom Med Psychother. 52(2): 161–171

Thoppil, J., Riutcel, T. L., Nalesnik, S. W. (2005): Am J Obstet Gynecol. May; 192(5): 1446 Wiener Frauengesundheitsbericht (2006) Gesundheit rund um die Geburt, S. 268–280

Wimmer-Puchinger, B., Reisinger et al. (1991): Gewalt in der Familie. Eine Studie der Ludwig Boltzmann Forschungsstelle für Politik und zwischenmenschliche Beziehungen

Manfred Cierpka

There is no such thing as a baby –
das Eltern-Kind-System

1. Das Eltern-Kind-System

Die Erfahrungen in den ersten Kindheitsjahren beeinflussen die seelische und körperliche Entwicklung eines Kindes ganz entscheidend. Da sich der Säugling von Anbeginn seines Lebens mit seiner Umgebung auseinandersetzen muss, formen sich schon sehr früh relevante neurophysiologische und hirnstrukturelle Parameter, die wiederum das Fundament für die emotionale, kognitive und soziale Entwicklung eines Menschen legen. Diese Erfahrungen werden in den unmittelbar vorhandenen Beziehungssystemen, in der Regel mit Mutter und Vater, gemacht.

Bereits vom Neugeborenen gehen zahlreiche Impulse, Emotionen und Handlungen aus, die nicht nur ein Niederschlag elterlicher Beziehungsangebote sind. Der gelungene Austausch zwischen Eltern und Kind ist aber genauso von der elterlichen Co-Regulation abhängig. Die Eltern beziehen sich auf die Bedürfnisse des Kindes und versuchen, die angemessenen Antworten zu finden. Die Fähigkeiten der Eltern, die Beziehung resonant und altersadäquat zu gestalten und eine gute Bindung herzustellen, tragen wesentlich zur Entwicklung einer psychisch stabilen Struktur des Kindes bei.

Das sich entwickelnde Eltern-Kind-System ist ein Miteinander, in dem sich die Interaktionspartner wechselseitig beeinflussen. Insofern hatte der Kinderarzt und Psychoanalytiker D. W. Winnicott recht, als er feststellte: „There is no such thing as a baby" – *„es gibt keinen Säugling ohne seine Mutter"* (Winnicott 1997).

Die Entstehung der Intersubjektivität zwischen Mutter und Kind (bzw. zwischen Vater und Kind) lässt sich mit dem „Container-Contained-Modell" von Bion (1962) gut beschreiben. In unserem Manual zur Eltern-Säuglings-Psychotherapie haben wir dieses Modell ausführlich dargestellt (Cierpka und Windaus 2007).

Eltern und Kind sind durch angeborene Kompetenzen auf das Miteinander gut vorbereitet. Vermutlich besteht im Baby eine angeborene Erwartung

(*Präkonzeption*) eines Anderen, der auf die basalen Bedürfnisse des Babys eingehen und es verstehen möchte. Trifft diese Präkonzeption auf eine erfüllende Realerfahrung, entsteht daraus allmählich eine *Konzeption*.

Mit seinen Körperzuständen, z. B. seiner Erregung oder auch seiner Müdigkeit, kommt der Säugling zu Beginn seines Lebens nicht alleine zurecht. Er ist auf die primäre Bezugsperson angewiesen, um sich zu beruhigen oder in den Schlaf zu kommen. Die Mutter muss diese „rohen" Zustände und Signale entschlüsseln und eine angemessene Antwort finden. Hierfür stehen den Eltern elterliche Kompetenzen zur Verfügung, wie sie von Papoušek (2001) detailliert beschrieben wurden. Diese universell anzutreffenden und intuitiv angewandten Kompetenzen sind eine Voraussetzung, um feinfühlig auf das Baby reagieren zu können. Das Baby *introjiziert* die Erfahrungen mit seiner „Mutter-Umwelt", d. h. es nimmt sie auf, immer verbunden mit bestimmten Gefühlen, die wiederum zur inneren Verbindung mit anderen (z. B. ähnlichen) Erfahrungen dienen können.

Halt und Kontinuität als basale Bedürfnisse stehen vermutlich am Anfang des Lebens im Vordergrund und setzen eine hohe Intuition der Eltern und eine gute Mitteilungsfähigkeit des Babys voraus. Es handelt sich um präverbale Mitteilungen: Schreien, Strampeln, Lächeln, Blickkontakt, Saugen, Abwenden. Je mehr dem Baby an Mitteilungsmitteln zur Verfügung steht, je besser es sich mitteilen kann, umso leichter wird es für die betreuenden Personen (Objekte) zu erkennen, wie sein Befinden in diesem Moment ist und was es braucht.

Das Bild vom kindlichen Container, der überfließt und deshalb einen Leihcontainer benötigt, in dem das Unerträgliche erst einmal aufgehoben ist, bedarf einer Erläuterung. Ein Container ist ein Behälter, der einen Inhalt nicht nur aufnimmt, sondern in unserem Fall auch bearbeitet, und der Grenzen, Wände besitzen muss, hinter denen der Inhalt aufgehoben werden kann. Der Behälter reagiert auf das Interaktionsangebot. Das heißt, wir treffen auf *zwei Funktionen,* die den Container ausmachen: Halten und Bearbeiten des Inhalts. Ein Aufbewahren dank guter Grenzen ohne Bearbeitung des Inhalts ist ebenso unbrauchbar wie die genaue Bearbeitung, ohne dass es einen Ort gibt, von dem aus dosiert zurückgegeben werden kann.

Der mütterlich-väterliche (elterliche) Denkraum, die Bereitschaft der Eltern, sich verstehend einzufühlen, für Zustände Worte zu finden, nennt Bion (1962, 1984) die Alpha-Funktion der Eltern. Die Gedanken der Eltern

(Alpha-Elemente) verwandeln die rohen Zustände des Babys (Beta-Elemente) wie Hunger, Schmerz u. a. in denkbare Zustände.

Abb. 1 illustriert Bions Container-Contained-Modell am Beispiel eines hungrigen Säuglings (aus Cierpka und Windaus 2007, S. 95). Das Baby gerät demnach durch seinen Hunger in einen unerträglichen psychophysiologischen Reizzustand. Es kann die bohrenden, unangenehmen Empfindungen (Beta-Elemente) noch nicht einem zeitlich begrenzten und beseitigbaren Hunger zuordnen, weil ihm diese Vorstellung noch nicht zur Verfügung steht. Dieser „rohe" körperliche Zustand (präsymbolisch) wird in Bions Modell psychisch repräsentiert durch ein bedrohliches inneres Objekt. Sein Container (die Gesamtheit seiner Fähigkeiten, sich selbst im Gleichgewicht zu halten) „desintegriert". Der Schrei, den das Baby ausstößt, „enthält" diesen Zustand und soll ihn zugleich beseitigen. Es will sich des Zustands entledigen und ihn externalisieren (Projektion). Gleichzeitig existiert im Baby von Geburt an eine vage Vorstellung von der Brust (Mutter), Bion bezeichnet diese Antizipation als Prä-Konzeption, denn der Säugling wird nach der Brust suchen. Die Mutter kann die Realisierung dieser Prä-Konzeption ermöglichen, indem sie das Baby stillt (oder mit der Flasche füttert). So kann daraus eine Erfahrung (Konzeption) werden.

Aber dieser alltägliche Vorgang verlangt, dass die Mutter diesen Schrei in sich aufnehmen und ihn richtig als „Hungrig-Sein" übersetzen kann. Bion bezeichnet diese Fähigkeit der Mutter als Alpha-Funktion (fühlende Denkfunktion). Dazu muss sie den Schrei ihres Kindes nicht nur hören, sondern feinfühlig in sich aufnehmen, sich damit füllen lassen, um differenzieren zu können: Was genau ist mit meinem Kind? In diesem Moment wird sie zum Leihcontainer des unerträglichen Hunger-Zustandes ihres Kindes. Dazu muss sie selbst möglichst frei von Affekten und Ängsten sein, die aus ihrem eigenen Erleben stammen. Wenn z. B. der Schrei eigene misslungene Früherfahrungen reaktiviert, wird ihre Reaktion überlagert von der eigenen Affektlage. Dieser Umstand würde den nächsten Schritt erschweren: angemessen das zu tun, was das Kind braucht. Das Baby nimmt (introjiziert) also mit der Milch nicht nur Nahrung auf, sondern in der Verbindung zwischen Mutter und Kind wird auch eine Gefühlsqualität vermittelt. Mund und Brustwarze bzw. Sauger und Mund kommen zusammen, es entsteht ein gemeinsamer Rhythmus. Während des Fütterns/Stillens nimmt das Kind sein Gegenüber wahr. Dazu nutzt es alle Sinneskanäle (kinästhetisch, visuell, auditiv). Ebenso nimmt die Mutter ihr Kind wahr und in ihren „Augen" könnte es sich gespiegelt erkennen. So entsteht in seinem Inneren ein Bild, ein Muster (Introjekt), das es ihm, wenn der Hunger aufkommt, die Mutter aber abwesend ist, allmählich ermöglicht, zu denken und einen Gedanken (Symbol) zu bilden. Viele solcher kleinen Szenen assimilieren sich. Entscheidend ist, ob die Mutter im Dialog mit dem Kind steht, d. h. ob sich ihre Analyse der Situation (Alpha-Funktion) auf das beobachtbare kindliche Verhalten bezieht und sie daraus ihr Probehandeln ableitet oder ob eigene Vorstellungen und Ängste (unbewusste Motive) die Realität überlagern.

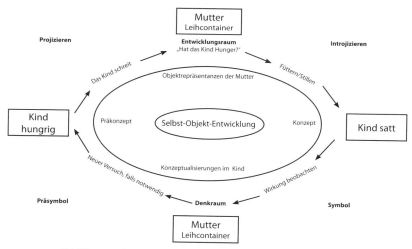

Abbildung 1: Container-Contained-Modell am Beispiel „Hunger"

2. Frühe Kindheitsbelastungen

Nicht immer gewährleistet das primäre Beziehungssystem dem Kind eine angemessene Reifung und Entwicklung. Eine Vielzahl von Einflussmöglich-keiten können die Wahrnehmung, die empathische Einfühlung und die Reak-tionen der Eltern so beeinträchtigen, dass sie für die Reifung und Entwicklung des Kindes dysfunktional werden. Überforderten Eltern stehen manchmal nicht die Ressourcen zur Verfügung, um sich primär dem Kind zu widmen. Manchmal sind sie überwiegend mit sich selbst beschäftigt. Manchmal sind sie so angespannt, dass es zu Übersprungshandlungen kommen kann. Die wesentlichsten psychosozialen Belastungen für Kinder sind die in der unmittelbaren Umgebung erfahrene Vernachlässigung sowie emotionaler, körperlicher und sexueller Missbrauch. Unter Misshandlung und Missbrauch von Kindern versteht man gewaltsame physische oder psychische Beeinträchtigungen von Kindern durch Eltern bzw. Erziehungsberechtigte, teilweise jedoch auch durch andere Erwachsene in der Umgebung.

Frühe Kindheitsbelastungen führen in einem vulnerablen Zeitfenster, in dem das angeborene Stressverarbeitungssystem noch nicht hinreichend ausgereift ist, zu „biologischen Narben", welche sich lebenslang in einer Dysfunktion des Stressverarbeitungssystems und einer erhöhten Vulnerabilität für physische wie psychosoziale Belastungssituationen ausdrücken (McEwen 1998, 1999; Cierpka et al. 2009).

Obwohl die frühkindliche Zeit den größten Spielraum für positive aber eben auch negative Entwicklungen bereithält, werden Kind und Eltern in dieser Phase immer noch am wenigsten unterstützt. Die aktuelle Präventionsforschung fordert deshalb unterstützende Interventionen in der lebenskritischen Phase des Übergangs zur (erneuten) Elternschaft (Cierpka 2005). Dies umfasst den Zeitraum der Schwangerschaft, die Geburt und postpartal das erste Lebensjahr.

Nicht erst durch die erschreckenden Fälle von Kindesverwahrlosung, -misshandlung und -tötung sowie der Gewaltbereitschaft von Jugendlichen ist ein soziales Frühwarnsystem in aller Munde. Möglichst früh Gefahren aufzudecken, bevor das Kind in den Brunnen gefallen ist, bleibt Aufgabe des Gemeinwesens auch bei belasteten Kassen kommunaler Haushalte. Investitionen in die sichere psychosoziale Entwicklung der Kinder zahlen sich langfristig aus, weil spätere Interventionen kostspieliger und weniger wirksam sind. Je früher die zunächst gescheute Investition erfolgt, desto wirksamer können soziale Folgekosten gesenkt werden.

3. Das Projekt *Keiner fällt durchs Netz*[1]

Das Projekt *Keiner fällt durchs Netz* (Cierpka 2009) basiert auf den theoretischen Grundlagen und praktischen Erfahrungen bewährter Bausteine der Frühförderung, wie sie die internationale wissenschaftliche Literatur über sog. „Frühe Interventionen" bzw. „Frühe Hilfen" bereitstellt (zusammenfassend vgl. Suess und Pfeifer 1999; Cierpka 2005). Dazu kommen eigene Erfahrungen mit den Möglichkeiten der primären psychosozialen Prävention, wie wir sie seit 2006 im Rahmen einer Praktikabilitätsstudie des Elternseminars *Das Baby verstehen* (Cierpka 2004; Gregor & Cierpka 2005) erprobt hatten.

Keiner fällt durchs Netz (www.keinerfaelltdurchsnetz.de) zielt auf die Identifikation und den Zugang zu sogenannten Risikofamilien, also den hochbelasteten Familien. Obwohl immer noch zu viele Familien in Deutschland nicht in der Lage sind, ihren Kindern eine angemessen gute Kindheit zu gewährleisten, sind Konzepte zur Prävention und Intervention zur Abwendung von Risiken bei Kindern noch nicht ausreichend vorhanden. Insbesondere fehlen Ansätze, die einen Zugang zu den belasteten Familien ermöglichen, um diese individuell fördern zu können. Störungen der Eltern-Kind-Beziehung können sich in dieser frühen Zeit durch mangelnde Fürsorge, fehlende Wertschätzung und unsichere Bindung an die Bezugspersonen wegen damit einhergehender dysfunktionaler Anpassungsprozesse und Reifeverzögerungen des Kindes rasch entwickeln. Dies potenziert wiederum die Konfliktdynamik und den Belastungsgrad der ohnehin vorbelasteten und meistens auch gefährdeten Familien. Die Konfrontation mit Problemen auf ganz unterschiedlichen Ebenen (z. B. Partnerschaft, Störung der Eltern-Kind-Beziehung, Arbeitslosigkeit und Armut) nimmt den Familien dann rasch die Initiative und Zuversicht, sich an eine hilfeanbietende Institution zu wenden. Risikokonstellationen müssen deshalb so früh wie möglich vor oder nach der Geburt des Kindes „entdeckt" werden, um Negativspiralen zu verhindern. Ziel von *Keiner fällt durchs Netz* ist es, dass bestehende Hilfestellungen in der frühen Kindheit bei belasteten Familien ankommen, bevor es zu einer Gefährdung des Kindeswohls kommt.

---

[1] Die Mitarbeiter/-innen im Projekt „Keiner fällt durchs Netz" sind: Projektleitung: M. Cierpka; Projektkoordination: A. Eickhorst; Wiss. Mitarbeiter/-innen: M. Benz, S. Borchardt, H. Demant, B. Frey, K. Götzinger, J. Hinkel, D. Nakhla, K. Schoktes, P. Habash; Evaluationsteam: A. Sidor, H. Köhler, E. Kunz, D. Schweyer, M. Stasch; Sekretariat: P. Teutsch

4. Wie funktioniert das Präventionsprojekt *Keiner fällt durchs Netz*?

Im Projekt ist die Familienhebamme die zentrale Bezugs- und Unterstützungsperson. In einem dreischrittigen Vorgehen wird ein Zugang zu den Familien sehr früh gefunden und ausgebaut (vgl. Abb. 1). Von den Teams auf den Geburtsstationen werden denjenigen Eltern Hebammen vermittelt, die sich nicht bereits aus eigener Initiative um Unterstützung durch eine Hebamme bemüht haben (Schritt 1). Allen Eltern wird die Elternschule *Das Baby verstehen* zur Stärkung der elterlichen Sicherheit angeboten. Besonders belastete Familien erhalten Hausbesuche durch eine Familienhebamme über das gesamte erste Lebensjahr, um die Eltern ab der Geburt des Kindes in basalen elterlichen Kompetenzen zu fördern (Schritt 2). Da alle Familien im Rahmen der Regelversorgung Unterstützung durch eine Hebamme bei der Pflege des Kindes und beim Stillen bekommen, werden die Hausbesuche bei Risikofamilien nicht als Diskriminierung oder Übergriff wahrgenommen. So können die Hebammen zur zentralen Bezugs- und Unterstützungsperson für die Mütter werden. In Fällen, wo die Hebammen im Laufe dieses Jahres mit Hilfe eines Screenings Risikokonstellationen identifizieren, werden die Familien (Schritt 3) an die bestehenden Hilfeeinrichtungen vermittelt.

5. Wer führt das Präventionsprojekt durch?

Wichtig ist die Vernetzung der Beteiligten vor Ort im jeweiligen Landkreis. Verantwortlich für die Vernetzung der an der Prävention beteiligten professionellen Helfer ist eine Koordinationsstelle. Die Familienhebammen sind nicht nur in der Lage, Risiken bei Kind und Eltern in ihrem häuslichen Umfeld zu erkennen, sondern können auch äußerst wichtige Motivationsarbeit leisten, indem sie Angst und Schamgefühle vor der Inanspruchnahme vor weiteren Unterstützungsangeboten abschwächen. Durch die „Gehstruktur" (d. h. die Familienhebammen gehen zu den Familien in ihr häusliches Umfeld) wird die Hemmschwelle auch für Familien mit Risikofaktoren geringer. Die Effektivität der Maßnahme lässt sich steigern, wenn nicht allein auf die Eltern-Kind-Interaktion geachtet wird, sondern die Familien zusätzliche Unterstützung am Arbeitsplatz, bei Gesundheitsproblemen oder Familienstreit und bei persönlichen Problemen erhalten. Diese Aufgaben können die Familienhebammen nicht ohne Unterstützung leisten. Daher wird in jedem Projektstandort eine 50 %-Fachkraft (z. B. Sozialarbeiter/-in) als Koordinator/-in und Ansprechpartner/-in die Hebammen unterstützen. Sie ist bei den Supervisionsgruppen der Familienhebammen anwesend, vermittelt weitergehende Hilfsangebote und berät die Eltern bei Bedarf. Diese Fachkraft ist zentrale Kontaktperson für alle Beteiligten des *Netzwerks für Eltern*.

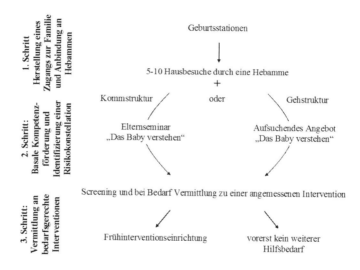

Abbildung 2: Der Drei-Stufen-Plan

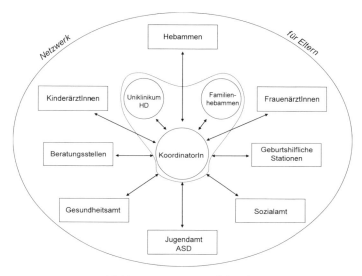

Abbildung 3: Das *Netzwerk für Eltern*

Das *Netzwerk für Eltern* ist ein Arbeitskreis mit Mitgliedern aller an der Prävention und Intervention in der frühen Kindheit beteiligten Institutionen und Berufsgruppen am Projektstandort (vgl. Abb. 3). Er trifft sich regelmäßig zur Optimierung der Identifikation von Risikokonstellationen und zur geeigneten Vermittlung. In diesem Netzwerk werden die Aktivitäten zur primären Prävention und Intervention bei Kindeswohlgefährdung organisiert. Der Arbeitskreis trifft sich zwei bis drei Mal pro Jahr und wird von der Koordinatorin einberufen.

6. Aktueller Stand des Projekts

Keiner fällt durchs Netz ist im Jahr 2007 angelaufen und wurde von allen Beteiligten gut aufgenommen. Inzwischen arbeiten 39 Familienhebammen mit. Das Projekt findet in sieben Gebietskörperschaften statt. Da alle Landkreise und der Stadtkreis Saarbrücken im Saarland integriert werden konnten, ist eine landesweite Implementierung möglich geworden. Dazu kommen die Landkreise Offenbach und Bergstraße in Hessen und die Stadt Heidelberg in Baden-Württemberg. Insgesamt wurden in den ersten neun Monaten der Laufzeit 100 hochbelastete Familien gesehen und über 800 Hausbesuche abgerechnet. Die Evaluation dokumentiert, dass in den Hausbesuchen zu 80 % psychosoziale Themen vorherrschen, in lediglich 20 % geht es um medizinische Versorgung.

Literatur

Bion, W. R. (1962 (1984)): A theory of thinking. In: Second thoughts: Selected papers on psycho-analysis. London: Karnac

Cierpka, M. (2004): Das Baby verstehen: Focus-Familie gGmbH (www.focus-familie.de)

Cierpka, M. (2005): Besser vorsorgen als nachsorgen. Möglichkeiten der psychosozialen Prävention. In: M. Cierpka (Hrsg.), Möglichkeiten der Gewaltprävention. Göttingen: Vandenhoeck & Ruprecht

Cierpka, M. (2009): Keiner fällt durchs Netz – wie hochbelastete Familien unterstützt werden können. Familiendynamik, im Druck

Cierpka, M., und Windaus, E. (Hrsg.) (2007): Psychoanalytische Säuglings-Klein-kind-Eltern-Psychotherapie. Konzepte – Leitlinien – Manual. Frankfurt a. M.: Brandes & Apsel

Gregor, A., und Cierpka, M. (2005): Frühe Hilfen für Eltern – Elternschule „Das Baby verstehen". Psychotherapeut, 50, 144–147

McEwen, B. S. (1999): Stress and the aging hippocampus. Front Neuroendocrinol, 20(1): 49–70

McEwen, B. S. (1998): Stress, adaptation, and disease. Allostasis and allostatic load. Annals of the New York Academy of Sciences 840: 33–44

Papoušek, M. (2001): Intuitive elterliche Kompetenzen – Ressource in der präventiven Eltern-Säuglings-Beratung und -psychotherapie. In: Frühe Kindheit 1/01: Die ganz normalen Krisen in den ersten Lebensjahren. Wissenschaftliche Verlagsgesellschaft

Suess, G. J., und Pfeifer, W.-K. P. (Hrsg.) (1999): Frühe Hilfen. Gießen: Psychosozial Verlag

Winnicott, D. W. (1997). Von der Kinderheilkunde zur Psychoanalyse. Frankfurt a. M.: Fischer

Wolf Lütje

Arzt/Ärztin-Patienten/Patientinnen-Bindung in der Frauenheilkunde.
Ein Spannungsfeld zwischen Kompetenz und Fehlerkultur, Empathie und Wirtschaftlichkeit

Liebe Vorsitzende,
meine sehr geehrten Damen und Herren,
am Anfang war das Wort und nicht Powerpoint –
Wörter finden sich in Büchern.
Diese sind oft Menschen gewidmet.
Ich widme diesen Vortrag meiner Frau, der ich so verbunden bin.

There is no such thing like a speech at this place.

Ich fühle mich in ganz besonderer Weise geehrt, hier und heute zu Ihnen sprechen zu dürfen – im Anschluss an Manfred Cierpka, einen der großen der Psychosomatik in Deutschland, der noch dazu aus Ihrer Wiege – Heidelberg – kommt.

Da stellte sich mir als Barfußpsychosomatiker aus der niederrheinischen Provinz schon die Frage der Daseinsberechtigung. Nicht zuletzt auch deswegen, weil ich mir mit meinem mit der hohlen Nadel gestrickten Vortragsthema, wie schon so oft, einen eigenen Fallstrick geknüpft habe.

Lassen Sie mich daher ergänzend voraus schicken, dass ich unter Arzt-Patientinnen-Bindung in der Frauenheilkunde die trag- und auch konfliktfähige Beziehung zwischen Therapeut/-in und Klientin verstehe, welche sich allerdings nicht nur zwischen den von mir genannten Spannungsfeldern abspielt, worauf ich später noch zurück kommen werde.

Lassen Sie mich zunächst versuchen, über eine Fallvignette den thematischen Zugang zu probieren:

Frau B. ist 44 Jahre alt und wird von ihrer Frauenärztin zur Gebärmutterentfernung in die Klinik geschickt. Sie leidet unter therapieresistenten Blutungsstörungen. Bei der auch psychosozial orientierten Anamnese kommt zur Sprache, dass die Tochter von Frau B., eines von vier Kindern, unlängst aus völlig unerfindlichen Gründen Selbstmord begangen hat. Der mögliche

Zusammenhang dieses Ereignisses mit dem Beschwerdebild der Patientin wird erklärt und insbesondere darauf hingewiesen, dass mit Entfernung des „Feuermelders", in diesem Fall der Gebärmutter, noch lange nicht der Brand als Symbol für die seelische Not gelöscht ist. Die Patientin zeigt sich zwar einsichtig, besteht letztlich jedoch, nach ausführlicher Aufklärung, auf der Durchführung der Operation.

Der von mir zunächst als Routine betrachtete, vaginal durchgeführte Eingriff durch einen diesbezüglich erfahrenen Operateur gestaltet sich bei der IV. Para überraschend schwierig. Während des Eingriffs kommt es durch Zug der Haken zu einem mehr oder weniger kompletten Abriss der relativ großen linken Schamlippe. Die Patientin wird postoperativ über diese ausgesprochen seltene Komplikation aufgeklärt. Sie zeigt sich erwartungsgemäß bestürzt und sieht ihre sexuelle Zufriedenheit in der noch relativ frischen neuen Partnerschaft gefährdet. Eine angleichende Korrekturoperation der anderen Schamlippe, welche zumindest zu einem objektiv vertretbaren kosmetischen Ergebnis geführt hätte, wird von der Patientin abgelehnt. Sie fühlt sich so oder so verstümmelt und meint sich ihrem Partner, der mit der Problematik sehr gelassen umgeht, nicht mehr zumuten zu können.

Nach rechtlicher Beratung strebt die Patientin ein Haftpflichtverfahren an, welches dadurch kompliziert ist, dass eine Fremdbeurteilung des Lokalbefundes durch einen Gutachter von Frau B. abgelehnt wird.

Die Patientin wünscht ausdrücklich nur von mir untersucht und weiterbehandelt zu werden. In dieser mehr als paradoxen Situation strebt der gegnerische Anwalt ein Schmerzensgeld von 60.000, damals, D-Mark an und steht kurz davor, auf dieser Basis ein Gerichtsverfahren einzuleiten. Überraschenderweise und zum Ärger ihres Anwalts begnügt sich die Patientin jedoch mit dem von meiner Haftpflichtversicherung angebotenen 10.000 DM, welche nicht nur als Spende an die SOS-Kinderdörfer weitergeleitet werden, sondern auch noch in Form eines großzügigen Weinpräsentes partiell an mich zurückfließen. Diese besondere Arzt-Patient-Beziehung stelle ich mehrfach in meiner von Gerhard Haselbacher geleiteten Balintgruppe vor. Man rät mir dringend, mich möglichst schnell von dieser Patientin zu trennen. Weit gefehlt. Ein Jahr später erscheint Frau B. erneut in meiner Sprechstunde und berichtet von einer zunehmendem Belastungsinkontinenz. Sie habe von einem damals noch neuen operativen Verfahren – es ist die TVT-Schlingenoperation –

gehört, welches ich in meiner Klinik routinemäßig anwenden würde. Meine dringende Bitte, sich doch gefälligst einen anderen Operateur zu suchen, wird von Frau B. nachhaltig und wiederholt abgelehnt. Für dieses mein erneutes Dilemma in dieser komplexen Beziehung, weiß sich auch meine Balintgruppe keinen anderen Rat, als hier konsequent zu bleiben.

Es kommt letztlich, was kommen muss. Ich versorge Frau B. mit einer Suspensionsschlinge ohne Komplikationen und mit gutem postoperativen Ergebnis. „Geht doch!", sagt sie. Frau B. wird von ihrer Gynäkologin weiter betreut und kommt ein weiteres Jahr später zur Behandlung eines Mammacarcinoms zu mir. Ich lehne, da vergleichsweise inkompetent, diesmal erfolgreich die Behandlung, nicht die intensive Betreuung der Patientin ab. Frau B. wird in unserem Hause erfolgreich von einem anderen Fachmann operiert. Möglicherweise in Folge der Chemotherapie erleidet sie ein weiteres Jahr später eine akute Leukämie, an der sie letztlich ein Jahr später, unter intensiver Begleitung auch durch mich, verstirbt. Sie ist eine der ganz wenigen Patientinnen, die ich mit zu Grabe getragen habe.

Meine Damen und Herren, obwohl ich mir klar bin, dass dieser außergewöhnliche Fall reichlich Anlass zu Kritik und Selbstkritik gibt, und natürlich ein Paradebeispiel für das Phänomen von Übertragung und Gegenübertragung ist, habe ich ihn dennoch mutig ausgewählt, weil er in besonderer Weise die Komplexität und Vielfalt der Arzt-Patienten-Beziehung und in dem Fall auch der Bindung dokumentiert. Vielleicht erinnert Sie dieser Fall aber auch an ihre mitunter verzweifelten Versuche, wenigstens im Berufsleben keine gescheiterten Beziehungen verkraften zu müssen.

Wenn Sie Ihre persönlichen Begegnungen mit Patientinnen analysieren, werden Sie sich an eine Vielzahl von gelungenen und misslungenen, erwünschten und erzwungenen, einfachen und schwierigen, mitunter einseitig er- oder gelebten, stillen, gar stummen, oft auch unerklärlichen Beziehungen erinnern.

Da sehe ich noch den Brief einer Patientin vor mir, bei der ich lediglich eine Ultraschalluntersuchung durchgeführt habe. In dem Brief, dem mehrere 100 Euro für meine Kinder beilagen, beschreibt sie, wie ich durch ein paar Sätze ihr Leben komplett und aus ihrer Sicht positiv verändert habe.

In diesem Zusammenhang denke ich auch an ein zwischen Tür und Angel durchgeführtes onkologisches Familiengespräch, bei dem es mir offenbar in fünf Minuten gelang, allen und jedem in besonderer Weise gerecht zu werden, was mir in einem langen Dankesschreiben kundgetan wurde.

Solche Geschenke im übertragenen Sinne sind der wahre Lohn für Beziehungsmedizin, welche auch immer wieder auf dem Prüfstand steht.

Da erinnere mich an die, Gott sei Dank, wenigen Rechtsfälle, bei denen die juristische Eigendynamik die primär trotzdem noch gute Arzt-Patienten-Beziehung zerstört hat.

Ich denke an die Patientin, der ich nach zwanzig Voroperationen und nach erstmaliger Herausarbeitung einer massiven Missbrauchsgeschichte eine sofortige und erneute operative Traumatisierung verweigerte. Nicht, dass es mir nicht gelang, ein neues therapeutisches Konzept mit ihr zu entwickeln, sie ließ sich auch postwendend in einer anderen Klinik operieren und zeigte mich bei der Ärztekammer wegen unterlassener Hilfeleistung an. Dieselbe Instanz bat auch um Stellungnahme nach Anzeige durch eine andere Patientin, welche mich als einen übergriffigen Arschwühler beschrieb.

Ich glaube meine und auch Ihre fachliche Biografie weist eine Fülle von Begegnungen auf, welche gerade beim Scheitern oder Abbruch der Beziehung ein oft unsichtbares Band schaffen, welches zeitlebens immer wieder fühlbar wird.

Dennoch gibt es auch eine unbekannte Anzahl Patientinnen, welche uns ohne Rückmeldung enttäuscht den Rücken kehren. Wie viel lehrreicher sind da bei aller persönlichen Kränkung Beschwerde, Kritik, ja selbst Klage für unsere eigene Entwicklung.

Und ist es nicht so, dass wir oft für Unverschuldetes zur Verantwortung gezogen werden, um kurz darauf für Verschuldetes Lob zu bekommen? Und wie oft gelingt es uns, die eigentlich unbedeutenden Rahmenbedingungen glaubhaft für unsere eigentliche Unachtsamkeit und Fehlleistung anzuschuldigen, um uns vor der eigenen Verantwortung zu drücken.

Lassen Sie uns nach dieser Einführung eine Objektivierung des Themas versuchen.

Historisch gesehen verläuft die Arzt-Patienten-Beziehung sehr wechselhaft und uneinheitlich. Sie schwebt zwischen völliger Kontaktlosigkeit im Rahmen der noch bis in das 18. Jahrhundert praktizierten Harnschau, wo über den Urin Diagnose und Therapie festgelegt wurde, bis zum Konzept des Haus-, Leib- und Familienarztes, der vollständig in das System der Kranken integriert war. Im damaligen Klima relativer medizinischer Unwissenheit konnte sich die Droge Arzt noch voll entfalten. Wie viel schwerer haben wir es hingegen in unserer aufgeklärten Zeit, unsere Kompetenz und Empathie gegen die von unseren Patienten vorgelegten Internetausdrucke zu Diagnose und Therapie bestimmter Krankheiten zu verteidigen und ganzheitlich einzubringen.

Die Arzt-Patienten-Beziehungen und damit -Bindung ist heute geprägt von Schlagbegriffen wie Patientenautonomie, *„informed consent"* und *„shared decision making"* – eine möglicherweise erfreuliche Entwicklung, in der sich allerdings Verantwortung und Autorität des Arztes neu definieren und behaupten muss.

Empathie und *loving tender care* dürfen nicht so missverstanden werden, dass Konflikt und Auseinandersetzung nicht mehr Teil der therapeutischen Beziehung sind. Empathie entsteht neurobiologisch wahrscheinlich durch Spiegelneurone, aus philosophischer Sicht aber wie Martin Buber es definierte durch Annäherung bipersonaler Wirklichkeiten. Dies schließt sogar mit zunehmender Vertrautheit das ewig Fremde mit ein. Beziehung und letztlich Bindung in der Frauenheilkunde wird damit zum steten Balanceakt zwischen Regression und Aggression, zwischen *caring* und *curing*, ja auch zwischen Über- und Unterforderung und kann nur so zur „Investierungsgesellschaft auf positiver Gegenseitigkeit" werden, um mit diesem Begriff Balint und Papousek gemeinsam zu zitieren.

Was definiert nun Gelingen oder Misslingen der Arzt-Patienten-Beziehung oder -Bindung?

Bei einer Befragung von gut 100 Patientinnen unserer Klinik, bei der wir wissen wollten, was nach Meinung der Frauen für eine Bindung an den Arzt oder Ärztin wichtig ist, kamen in erster Linie folgende, eigentlich auch erwartete Anworten: Kompetenz, Vertrauen, ausreichend Zeit, aber auch vermeintliche Banalitäten, wie Atmosphäre, Ruhe und gepflegtes Äußeres. Zwei wiederholt genannte Anmerkungen machten mich allerdings etwas stutzig. Zum einen war dies der Wunsch der Patientin, vom Arzt wiedererkannt zu werden, zum anderen die Bitte um absolute Ehrlichkeit.

Vertrauen setzt ganz offenbar Vertrautheit, Vorbekanntes und gerade in der Frauenheilkunde intimes und besonderes Wissen voraus, welches nicht immer wieder neu erarbeitet werden muss. Im Sinne der Bindungstherapie erhoffen die Patienten also zunächst die Sicherheit der primären und geborgenen Bindungserfahrung, erwarten aber offenbar gleichrangig Ehrlichkeit, welche ja auch Beunruhigung, Herausforderung oder gar Überforderung bedeuten könnte.

Letztlich könnte also gelungene Arzt-Patienten-Beziehung nichts anderes bedeuten als gelungene Paarbeziehung, welche sich nach Ansicht von Uli Clement zwischen den Koordinaten von Sicherheit und Lebendigkeit bzw. Beunruhigung entwickelt. Das Paar, welches eine tragfähige gemeinsame Basis zwischen oft „widersprüchlichen Polen" findet, hat gute Überlebenschancen.

Haben wir es bei der Definition von Sicherheit in der Arzt-Patienten-Beziehung noch leicht, weil es hier um Aspekte von Kompetenz und Wissen geht, so bleibt die Fragen offen, was in der Arzt-Patienten-Beziehung unter Lebendigkeit verstanden werden kann.

Aus meiner Sicht ist Lebendigkeit sehr facettenreich. Sie beinhaltet:

— die stete Bereitschaft, sich auch dem Schwierigen, Ängstlichen, Komplizierten, Unverständlichen und primär vielleicht Unsympatischen zu stellen;

— ein Sich-Kümmern, dass auch ein An-die-Hand-Nehmen, im wahrsten Sinne des Wortes, nicht scheut;

— Lachen und Humor als Selbstverständlichkeit;

— informeller Austausch bedingt auch von Privatem;

— Zulassen von Freud und Leid;

— insbesondere Ehrlichkeit, die auch die eigene Begrenztheit und Fehlerhaftigkeit einschließt und mitunter sogar die Provokation nicht scheut.

Bindung und Beziehung entwickelt sich demnach zwischen den leitliniengestützten, klaren medizinischen Handlungsempfehlungen und einer möglicherweise sogar provozierend ehrlichen Psychotherapie. Selbst wenn man als Therapeut der Provokation nichts abgewinnen kann, bleibt die Ehrlichkeit eine therapeutische Herausforderung. Ehrlichkeit scheint vom Prinzip zunächst einfach, weil sie den Patienten mit einbezieht und ihm gerade das zurückgibt, was im Erkrankungsprozess verloren gegangen ist – nämlich die Autonomie.

Ehrlichkeit impliziert aber auch wertfreies Beraten, was fast schon ein Widerspruch in sich ist.

Unsere medizinische Sozialisation sowie unsere Biografie fließt in jede Beurteilung selbstredend mit ein und muss zumindest erwähnt werden.

Erfreulicherweise wird diesem Umstand durch eine aufkeimende Zweitmeinungskultur im Gesundheitswesen Rechnung getragen. Was aber, wenn Ehrlichkeit konsequenterweise auch bedeutet, auf unsere eigenen Grenzen und Unfähigkeiten zu verweisen.

Bei einer immer komplexer werdenden Medizin fällt es nach wie vor schwer, sich von dem Paradigma zu verabschieden, dass der Arzt Omnipotenz hat. Hinzuziehung von Fachkompetenz und Delegation an Kompetentere wird immer noch als Zeichen von Schwäche – und nicht, wie aus meiner Sicht, von Größe – gewertet.

Als Chefarzt einer Frauenklinik erlebe ich es, dass dieses Prinzip der auch von den Patientinnen sehr geschätzten ehrlichen Selbstbegrenzung oft in Fachkreisen mit dem Hinweis kolportiert wird, dass der, der gut spricht, offenbar mit seinen Händen nichts anfangen kann.

Ich habe mich dennoch nicht beirren lassen, für schwierige Krebsoperationen mit einem exzellenten externen Operateur einen Kooperationsvertrag abzuschließen, der ergänzt durch die psychoonkologische Betreuung zumindest in der Bevölkerung eine hohe Akzeptanz erfährt.

Selbstbegrenzung erfasst auch den richtigen Umgang mit Fehlleistungen. Diese geschehen aus meiner Sicht nicht, weil wir etwas nicht können oder wissen, sondern weil es uns in bestimmten Situationen an Achtsamkeit mangelt oder wir Aufträge meist im Kontext von Übertragung und Gegenübertragung missachten. So neigen wir sicher dazu, bei der sympathischen, womöglich attraktiven Patientin blind zu werden für unangenehme Diagnosen, wohingegen uns die unsympathische Frau eher distanziert, manchmal sogar aggressiv und nachlässig werden lässt. Hier ist die grundsätzliche Fähigkeit zur rechten Abgrenzung im Spannungsfeld von Nähe und Distanz gefordert.

Fehlentscheidungen treffen wir immer im Leben, sie sind nur dann besonders bitter, wenn ihnen einseitige oder vorschnelle Überlegungen vorausgehen. Hier muss auch ich mich täglich in die Pflicht nehmen und erlebe bei aller Erfahrung auch immer wieder Enttäuschung und Unzulänglichkeit.

Wichtig erscheint mir an dieser Stelle der Hinweis, dass es nicht darum geht, stets und ausschließlich darauf zu achten, Fehler zu vermeiden. Wer immer nur daran denkt, möglichst nichts falsch zu machen, tut selten das Richtige. Der primäre Blick auf die Ressourcen ist auch in diesem Lebenskontext viel hilfreicher und zielführender als der Blick auf die Defizite, die es nur zur rechten Zeit wahrzunehmen gilt.

Wie kann unter dieser Prämisse nun Arzt-Patienten-Bindung bzw. vertiefte Beziehung gelingen?

Lassen Sie mich zunächst auf einige, aus meiner Sicht keineswegs selbstverständliche Kleinigkeiten eingehen:

Da geht es zum einen um weitgehende Zuverlässigkeit, vor allem auch, was die Termingestaltung und die Verkürzung von Wartezeiten betrifft.

Eine wie auch immer geartete Vorinformation über die Patientin, kombiniert mit einer entsprechenden Begrüßung, schafft eine gute Grundlage für eine neue und festigt eine jeweils schon langjährige Beziehung.

Jede Patientin wünscht sich nun Zeit, angemessene Zeit. Dieser Wunsch lässt sich manchmal nicht erfüllen. Darüber muss gesprochen werden. Zeit ist aber nicht alles. Entscheidender ist, was dabei passiert. Zusätzliche 40 Sekunden mehr aktives Zuhören verbessern nachweislich die Patientinnenzufriedenheit. Vierzehn statt der durchschnittlich sieben Minuten Patientinnenkontakt unter Einbeziehung von Bedeutung und Befindlichkeit verbessern richtig genutzt auch aus wirtschaftlicher Sicht signifikant die Diagnose- und Therapiesicherheit. Wenn wir noch einen Schritt weiter gehen, dann könnte Sprechen auch Therapie bedeuten, wie es eine Patientin von Klaus Dörner fomulierte: „Wenn ich denn nur einen Arzt fände, der mir unendlich lange zuhört, so würde ich beim Sprechen schon ganz alleine die Lösung für meine Probleme finden."

Der Arzt ist also als Zuhörer und nicht als Vorleser gefragt – eine uralte – heute leider oft völlig neue Arbeitsplatzbeschreibung.

Dieser Arbeitsplatz ist doch derzeit nicht mehr als ein Ein-Euro-Job – werden sie zu Recht anmerken. Beziehungsmedizin ist ein Insolvenzprojekt. Ein Praktischer Arzt mit psychotherapeutischem Schwerpunkt kann in Zeiten von Regelleistungsvolumina einpacken. Und ein Internist verdient im Schnitt achtmal so viel wie ein Psychotherapeut. Leider hat es die biopsychosoziale Medizin bis heute nicht geschafft, ihre Wirtschaftlichkeit und damit Wertigkeit zu beweisen und damit die Grundlage für eine angemessene Honorierung zu schaffen.

Unser wissenschaftlicher Fokus sollte daher auch ökonomische Betrachtungen nicht scheuen.

Zurück von der Theorie auf die profane körperliche Ebene:
Gibt es eine bindungsfördernde frauenärztliche Untersuchung im rechten Sinne?

Das Wohnzimmerambiente meines Besprechungsraums geht durch Paravents getrennt in den halb einsehbaren Untersuchungsbereich über. Diese Anordnung versinnbildlicht zwangsläufig die intime Gratwanderung zwischen Nähe und Distanz auf kommunikativer und körperlicher Ebene bei der gynäkologischen Untersuchung. Für mich bedeutet integrierte Psychosomatik immer noch, dass wir sprachlich und körperlich mit unseren Patientinnen intim sein können, ohne grenzverletzend und übergriffig zu sein. Neben der Abfrage von Zumutbarem und Unzumutbarem schaffen Erklärung und Demonstration des Untersuchungsvorganges mit entsprechender Vorwarnung – als auch angemessene Untersuchungstechniken – eine Vertrauensbasis.

Ich weiß von vielen meiner älteren Patientinnen, dass sie durch die oft sprachlose brutal empfundene Zweihöhlenpenetration in der Vorultraschallära für ein Leben mit dem Thema Vorsorge abgeschlossen hatten. So sehr diese Vergewaltigungsszenarien der Vergangenheit angehören, so sehr bin ich mir unsicher, ob die Generation der Gynäkologensofties, welche, wenn überhaupt, nur noch mit einem Finger und unter Zuhilfenahme eines schmalen dildoähnlichen Vaginalschallkopfes untersuchen, auf eine andere Weise einer unnötigen Erotisierung Vorschub leisten und damit Grenzverletzungen provozieren.

Und werden wir uns in diesem Zusammenhang noch einmal bewusst, dass es körperliche Genitalintimität nach oft kürzestem Kennenlernen außer in der Gynäkologie regelhaft nur im Bereich der Prostitution gibt.

Lassen sie uns das Thema noch einmal auf einer Metaebene betrachten:
Ärztliches Wirken hat den menschlichen Grundbedürfnissen nach Kontrolle, Bindung, Anerkennung des Selbstwertes und nicht zuletzt dem Hedonismus in richtig verstandenem Sinne zu entsprechen.

Nicht weniger wichtig ist Information und Beteiligung, welche Autonomie zulässt und die Patientin gewähren lässt, selbst da, wo es unser eigenes Wertesystem sprengt. Am Anfang steht immer das Mitschwingen und (Ein-)Lassen, bevor wir die Grenzen festlegen. Neben dem Lassen ist in Zeiten von Scham und Schuld immer auch das Prinzip der Entlastung ein einfaches Zaubermittel in der psychosomatischen Sprechstunde.

Wem es darüber hinaus gelingt, auch bei der schrecklichsten Patientin etwas Besonderes, manchmal sogar Bezauberndes zu entdecken, schafft auch in schwierigen Fällen eine gute Grundlage für therapeutische Beziehung und damit Bindung. Das Scheitern kaufen wir uns ohnehin grundsätzlich mit ein.

Aus bindungstheoretischer Sicht wünscht sich die Patientin den sicheren Beziehungshafen mit ihrem Arzt oder Ärztin, von dem sie mehr oder weniger begleitet eigene Schritt zurück oder hin zu mehr Autonomie unternimmt.

Wie wichtig dabei das Kontinuitätsprinzip für die Zufriedenheit und möglicherweise auch den therapeutischen Erfolg ist, belegt eine Untersuchung, nach der in erster Linie Hausärzte, gefolgt von den Fachärzten das größte Zufriedenheitspotenzial bei den Patientinnen schaffen. Klinikärzte hingegen haben aufgrund der diskontinuierlichen Organisationsstruktur das Nachsehen.

Zur Frage, inwieweit sich Bindungsmerkmale in der Arzt-Patienten-Beziehung auswirken, gibt es widersprüchliche Forschungsergebnisse. In Deutschland hat sich insbesondere Bernhard Strauss mit dieser Thematik beschäftigt. Analog zur allgemeinen Beziehungsforschung steht auch in der besonderen Arzt-Patienten-Situation zur Diskussion, ob das Ähnlichkeitsprinzip in Sachen Bindungsstil eine möglicherweise bessere therapeutische Basis schafft als das Komplementärsystem unterschiedlicher Bindungsstile.

Zumindest aus der Psychotherapie wissen wir, dass die große Mehrheit der Patientinnen unsichere Bindungsstile aufweisen. Auf der Therapeutenseite schätzen sich laut einer Untersuchung von Nord in Deutschland lediglich 20 % als sicher gebunden ein. Und nach Fussel zeigen sich Therapeuten im Vergleich zu Physikern sehr viel häufiger traumatisiert und weisen ähnlich problematische Biografien auf wie die ihnen anvertrauten Patienten oder z. B. die Gruppe der Priester, was beim derzeitigen Blick auf Rom nicht ganz verwunderlich ist. Ist diese Kollision unsicherer Bindungsstile im therapeutischen Setting hilfreich? Kann der wie auch immer gebundene Therapeut einer unsicher vermeidenden, ggf. verstrickten oder gar traumatisierten Patientin in angemessener Weise begegnen?

Da ich unterstelle, dass Gynäkologen/-innen, denen Psychoanalytiker eine besonders intensive Mutterbindung nachsagen, tendenziell eher zu den sicher gebundenen Menschen zählen, kann in der frauenärztlichen Praxis von einer anderen vielleicht sogar günstigeren Ausgangslage gesprochen werden. Als sicher gilt ohnehin, das die autonom und sicher gebundene Patientin am leichtesten zu führen ist, insbesondere wenn sie auf einen ähnlich gebundenen Therapeuten trifft.

Meine Damen und Herren, das Glück ist sehr wahrscheinlich ein besonderer Cocktail aus Lust, Leistung und sozialer Interaktion. Mit dieser Mischung habe ich auch versucht, diesen Vortrag zu gestalten. Aus neurobiologischer Sicht entstehen Glücksmomente zudem aus einer Kombination von Vertrautem und Überraschendem. Daran habe ich versucht zu arbeiten. Psychosomatik ist ähnlich wie die Liebe an Einfalt und Vielfalt nicht zu überbieten. Sie können tausend Liebesbriefe schreiben und es steht doch immer wieder dasselbe drin.

Ähnlich ist es mit der psychosomatischen Ursuppe, die ständig in neue Schläuche gefüllt wird. Es ist trotzdem spannend, dass diese Ursuppe immer wieder neu entdeckt wird. Da höre ich von den Internisten, dass sie sich in Anbetracht der Unvereinbarkeit der Leitlinienkultur mit der Tatsache der zunehmenden Multimorbidität wieder für den biopsychosozialen Ansatz und eine Individualtherapie unter Einbeziehung des Bedeutungskontextes des Patienten interessieren. Selbst der Münchner Astrophysiker und Philosoph Harald Lesch sprach unlängst davon, dass Materie nichts anderes sei als Beziehung, welche sich durch Bindung definiert. Passend dazu liest man im Ärzteblatt vom 23.01.2009 zur Arzneimitteltherapie, dass die Idee Paul Ehrlichs, Wirkstoffe mit hochspezifischer Bindung als therapeutische Zauberkugeln zu entwickeln, noch immer das Paradigma der chemotherapeutischen Forschung ist. Gilt das nicht zu 100 % auch für die Psychosomatik? Verheißungsvolle Ansätze für die Beziehungsmedizin. Obwohl ich grundsätzlich meine, dass diese Medizin besser bezahlt werden muss, gibt es auch eine Stimme, die dafür plädiert, dass Beziehungsmedizin eben nicht bezahlbar, sondern selbstverständlich ist.

Denn für jeden im Gesundheitswesen Tätigen ist es grundsätzlich möglich, Beziehung genauso selbstverständlich zu integrieren, wie Blutdruck messen und Blut abnehmen. Beziehung als Hintergrundmusik kann Quelle beruflicher Zufriedenheit sein. Für mich ist sie es. Trotzdem bewegt mich immer noch die Frage: Was heißt es ein guter Arzt zu sein, der wir laut Klaus Dörner zwangsläufig sein wollen? Die Antwort auf diese Frage füllt mehrbändige Bücher. Wir können uns letztlich nur auf die Suche nach unserem eigenen hinreichenden Gut-Sein machen. Dies ist ein berufslebenslanger Prozess.

Hilfreich ist für mich dabei immer das Zitat des amerikanischen Arztes Patch Adams der betonte, dass man bei der Behandlung einer Krankheit gewinnen oder verlieren kann, hingegen bei der Behandlung eines Menschen grundsätzlich gewinnt. Bis jetzt ist diese Theorie selbst beim Scheitern der Beziehung aufgegangen. Der gute und stete Wille, der auch Fragen, Prüfung und Entwicklung nicht scheut, zählt.

Wenn Sie mir nach diesen verheißungsvollen Thesen zur Bindungs- und Beziehungsmedizin jetzt zurufen: „Wach auf, du träumst." Dann werde ich Ihnen antworten: „Ja, wir können das." Übersetzen Sie das mal ins Englische.

Literatur

beim Verfasser (siehe Korrespondenzadresse am Ende des Buchs).

Klaus Vavrik

Frühe Bindung – späte Folgen. Zur Bindungsentwicklung bei peripartalen Risiken und Krisen

Ein kurzer Abriss zur Bindungstheorie

John Bowlby (Kinderarzt und Kinderpsychiater, † 1990) legte 1958 erstmals Überlegungen zu einer neuen entwicklungspsychologischen Dimension vor, welche er in den darauffolgenden Jahren zu einem umfassenden theoretischen Konzept, der *Bindungstheorie,* ausformulierte. „*Bindung*" ist demnach ein primäres, genetisch verankertes, motivationales System, welches sowohl überlebenssichernde wie auch emotional prägende Funktion hat und damit wohl die wichtigste biopsychosoziale Verbindung zwischen den Generationen darstellt.

Kinder kommen also mit einem angeborenen *Bedürfnis nach Bindung* zur Welt. Durch Angst und Trennung (z. B. wenn der Säugling sich verlassen fühlt, unbekannte Situationen oder fremde Menschen als bedrohlich erlebt, an körperlichen Schmerzen leidet oder sich von inneren Regungen überwältigt fühlt) wird das *Bindungssystem* und entsprechende Verhaltensweisen (Weinen, Klammern etc.) aktiviert. Durch körperliche Nähe und affektive Resonanz der „Bindungsperson" wird das Bindungsbedürfnis bzw. die Stressreaktion wieder beruhigt. Die primäre Bindungsperson wird so der sichere „*emotionale Hafen*" für den Säugling.

Dem Bindungssystem des Kindes steht das *Pflegesystem* der Erwachsenen gegenüber; beide ergänzen sich wechselseitig. Auch das Pflegesystem ist tief biologisch verwurzelt, was man an vielen physiologischen Reaktionen der Bindungsperson (Aktivierung vegetativer Systeme beim Schreien des Säuglings, Hormonausschüttung etc.) beobachten kann. Diese emotionale Bindung ist der Schlüssel und das Regulativ für das Funktionieren von Elternschaft und damit für das körperliche und seelische Überleben des Säuglings. Dies ist der Grund, weshalb Kinder ihr Verhalten und Denken grundsätzlich so organisieren, dass sie ihre spezifische Bindung zur Bindungsperson aufrechterhalten.

Wen der Säugling als Bindungsperson wählt und wie gut die Bindungsqualität ist, darüber entscheidet die *Feinfühligkeit* in der Interaktion. Feinfühligkeit bedeutet: die Signale des Kindes wahrzunehmen, sie richtig zu interpretieren und angemessen und prompt zu reagieren (vgl. Ainsworth 1977; Brisch 2002). Dies geschieht unzählige Male im Alltag der Säuglingspflege, wobei das Kind zu jenen Bezugspersonen eine sichere Bindung entwickelt, die im Pflegeverhalten seine Bedürfnisse feinfühlig zu regulieren und zu befriedigen verstehen. Die zentralen Beziehungsregulatoren hierfür sind *emotionale Wärme, Rhythmus, Konstanz* und *Resonanz*. Gelingt Bindung in einer konstanten und Sicherheit gebenden Art und Weise, dann kann aus dieser äußeren Balanciertheit und Geborgenheit das innere Selbst- und Weltbild von „Urvertrauen" entstehen. Werden hingegen die Bedürfnisse in der Interaktion mit der Bezugsperson unzureichend oder qualitativ unpassend beantwortet, dann entwickelt sich je nach Schweregrad der Irritation eine „unsichere Bindungsbeziehung" bis hin zur Bindungsstörung. Dies ist ein interaktiver, sich im günstigen wie ungünstigsten Fall wechselseitig verstärkender Prozess.

Das Bindungsbedürfnis des Kindes steht aber auch in wechselseitiger Abhängigkeit mit dem *Erkundungsbedürfnis*. Wenn das Bindungsbedürfnis hinreichend erfüllt ist, kann der Säugling die Umwelt erkunden. Andernfalls ist er zu sehr damit beschäftigt, Sicherheit herzustellen. Eine sichere Bindung ist somit Voraussetzung dafür, dass ein Kind seine Umgebung lebendig erforschen und sich selbst effektiv und handelnd erfahren kann.

Die biopsychosoziale Bedeutsamkeit des Bindungssystems besteht neben der Sicherung des Überlebens aber auch darin, ein affektives Regulationssystem aufzubauen. Am Anfang des Lebens ist für den Säugling jedes Erleben gepaart mit großer Erregung, d. h. mit hohem Stressniveau und geringer Differenzierung. Das Erleben von Feinfühligkeit, Empathie, Containing und Dialog vermitteln die Erfahrung von *Urvertrauen* („sicherer Hafen"), *Affektdifferenzierung* („ich lerne Gefühle in mir und anderen erkennen und unterscheiden"), *Affektregulation* („ich kann meine Gefühle steuern") und *Affektabstimmung* („ich kann Gefühle zeigen und mit der Umwelt kommunizieren"; vgl. Vavrik 2007). Für solche Lernprozesse legt die frühe Bindungserfahrung den Grundstein.

„Sichere Bindung" bedeutet also für das weitere Leben einen Schutzfaktor bei Belastungen und mehr Bewältigungsmöglichkeiten bei inneren und äußern Stresszuständen. Kinder mit einer solchen Grunderfahrung können sich leichter Hilfe holen, zeigen mehr prosoziales Verhalten, mehr Einfühlungsvermögen in andere Menschen, mehr Beziehungsfähigkeit, mehr Kreativität, Flexibilität und Ausdauer sowie bessere Gedächtnisleistungen und Lernerfolge.

Unsichere Bindungserfahrungen hingegen sind ein Risikofaktor bei späteren Belastungen. Kinder mit unsicheren, d. h. vermeidenden oder ambivalenten Beziehungsmustern, zeigen weniger Bewältigungsmöglichkeiten, einsameres Problemlösungsverhalten, vermehrt Rückzug aus gemeinschaftlichen Aktivitäten, weniger Beziehungen, mehr Rigidität im Denken und Handeln sowie schlechtere Gedächtnisleistungen und Lernen. Als Erwachsene zeigen sie sich häufig in sozialen Anforderungen dysreguliert, d. h. übermäßig distanziert oder verstrickt in Beziehungs- und Bindungsmuster.

Die individuelle Bindungserfahrung und der sich daraus entwickelnde Bindungsstil ist somit eine grundlegende Matrix sowohl für den weiteren Weltbezug wie auch für die Fähigkeit der Selbstregulation.

Überlebensstrategie „Habilitation"

Die Entwicklung des Bindungssystems ist eine wichtigsten Leistung, welche die Evolution hervorgebracht hat. Diese gilt im Grundsätzlichen aber nicht nur für den Menschen, sondern in unterschiedlichen Formen auch für das Tierreich. Der große Unterschied und die bedeutendste Eigenschaft des Menschen liegt in seiner Fähigkeit, *zu lernen und sich der Umwelt anzupassen bzw. sich dieser angepasst zu verhalten*. Für diese Fähigkeit, der sog. *Habilitation,* ist der Mensch aufgrund seiner biologischen Ausstattung ganz besonders geeignet, so wie etwa „Fische zum Schwimmen und Vögel zum Fliegen". Diese Fähigkeit unterscheidet ihn am stärksten von allen anderen Lebewesen dieser Erde und ist die Grundlage dafür, dass kleine Menschenkinder – egal welcher ethnischen Herkunft – sich überall auf diesem Globus der jeweiligen Umwelt und Kultur angemessen entwickeln können.

Neurobiologische Grundlagen

Der neurobiologische Hintergrund hierfür ist die *neuronale Plastizität*. Frühere Vorstellungen sahen unser Gehirn als Organ, in dem jede spezifische Aufgabe streng an einem bestimmten Ort lokalisiert bzw. repräsentiert ist. Diese Vorstellung wurde mittlerweile vom Verständnis eines dynamischen Organs neuronaler Netzwerke abgelöst. Um die Dimension der Hirnentwicklung ein wenig begreiflich zu machen, sollen ein paar Zahlen und Fakten zur Veranschaulichung dienen.

Das menschliche Gehirn besteht im Wesentlichen aus Nervenzellen (Neuronen), den Verbindungen zwischen ihnen (Dendriten) sowie den Stütz- oder Gliazellen. In der 20. Schwangerschaftswoche hat der Mensch die maximale Zahl an Nervenzellen seines Lebens. Bis zur Geburt werden 70–90 % dieser Zellen wieder abgebaut. Es gibt also in der zweiten Hälfte der Schwangerschaft einen enormen Filter, der bestimmt, welche Neuronen letztlich fürs Leben behalten werden und welche nicht. Vermutlich werden aus der riesigen Zahl von phylogenetisch gespeicherten Möglichkeiten nur jene behalten, die für die transgenerationalen Weitergabe „markiert" worden sind, d. h. evolutionär Sinn machen, und v. a. solche, die in der Frühschwangerschaft durch Erfahrungen aktiviert wurden.[1] Bei der Geburt sind schließlich ca. 10^{10} Nervenzellen allein im Kortex vorhanden. Das weitere Wachstum des Gehirns wird einerseits durch Myelinisierung, aber vor allem durch die „Verdrahtung" der Neuronen, d. h. durch die Entstehung neuronaler Netzwerke bedingt. Jede einzelne Nervenzelle kann mit bis zu 10.000 anderen Neuronen Verbindungen eingehen, woraus sich die Anzahl der möglichen „Vernetzungsmuster" mit 10^{14} (1.000.000.000.000.000) berechnet.[2]

Diese Vernetzung und Verdrahtung ist anfangs nur im allernötigsten Ausmaß angelegt und nur lose verbunden. Dadurch ist der menschliche Säugling am Anfang seines Lebens nur mit ganz wenigen Kompetenzen ausgestattet und extrem ohnmächtig. Kleine Krokodile z. B. können von Geburt an schwimmen, kämpfen, fressen etc. Dies sind weitgehend vorprogrammierte, instinktgeleitete Fähigkeiten, welche sich im weiteren Leben aber auch nicht

---

1 Allgemein bekannt ist, dass Kinder z. B. die Stimme der Mutter, die von ihr präferierten Gewürze oder ein häufig gesungenes Kinderlied postpartal wieder erkennen oder dass der „Suchreflex" bei Säuglingen ein aktives, am Geruch orientiertes Suchverhalten ist, mit dem Ziel, etwas bereits intrauterin Vertrautes und Sicherheit Gebendes wieder zu finden etc.

2 Demgegenüber sorgen ca. vier Millionen Fasern über die Sinnesorgane für den In- und Output des Systems, was rechnerisch bedeutet, dass nur jede 25-millionste Faser mit der Außenwelt verbunden ist, der Rest mit sich selbst und mit den Innenrepräsentanzen, die der Mensch im Laufe des Lebens in sich aufgenommen hat.

mehr wesentlich verändern. Der Mensch hingegen ist in den ersten Monaten völlig auf Hilfe und Schutz der Umwelt angewiesen und hat als Neugeborenes das geringste determinierte Gehirn aller Lebewesen. Doch dieser scheinbar große evolutionäre Nachteil, der auch zur Bezeichnung „physiologische Frühgeburt" geführt hat, entpuppt sich später als enormer Vorteil. Er ermöglicht jene Anpassungsfähigkeit an unterschiedlichste Lebens- und Umweltbedingungen und ist der Boden dafür, dass der Mensch nahezu alle Lebensräume dieser Welt erobert hat.

Die weitere Entwicklung des Gehirns beim Menschen – und damit die Steuerung des Lernens und Verhaltens – ist ein *nutzungsabhängiger* (d. h. erfahrungs- und anwendungsorientierter), *sich selbst organisierender und durch die Interaktion mit der Außenwelt gelenkter Prozess.* Dieser folgt einigen mittlerweile gut erforschten Prinzipien, welche im Folgenden kurz dargestellt werden sollen.

Das Prinzip der Nutzungsabhängigkeit

In der englischsprachigen Literatur wird dieses neurobiologische Gesetz plakativ mit „use it or loose it" bezeichnet bzw. „use depended plasticity" genannt. Ein Beispiel zur Veranschaulichung: Der Homunkulus des prämotorischen Kortex' eines neugeborenen Kindes ist in seiner Form kein Zufall und kein vorprogrammierter Plan, sondern das Ergebnis des intrauterinen Übens – also vorgeburtlicher Erfahrungen.

Die Regionen rund um Zunge, Mund und Schlund sind am stärksten ausgeprägt und haben die größten Repräsentanzen, weil sie für das Überleben postpartal umfassend und differenziert funktionieren müssen. Hingegen bilden Kinder mit einer z. B. fehlenden Extremität (Amelie oder Dysmelie) keinerlei neurologische Repräsentanz für dieses fehlende Glied aus. Unser Gehirn ist ein System, welches durch konkrete Erfahrung und Aktivität lernt und sich daran selbst gestaltet. Was hier exemplarisch für die Motorik deutlich gemacht wird, gilt in gleicher Weise für alle anderen Entwicklungsachsen wie etwa Perzeption und Kognition (vgl. Spitzer 2002) bis hin zur Persönlichkeitsentwicklung.

Die große Zeit der neuronalen Plastizität beginnt jedoch erst mit der Geburt. Es ist der Zeitpunkt, wo Milliarden Synapsen bereit sind, sich zu verschalten. Es braucht nur noch entsprechende Erregungsmuster, d. h. *Erfahrungen und Vorbilder*. Es ist ein Prozess, der vermutlich nie abgeschlossen ist, aber zumindest bis zur Pubertät hin langsam eine Hirnregion nach der anderen und zuletzt das Frontalhirn erobert, welches Träger der höchsten geistig-kortikalen Funktionen wie Selbstreflexion und Selbst(wirksamkeits)konzept, Impulssteuerung, Ich-Funktionen, soziale und emotionale Kompetenz, abstrakte Regelwerke, Moral etc. ist. Die Aktivität und Struktur des Gehirns verändern sich permanent und durch jedes Erlebnis, am allermeisten jedoch durch affektiv involvierte, eigene Aktivität.

Ein repräsentatives Beispiel hierfür ist die Sprachentwicklung. Auf der Erde gibt es etwa 8.000 Sprachen, die allesamt aus ca. 70 lautsprachlich Einheiten – den Phonemen – gebildet werden. Ein neugeborenes Kind ist sprachlich ein absoluter Universalist und kann alle Phoneme gleich gut unterscheiden. Nach ca. zehn bis zwölf Monaten werden allerdings nur mehr die Laute der bis dahin gehörten Muttersprache unterschieden. Eine andere Sprache kann ab diesem Zeitpunkt nur mehr mühsam und mit hohem Aufwand akzentfrei gelernt werden. Für das Ausbilden solch spezifischer neuronaler Verschaltungen gibt es offensichtlich typische Zeitfenster („Entwicklungsfenster" oder „kritische Phasen" genannt), was z. B. Konrad Lorenz mit seinen Graugänsen und dem Phänomen der Prägung deutlich gemacht hat. Auch Singvögel kommen z. B. ohne ausgeprägtes Gesangszentrum auf die Welt, und nur wenn der Vater zum richtigen Zeitpunkt engagiert und fröhlich singt, kann der Sohn dies erlernen, so wie Eichhörnchen, die zwischen dem 30. und 50. Lebenstag lernen ca. 10.000 Nüsse zu verstecken. Wenn man ihnen in dieser Zeit aber z. B. gemahlene Nüsse anbietet, d. h. Nahrung, die sie nicht verstecken können, dann lernen sie diese Fertigkeit nie mehr wieder. Es braucht ein aktives Vorbild um im richtigen Moment den prinzipiell ungerichteten neurobiologischen Befehl zur Verdrahtung zu lenken. Es gibt also einen positiven Feedbackmechanismus zwischen passendem Erfahrungsangebot und dem Aufbau neurologischer Kapazität. Was nicht erlebt und nicht erfahren wurde, kann nicht gelernt werden und ist im individuellen neurologischen System nicht repräsentiert. Erfahrung, Gehirnreifung, assoziative neurologische Kapazität und Entwicklung in all ihrer Vielfältigkeit bedingen und verstärken sich gegenseitig.

Das Prinzip von Wachstum und Umbau

Derart nutzungsabhängig erfolgen auch Wachstums- und Umbauvorgänge im Gehirn: So wächst beim Erlernen der Blindenschrift jenes Areal messbar, das den rechten Zeigefinger im linken somatosensorischen Kortex repräsentiert und bei Gitarre- oder Geigenspielern/-innen wird im entsprechenden rechten Gehirnareal mehr Platz für die Repräsentanz der linken Finger bereitgestellt. Das gilt ebenso für die akustische „Landkarte" des Trompeters wie auch – je nach Berufsjahren – für den Hippocampus von Londons Taxifahrern.

Dieser Vorgang ist aber leider auch in umgekehrter Richtung möglich. Ein Beispiel aus der Biologie sind Bodenwürmer, welche in den Darm ausgewandert und dort zu Bandwürmern geworden sind. Sie hatten plötzlich Nahrung im Überfluss, Wärme, keine natürlichen Feinde, ausreichende Geschlechtspartner – quasi ein Schlaraffenland – zur Verfügung. Ihr Gehirnäquivalent (das Oberschlundganglion) degenerierte jedoch innerhalb weniger Generationen völlig. Es gibt also ebenso Involution, ein Verkümmern durch Nicht-Benutzen.

Erschreckend sind diesbezüglich die frühen Forschungen von Rene Spitz (1946, 1948), welche aufzeigen, dass chronische Deprivationserfahrung bei Waisenhauskindern ohne jegliche andere Erkrankung zu einem durchschnittlichen IQ von ca. 70, deutlich kleineren Gehirnvolumina, allgemeiner Wachstumsretardierung und schweren Persönlichkeitsentwicklungsstörungen geführt hat. Aufgrund dieser enormen Auswirkungen auf die kognitive Entwicklung und den allgemeinen Gesundheitszustand, wird frühkindliche Deprivation als „sequenzielles Trauma" in ihren Folgen von manchen Experten/-innen als schwerwiegender eingestuft als Monotraumata durch Misshandlung oder Missbrauch.

Das Prinzip von Mustererkennung und Antizipation

Wiederkehrende Erfahrungen bahnen also neuronale Netzwerke und werden „vom Trampelpfad zum Waldweg, über die Straße bis zur Autobahn" im Gehirn. Diese Fähigkeit der Musterbildung hat zwei Seiten. Sie macht evolutionsbiologisch Sinn, denn es wäre viel zu aufwendig, jedes mehrmals auftauchende Objekt oder jede wiederkehrende Situation des Lebens neu analysieren und einordnen zu müssen. Es ist manchmal überlebenswichtig, dass Bedrohungen (z. B. das Bild einer Schlange am Waldboden) zu einer immer gleichartig und blitzschnell ablaufenden Reaktion führen, noch bevor es kortikal erkannt und verstanden ist.

Unser Gehirn setzt also eine Wahrnehmung nicht Stück für Stück zusammen, um sie schließlich jedes Mal aufs Neue zu „erkennen", sondern geht den genau umgekehrten Weg und bildet Verallgemeinerungen, Prototypen, Schablonen etc., eben Muster, um diese bei Bedarf rasch wiederzuerkennen (es hätte z. B. keinen Sinn, sich im Laufe seines Lebens tausende Tomaten oder Äpfel zu merken, daher werden nur mehr Abweichungen oder Besonderheiten registriert, das jeweils einzelne Wahrnehmungsbild aber sofort wieder vergessen). So werden z. B. auch Wörter als Ganzes und nicht in der genauen Zusammensetzung ihrer Einzelteile erkannt.

Luat eienr Stduie der Cambrdige Unievrstiät speilt es kenie Rlloe in welcehr Reiehnfogle die Buhcsrbaen in eniem Wort vorkmomen, die eingzie whcitige Sache ist, dsas der ertse und der lettze Buhcstbae stmimen.
Der Rset knan in eienm völilegn Duchrienanedr sein und knan trtozedm prboelmols gelseen wreden. Das ist, wiel das menchsilche Ague nihct jeedn Buhcstbaen liset. Ertsuanlcih, nihct?

Abbildung 1

Zusätzlich denkt das Gehirn jede Aktivität, die wir setzen, voraus. Dadurch kommt es zu einer inneren Vorwegnahme, quasi einem Erahnen von Ereignissen. Menschen können z. B. die Aufmerksamkeit gegen Satzende, wenn der Sinn schon klar erscheint, deutlich geringer halten als zu Satzbeginn.

Dies ist – wie oben gesagt – vielfach ökonomisch und hilfreich. Die Folge daraus ist aber auch, dass Vorerfahrung und die daraus entstehende Erwartung die Wahrnehmung enorm verzerren können. Wenn sich diese Wahrnehmungslenkung dann noch mit Emotion verbindet, spricht z. B. die Individualpsychologie von „tendenziöser Apperzeption". „Wahrnehmung ist mehr als ein bloßer physikalischer Vorgang, sie ist eine seelische Funktion" (Adler

1927). Unser Handeln orientiert sich nicht daran, wie die Welt objektiv ist, sondern daran, wie wir sie wahrnehmen.

Solch einmal gebildete Muster und Überzeugungen d. h. „innere Bilder" (vgl. Hüther 2005) sind im Laufe des Lebens sehr hartnäckig und nur schwer veränderbar. Bei geringer neuronaler Erregung und wenig Stress sind sie noch relativ flexibel und mit Varianz verwendbar. Je höher jedoch der Stress (d. h. „die Energie im System") steigt, desto geringer werden die Entscheidungsmöglichkeiten. Bei hoher Anspannung oder Überforderung setzt schließlich ein Notprogramm ein, welches aus dem Erfahrungsspektrum im Hintergrund oftmals nur mehr eine einzige spezifische Reaktion zulässt.

Das Prinzip der dialogischen und interaktiven Gehirnentwicklung

Wie kommen diese „Muster" aber nun hinein in unser Gehirn? Wie ist der Weg von der Wahrnehmung der äußeren Welt zur Entstehung innerer Bilder, der Ausbildung von Innenrepräsentanzen?

Dies erklärt sich durch die sogenannten Spiegelneurone (vgl. Bauer 2005). Wenn eine Person eine Bewegung ausführt und eine andere ihr dabei zusieht, so ist nachweisbar (etwa mittels funktionellem MRI), dass bei beiden Personen nahezu dieselben Hirnareale aktiv sind. Spiegelneuronen bilden ein neuronales System, das die Außenwelt vollkommen automatisch in uns abbildet, ohne dass wir diese extra analysieren müssten. Dies bietet sich als Erklärung für das bereits früh auslösbare Imitationsverhalten von Säuglingen (z. B. Zungeherausstrecken und grimassieren), für die ansteckende Wirkung des Gähnens oder für die Erfolge des mentalen Trainings von Spitzensportlern, bis hin zur professionellen Nutzung im Rahmen der psychoanalytischen Deutung sowie der Übertragung und Gegenübertragung an. Spiegelneuronen ermöglichen Internalisierung und bilden somit den Kern des am Vorbild orientierten Lernens.

K. VAVRIK

Das Prinzip der Selbstorganisation (Synergetik)

Aus dem bisher Gesagten könnte man annehmen, dass der Mensch gleichsam mechanistisch lediglich einfachen Umweltimitationen und -reaktionen unterliegt. Doch das menschliche Gehirn ist ein sich selbst organisierendes Organ mit der Fähigkeit des freien Willens. Es werden im Laufe des Lebens zwar Muster entwickelt, die sich als Handlungsanleitungen für verschiedene Situationen als sinnvolle oder notwendige Überlebensreaktionen herausstellen, doch grundsätzlich ist das Gehirn nicht deterministisch aufgebaut. In jedem situativen Grundmuster gibt es eine Menge von Wahlmöglichkeiten (Ausnahme siehe Kap. „Traumatisierung und generationsübergreifende Auswirkungen").

Um dieses Prinzip der Selbstorganisation genauer zu beschreiben, ist hier leider nicht der Platz noch besteht die Möglichkeit dazu. Prof. Haken hat in den 1980er Jahren hierfür den Begriff der „Synergetik" geprägt und diesen in die Neurowissenschaften eingebracht (vgl. Haken 2005). Er beschreibt das Funktionieren von nicht linearen, komplexen Systemen mit vielerlei Einflussgrößen und Ebenen. Ein Bild dafür ist z. B. das Fließen von Wasser eines Baches, welcher sich an einem Stein oder einer Brücke bricht und in Strudeln und Wellen eindeutig Ordnung zeigt, diese aber in jedem Moment aufs Neue entsteht und nicht vorhersehbar ist. Auch das äußerst flexible, aber doch regelhafte Funktionieren von Schwärmen folgt diesem Prinzip. Diese „Muster" sind zwar nicht unabhängig von Umwelteinflüssen, folgen aber innerhalb dieses Rahmens einem kreativen und völlig selbstorganisierenden Prozess, in dem es viele Variationen geben kann. Nicht-Vorhersehbares und Nicht-Planbares passiert und die „Entscheidung" darüber, wie das System auf eine Anforderung oder Veränderung der Umwelt reagiert, trifft es im Rahmen der vielen theoretischen Möglichkeiten und – je nach Stressbelastung und daher unterschiedlichem „Freiheitsgrad" – selbst.

Der wesentliche Unterschied zwischen den synergetischen Effekten physikalischer und human-biologischer Art, ist der Faktor „Gedächtnis" oder anders gesagt: Der Fluss kann sich nichts merken! Seine Ordnung wird jedes Mal quasi aufs Neue erfunden und durch Zufall gestaltet. Der Mensch hingegen lernt und kann zukünftige Ordnungen beeinflussen. Im Modus neuronaler Netzwerke bedeutet Lernen, dass sich über Aktionspotenziale der Synapsen

Muster stabilisieren, sodass bei ähnlichen Situationen die gewohnten „Ordner" rascher aktiviert werden. Ein einmal etabliertes und auf dem persönlichen Hintergrund höchst individuell geprägtes Muster ist langfristig enorm stabil (z. B. Entstehung von Vertrautem und Gewohnheiten, wiederkehrend ähnliche Partnerwahl bis hin zur Psychodynamik des Wiederholungszwangs).

Neurohumorale Steuerung: Motivations- und Aversionssysteme

Die Effektstärke des Lernaktes (gleichsam der „Kitt" zwischen den Synapsen) wird durch die affektive Besetzung – d. h. durch die Ausschüttung von entsprechenden Hormonen – bestimmt. Positive Erfahrungen wie geliebt, kompetent oder etwas Besonderes zu sein, werden durch einen ganzen Cocktail von Botenstoffen (Endorphine, Opiate, Dopamin etc.) vermittelt und belohnt. Der Lernerfolg und die damit verbundenen Gefühle, wie Stolz, Zufriedenheit, Freude, Entspannung etc., bilden wiederum den Boden für die weitere Stabilisierung von Verdrahtungen und stimulieren neues neuronales Wachstum.

Alle Komponenten der „Stresshormonachse" (z. B. Glucocorticoide) hingegen beeinflussen die Entwicklung und Reifung des Gehirns negativ. Sie destabilisieren neuronale Verbindungen, führen zum Zellabbau und hemmen die Lernmöglichkeiten erheblich. Reizüberflutung und frühkindliche psychosoziale Stressbelastungen können daher ein noch unreifes Gehirn überstimulieren und überfordern. Stresshormone führen dann zu „Chaos" im Frontalhirn, welches zuständig für Antrieb, Impulskontrolle und Handlungsplanung ist und „das Kind gerät in einen Teufelskreis aus überstark entwickeltem Antriebssystem und unzureichend entwickelter Impulskontrolle" (vgl. Hüther 2005).

Dies alles ist der neurobiologische Hintergrund auf dem das menschliche Gehirn aus Erlebtem und Erfahrenem lernt und sein inneres Bild von der Wirklichkeit der Welt gestaltet. Auch Bindungsbeziehungen folgen den Regeln des erfahrungsorientierten Lernens, wobei die sog. Effektstärke aufgrund der existenziellen Bedeutung enorm hoch ist. Lediglich traumatische Erlebnisse haben noch höhere „Einprägungskraft". Sie zeigen allerdings einen völlig anderen Weg der neurobiologischen Verarbeitung (Fraktionierung der

Inhalte statt Netzwerkbildung, Dissoziation etc.), der an dieser Stelle aber nicht näher behandelt werden kann.

Traumatisierung und generationsübergreifende Auswirkungen

Außerordentlich schwerwiegende negative Folgen auf die Bindungssicherheit und damit auch auf die Entwicklung von Selbstwert und Selbstwirksamkeitsgefühl haben Traumata. Opfer oder Zeuge von Misshandlung oder Missbrauch, von körperlicher oder psychischer Gewalt, extremer Vernachlässigung, schweren Verlusterlebnissen oder Ähnlichem geworden zu sein, löst extremen Stress und neurobiologische Notprogramme aus. Hilflosigkeit, Selbstkontrollverlust, Verlust des „sicheren inneren Hafens" und damit der gesicherten emotionalen Basis der Persönlichkeit können Folgen sein und führen dazu, dass eine traumatische Erfahrung von betroffenen Menschen als verheerend und katastrophal erlebt wird. Danach ist für viele „nichts mehr so, wie es einmal war".

Die Auswirkungen von Traumaerfahrungen betreffen in erster Linie die traumatisierte Person selbst, haben in der Regel aber auch transgenerationale Folgen: Das Suchen von Nähe eines Säuglings in der Nacht könnte z. B. für die Mutter die unbewusste Erinnerung an einen nächtlichen sexuellen Übergriff und damit eine heftig aversive Reaktion auslösen, ohne dass ihr selbst dieser Zusammenhang verstehbar ist. Das Weinen eines Kindes könnte für den Vater der *Trigger* einer ehemaligen Misshandlung seiner selbst oder von Geschwisterkindern sein. Hoher Stress wäre die Folge und führt zu dem Wunsch, dieses Weinen ganz schnell beenden zu wollen. Daraus kann z. B. extreme Verwöhnung, aber auch neuerliche Misshandlung der nächsten Generation entstehen. Diese Vorgänge beruhen in solchen Fällen auf unbewussten Notprogrammen und müssen zuerst von den Betroffenen in ihrer Ursache verstanden werden, um gesteuert und verhindert werden zu können. Erst wenn die versprengten Fragmente aus den verschiedenen „Gedächtnis-Ebenen" zusammen mit der unspezifischen Erregung in Verbindung gebracht werden, können sie als komplexe Erinnerung abgespeichert und einer weiteren Bearbeitung zugänglich gemacht werden. Andernfalls werden solche Traumatisierungen generationsübergreifend fatal wirksam: Das Trauma wird reinszeniert und wiederholt sich an der nächsten Generation aufs Neue.

Auch die Geburt selbst kann für Mutter oder Vater dramatisch oder sogar traumatisch gewesen sein (z. B. bei Geburt eines behinderten Kindes, schweren Komplikationen, Totgeburt etc.) und kann die persönlichen Grundannahmen von Unverletzbarkeit, Sinnhaftigkeit und Verstehbarkeit der Welt und positiver Sicht auf die eigene Person (vgl. Janoff-Bullman 1998) nachhaltig stören.

Frühe Risiken und späte Folgen

Die Folgen des Wissens aus all diesen Teilbereichen sind weitreichend. Die Erfahrungen aus frühen Bindungsbeziehungen beeinflussen die weitere Lebensgestaltung nicht nur auf einem emotionalen Niveau, sondern bis tief hinein in die Entwicklungs- und Regulationsvorgänge des Gehirns, der hormonellen Steuerung und des genetischen Codes. Dies betrifft die grundlegenden Fähigkeiten vegetativer und kognitiver Stressverarbeitung, also Belastungen und Herausforderungen des Lebens zu bewältigen, wie auch das Erlernen bzw. Entwickeln von Lebensstil, Vorlieben, Eigenschaften, kurzum von Gewohnheiten und Persönlichkeitsentwicklung in umfassendem Sinn. Desorganisierte Bindungsmuster bzw. Bindungsstörungen mit dem emotionalen Ballast von ungelösten Traumata im Hintergrund bedingen oft ein Scheitern in den grundsätzlichen Lebenszielen, wie dem Aufbau guter Beziehungen, sicherer Arbeitsstrukturen, gesunde Lebensführung oder persönlichem Glück.

Die Krankheitsbilder, welche bei Kindern und Jugendlichen über jene beschriebenen neuro-psychologischen Mechanismen auch mit dysfunktionaler Bindung und Trauma assoziierten sind, sind mannigfalt. Die Bandbreite reicht von Selbstregulationsstörungen wie frühkindliche Interaktionsstörungen (z. B. Fütter-, Schlaf-, Schreiprobleme) und Unruheverhalten (z. B. ADHS), über Störungen der Affektregulation (Angst, Zwang, Depression) und des Sozialverhaltens oder Probleme im Bereich Lernen und Gedächtnis, bis hin zu Borderline-Entwicklung, Suchtverhalten und dissoziativen Störungen. Etwa 15 % aller Jugendlichen in Industriestaaten können heute als psychiatrisch auffällig klassifiziert werden (vgl. Ziegert 2002). Aber auch ein Teil jener als somatische Stressfolge- oder Lebensstilerkrankungen gewertete Krankheitsbilder wie Hypertonie, Fehlernährung mit allen Stoffwechselfolgen, wie z. B. Adipositas und Diabetes, Magendarmerkrankungen, Bewegungsmangel etc. müssen vermehrt in Zusammenhang mit Bindung und Trauma gesehen werden. Die Folgen für das Individuum selbst sind weitreichend. Der Verlust oder Gewinn für die Gesellschaft im Sinne des „Sozialkapitals" (vgl. Gehmacher, 2006), ist dabei noch gar nicht beachtet.

Reaktive Bindungsstörung des Kindesalters (ICD 10, WHO, F94.1, F 94.2)
Erzeugt einen Lebensstil mit anhaltenden:
— Erregungszuständen (Stresserkrankungen, Burn-Out, Hyperaktivität, Bluthochdruck, Angst- u. Panikerkr., …)
— Verlassenheits- u. Entwertungsgefühl (Depression, Vereinsamung, ausgepr. soz. Konkurrenzverhalten, …)
— Orientierungslosigkeit (häufiger Jobwechsel, Partnerwechsel, fehlende Konstanz, …)
— Ohnmachts- u. Überforderungsgefühl (Fatalismus, Resignation, wenig Selbstwirksamkeit, …)

Abbildung 2

Die derzeit weltweit wohl aussagekräftigste Arbeit über frühe kindliche Risiken und spätere Folgeerkrankungen ist die „Mannheimer Risikokinderstudie" (MARS; Laucht 2000). Es wurden sowohl somatische wie auch psychosoziale Risikofaktoren definiert und danach eine Kohorte von 362 neugeborenen Kindern, beginnend mit den Geburtsjahrgängen 1986–88, regelmäßig bis zum zuletzt 19. Geburtstag untersucht. Das Besondere an dieser Studie ist daher, dass sie nicht prognostiziert oder Annahmen aus vergleichbaren Gruppen retrospektiv oder prospektiv überträgt, sondern tatsächlich die Kinder des Ausgangssamples bis in die Adoleszenz und ins junge Erwachsenenalter verfolgt.

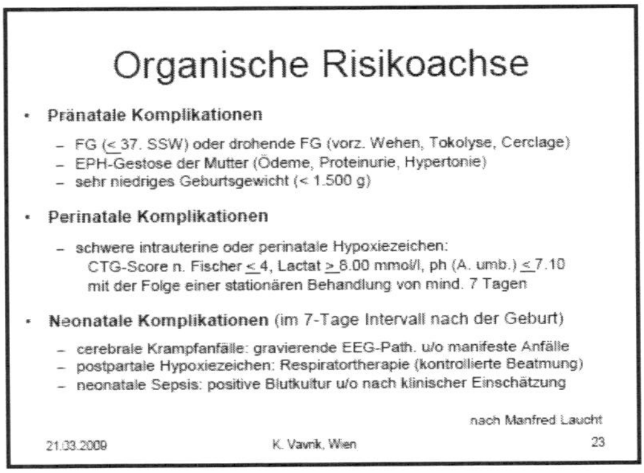

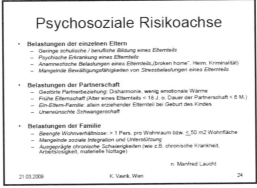

Abbildung 3

Abbildung 4

Die Ergebnisse haben die theoretischen Annahmen über die Folgewirkungen frühkindlicher Risikofaktoren im Grundsätzlichen bestätigt, sie in ihrer Dimension aber weit übertroffen. Die Folgen aus den organischen Risikobelastungen sind v. a. in motorischen und kognitiven Entwicklungsstörungen, aber nicht wesentlich im Sozialverhalten zu beobachten. Die Folgen aus den psychosozialen Belastungen hingegen zeigen sich in einer signifikante Zunahme von kognitiven und sozio-emotionalen Entwicklungsstörungen (z. B. 22,1 % bzw. 36,1 % bei 11-jährigen Kindern, vgl. Laucht 2002). Insbesondere erhöht aber die Kumulation von mehreren psychosozialen Risikofaktoren die Gefahr einer späteren psychischen Erkrankung sprunghaft (Abb. 5).

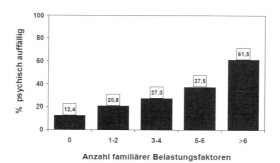

Abbildung 5 (aus MARS, Manfred Laucht et al.)

Einzelne exemplarische Beispiele aus dieser Studie zeigen z. B., dass 19-jährige Jugendliche mit dem Risikofaktor einer postpartalen Depression der Mutter sowohl im Suchtverhalten wie auch bei Störungen des Sozialverhaltens oder affektiven bzw. depressiven Störungen eine vielfach erhöhte Betroffenheit aufweisen, als eine altersgleiche Kontrollgruppe ohne diesen Risikofaktor. Die allgemein höhere Begabung von Kindern ohne diesen Risikofaktor auch auf den Achsen der Kognition, Kreativität und Flexibilität lässt sich in einem deutlich besseren Schulerfolg bei 15-Jährigen nachweisen (Abb. 6 und 7[3]).

---

3 Vortrag „Auswirkungen postpartaler Depressionen auf die kindliche Entwicklung", B. Schmid, Zentralinstitut für seelische Gesundheit Mannheim, im Rahmen der Enquete „Schwangerschaft, Geburt und frühkindliche Entwicklung", Wiener Rathaus 2008.

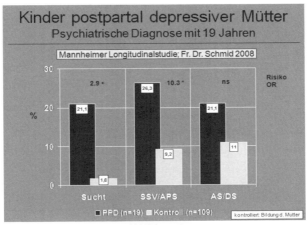

Abbildung 6

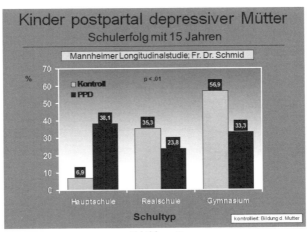

Abbildung 7

Andere Arbeiten mit älteren Kindern (vgl. M. Weissman 2005, 2006) zeigen für transgenerationale Depressions- und Angsterkrankungen eine Rate von ca. 60 % auf. Bei erfolgreicher Behandlung der Mutter wurden nach drei Monaten um 11 % weniger Psychopathologien bei den Kindern diagnostiziert, bei fehlendem Behandlungserfolg um 8 % mehr (150 Kinder zwischen sieben und siebzehn Jahren).

Im Sozialpädiatrischen Ambulatorium Fernkorngasse (Wien) der VKKJ wurde das Sample aller Kinder des Jahres 2006 mit Diagnosen aus dem Symptomenkreis ADHS (also Aufmerksamkeits- und Konzentrationsstörung, Unruheverhalten und Impulskontrollschwäche) retrospektiv mit dem psychosozialen Risikoscore gescreent. Auch dieses Ergebnis war insofern beeindruckend, als dass es kein einziges Kind gab, welches nicht zumindest einen Risikofaktor aufwies, 80 % der betroffenen Kinder hatten mehr als zwei (unveröffentlicht). Ein Erklärungsmodell (vgl. Hüther 2005) postuliert, dass die dopaminergen Verzweigungen im Frontalhirn durch übermäßige Stimulation oder anhaltende Irritation zu verstärktem Wachstum angeregt und später mit durchschnittlich natürlich vorhandenem Dopamin-Angebot nicht mehr ausreichend abgesättigt werden können. Es entsteht aus diesem Missverhältnis zwischen Angebot und Nachfrage, gleichsam als „Dopamin-Hunger", der bekannte Reizhunger jener Kinder mit ADHS-Symptomatik.

Dass prä- und peripartale Erlebnisse somit große Bedeutung für die erste Matrix der kindlichen Gehirnentwicklung haben und ein reaktiv gespeichertes Abbild von Erfahrungen bzw. eigene Reaktionsmuster auf diese darstellen, ist nunmehr leicht nachvollziehbar. So ist es auch nicht verwunderlich, dass z. B. Kinder nach Frühgeburtlichkeit oder anderen prä-, peri- oder postpartalen Irritationen später häufig das Verhaltensbild von sog. (Selbst-)Regulationsstörungen entwickeln.

Resümee und Ausblick

„Eine Gesellschaft die zukunftsfähig sein will ist auf die Gesundheit ihrer Kinder dringend angewiesen. Die bestmögliche Förderung von Entwicklung und Gesundheit gehört zu den Grundrechten eines jeden Kindes. Diese sind in die Gesamtheit der Lebensumstände eingebettet."[4]

In modernen Industriestaaten sind an Stelle der klassischen Infektions- und Mangelerkrankungen der Vergangenheit neue Risiken und Gefährdungen für

---

4 Aus dem Symposium: „Ein guter Start ins Leben", Deutsche Liga für das Kind, Berlin 2006.

Gesundheit und Entwicklungschancen von Kindern und Jugendlichen getreten. International zu beobachten ist eine stete Zunahme von sog. Lebensstilerkrankungen, zu Chronifizierung neigenden Entwicklungsbeeinträchtigungen sowie psychosozialen Integrations- und Regulationsstörungen. Ein guter Teil hiervon ist vermutlich durch frühe dysfunktionale Bindungs- und Traumaerfahrungen (mit)bedingt.

Um dem entgegen zu wirken, lohnt es sich, Eltern (v. a. auch Väter) vermehrt in ihre *Bindungs- und Beziehungsverantwortung* zu holen und sie dabei zu unterstützen. Ein sehr erfolgreicher Ansatz hierfür sind z. B. die SAFE-Elternschulungs-Programme, welche in Bayern fast flächendeckend und nunmehr in Modellprojekten auch in Niederösterreich angeboten werden (vgl. Brisch 2003, 2007).

Es lohnt sich, *Elternschaft* insgesamt zu *stärken,* da sie eine Schlüsselrolle für die Gesundheitsentwicklung von Kindern und Jugendlichen hat!

Es lohnt sich, den Fokus von Diagnostik und Therapie sowie Gesundheitsförderung vermehrt auf die *psychosozialen Belastungsfaktoren der Erwachsenenwelt* zu richten, um eine Veränderung (im Sinne einer Stressreduktion) der Lebens- und Lernfelder für die Kinder zu erreichen. Denn Kinder tun das, was sie am besten können: Sie passen sich an!

Und es lohnt sich, in Programme der *primären Prävention* und in den Aufbau von *„frühen Hilfen"*[5] zu investieren, weil dies die Entwicklungschancen vieler jener Kinder verbessert, die existenzieller Not, Verwahrlosung, Misshandlung oder Missbrauch ausgesetzt sind.

Transgenerationale Schutz- oder Risikofaktoren sind der Boden für die Ausbildung von *Resilienz* oder *Vulnerabilität* der Persönlichkeit (vgl. Resch 1996; Welter-Enderlin 2006). In der Diktion der Gesundheitsförderung wird dieses Wissen in Begriffen wie „Settingansatz" oder „Verhältnisprävention" transportiert (vgl. Ottawa Charta 1986, www.fgoe.org). Insbesondere die pränatale und frühkindliche Bindungsentwicklung sowie die Verarbeitung traumatischer Erlebnisse sind wesentliche Determinanten späterer Gesundheit. Alles, was Elternschaft in ihrer eigenen umfassenden Gesundheit unterstützt und stärkt, hat somit direkte und positive Auswirkungen auf den Gesundheitsstatus der nächsten Generation!

---

5 Siehe http://www.fruehehilfen.de/.

Dem Philosophen Hans Jonas ist es gelungen, diese gesamte Thematik in einen Satz zu fangen: „Wie wir mit den Kindern heute umgehen, das wird die Welt von morgen prägen."

Literatur

Adler, A. (1927): Menschenkenntnis. Frankfurt: Fischer

Ainsworth, M. D. S. (1977): Feinfühligkeit versus Unempfindlichkeit gegenüber Signalen des Babys. In: Grossmann, K. E. (Hrsg.): Entwicklung der Lernfähigkeit in der sozialen Umwelt: Geist und Psyche. München: Kindler

Bauer, J. (2005): Warum ich fühle was du fühlst – Intuitive Kommunikation und das Geheimnis der Spiegelneurone. Hamburg, München: Hoffmann und Campe

Bowlby, J. (1975): Bindung: eine Analyse der Mutter-Kind-Beziehung. München: Kindler

Brisch, K. H., et al. (2002): Bindung und seelische Entwicklungswege. Stuttgart: Klett-Cotta

Brisch, K. H., Hellbrügge, T. (Hrsg.) (2003): Bindung und Trauma, Risiko- und Schutzfaktoren für die Entwicklung von Kindern. Stuttgart: Klett-Cotta

Brisch, K. H. (2007): Unterbrechung der transgenerationalen Weitergabe von Gewalt: Primäre Prävention durch SAFE-Sichere Ausbildung für Eltern. Psych. in Österr. Vol. 1: 62–68

Gehmacher, E., et al. (Hrsg.) (2006): Sozialkapital – neue Zugänge zu gesellschaftlichen Kräften. Wien: Mandelbaum Verlag

Haken, H., Schiepek, G. (2005): Synergetik in der Psychologie. Göttingen: Hogrefe

Hüther, G. (2005): Die Macht der inneren Bilder. Göttingen: Vandenhoeck & Ruprecht

Hüther, G. (2005): ADHS – Abschied vom alten neurobiologischen Modell. Ars Medici 17: 776–82

Janoff-Bulman, R., Berg, M. (1998): Disillusionment and the creation of value: From traumatic losses to existential gains. In: J. Harvey (Ed.): *Perspectives on Loss: A Sourcebook*. Washington, DC: Taylor & Francis

Laucht, M., Schmidt, M. H., Esser, G. (2002): Motorische, kognitive und sozial-emotionale Entwicklung von 11-Jährigen mit frühkindlichen Risikobelastungen: späte Folgen. Zeitschrift für Kinder- und Jugendpsychiatrie und Psychotherapie, 30 (1), 5–19, Bern: Hans Huber

Laucht, M. (2005): Die langfristigen Folgen früher Entwicklungsrisiken: Ergebnisse der Mannheimer Längsschnittstudie zu Risiko- und Schutzfaktoren. In: P. Arnoldy, B. Traub: Sprachentwicklungsstörungen früh erkennen und behandeln. Karlsruhe: Loeper, S. 169–183

Resch, F. (1996): Entwicklungspsychopathologie des Kindes- und Jugendalters. Weinheim: Beltz

Spitz, R. A. (1946): Anaclitic depression: an inquiry into the genesis of psychiatric conditions in early childhood. The Psychoanalytic Study of the Child, 1, 47–53

Spitz, R. A., Wolf, K. M. (1948): Somatic Consequences of Eotional Starvation in Infants (Somatische Folgen emotionaler Deprivation bei Säuglingen). Film W 624 des IWF

Spitzer, M. (2002): Lernen: Gehirnforschung und die Schule des Lebens. Heidelberg, Berlin: Spektrum

Vavrik, K. (2008): Der Apfel und der Stamm: transgenerationale Aspekte in der Kindermedizin. In: Kerbl, Thun, Vavrik, Waldhauser: Kindermedizin – Werte versus Ökonomie. Wien: Springer

Weissmann, M., et al. (2005): Families at High and Low Risk for Depression. Arch. Gen. Psy. Vol. 62: 29–36

Weissmann, M., et al. (2006): Remissions in Maternal Depression and Child Psychopathology. JAMA Vol. 295, No. 12: 1389–1398

Welter-Enderlin, R., Hildenbrand, B. (2006): Resilienz – Gedeihen trotz widriger Umstände. Heidelberg: Carl-Auer

Ziegert, B., et al. (2002): Psychische Auffälligkeiten von Kindern und Jugendlichen in der allgemeinärztlichen Praxis. Dtsch Ärztebl 99 (43)

Barbara Maier

Moderne Geburtshilfe als bindungstheoretische und als bindungspraktische Herausforderung

1. Einführung

Wie können wir die Erkenntnisse der Bindungsforschung in der Betreuung von schwangeren Frauen bei der Geburt und im Wochenbett nutzen? In dieser Frage geht es um die Gestaltung von Bonding-Prozessen zwischen Mutter, Vater und ihrem Kind in einer Bindung fördernden Atmosphäre.

Die Bereitschaft zu Bindung ist uns physiologisch gegeben, die Ausprägung von Bindung erfolgt psychosozial.

Schon im Kinderwunsch, im Konzept wie in der Konzeption von Schwangerschaft, in unserer psychischen Verfassung wie in unserer genetischen Disposition, von der Schwangerschaft über die Geburt und in der Art und Weise, wie wir als Eltern da sind für unser Kind, wird Bindung ge- bzw. erlebt. Unser eigenes Bindungsverhalten ist von den als Kind erfahrenen elterlichen Bindungsmustern abhängig. Da kann professionelle Begleitung nicht nur wünschenswert, sondern bei Bindungsstörungen auch notwendig sein.

In welchen Bereichen von Schwangerschaft und Geburt sind die Erkenntnisse der Bindungsforschung besonders fruchtbar zu machen?

In der pränatalen Phase geht es um Schwangerschaftsbegleitung, um Schwangerschaftsvorsorge und um die Vorbereitung auf die Geburt. Im Hinblick auf die Geburt sollte man sich unter anderem auch fragen, wie Entbindung erlebt wird, ob verschiedene Geburtsmodi auf Bondingprozesse Einfluss nehmen. Im Wochenbett sind Bondingmaßnahmen wie Rooming-in, Stillberatung und Elternkurse in den letzten Jahrzehnten zunehmend in den Blick gerückt.

In der Neonatologie liegt der Fokus auf intensivmedizinischen Herausforderungen; dabei aber auch Bonding-Prozesse zu berücksichtigen, ist besonders wichtig, da in die Mutter-Kind-Dyade vorzeitig andere Bezugspersonen wie neonatologische Intensivschwestern und Ärzten/-innen eindringen, Eltern von ihren Kindern, Kinder von ihren Eltern früh getrennt werden und dies auf die Entwicklung von Bindungsmustern Einfluss nimmt.

Um eine gelungene Bindungsvermittlung zustande zu bringen, muss ich mich als Ärztin, Hebamme, Schwester fragen, welche Bindungsmuster habe und lebe ich selbst? Und, kenne ich die Phänomene der Übertragung?

2. Philosophische Grundlagen

In der gegenwärtigen Gesellschaft greift so etwas wie Geburtsvergessenheit um sich, auch in der Medizin, auch in der Philosophie. Kaum Erwähnung findet *„das Gebären selbst und mit ihm das notwendige Mitdasein der Mutter für das ihr zugehörige Kind, sowie dass die Mutter schon vor der Geburt in der Erfahrung des Kindes gestanden, Fürsorge getragen hat, und dies beiden einander zum Schicksal wurde"* (Wucherer-Huldenfeld 1994, S. 131).

Es war Sigmund Freud's großartige Entdeckung, dass im menschlichen Leben eigentlich nichts vergeht, sondern alles Gewesene behalten wird und dem Menschen zugehörig ist und er so in dieser verborgenen Dimension zeitlebens existiert. Dies führt Freud zu der Analogie zwischen Schlaf und Mutterleibsexistenz einerseits und Erwachen, Geborenwerden andererseits. (Freud, GW, 1960, S. 84 f.).

Geburt ist als Wandel im Weltverhältnis zu sehen. Dabei kommen zwei (für unsere Existenz) grundlegende Dimensionen zum Tragen: das Zur-Welt-Bringen wie das Zur-Welt-Kommen, das Entbinden und das Entbundenwerden. *„Die schwangere Frau steht in einer einzigartigen Möglichkeit des Sich-Verhaltens zur Welt (In-der-Welt-Seins), nämlich jemanden selber zu dieser Welt bringen zu können. Das Kind verdankt seinen Eltern den Anfang (Ins-Sein-Treten), der sich als Weltbezug entfaltet und in allen Lebensaltern gegenwärtig ist und bleibt"* (Wucherer-Huldenfeld 1994, S. 141). Die Einheit des vorgeburtlichen Lebens mit dem Säuglingsalter ist nur über die mütterliche Bindung verständlich.

Wir haben im Deutschen zwei Worte, um uns dem Ins-Sein-Treten zu nähern: Anfang und Beginn.

Der Anfang (griechisch: arche) ist ein Erstes, in dem alles Beginnen gründet. Der Anfang ist auch etwas Abgeleitetes und Abhängiges, zu dem Voraussetzungen und Bedingungen gehören, also eine Geschichte. Der Anfang ist nicht eindimensional, sondern rückbezüglich (Wucherer-Huldenfeld 1994,

S. 101). Die Eltern, die den Anfang ihres Kindes ermöglicht haben, verdanken dem Kind ihr Sein als Eltern. Die Eltern sind im Dialog mit ihrem Kind schon lange vor der Entbindung und lange danach und über diesen Dialog werden sie zu Mutter und Vater.

3. Geburtshilfliche Erfahrung/Statistik einer Geburtshelferin

Bei 3094 Geburten war ich Geburtshelferin, verantwortliche Ärztin bei allen Formen der Geburt, einer Sectio-Rate von 18 %, deren gesamtes Spektrum den geplanten Kaiserschnitt mit medizinischer Indikation bis hin zu Wunsch-Kaiserschnitt und den aus der Situation für Mutter und/oder Kind geforderten Notfalls-Kaiserschnitt umfasst.

Geburten: Barbara Maier: n = 1983/2015 (+678 = 2693)   KH-Oberndorf 1988–89: 401

Jahr	SL-Spontan-geburt	Becken-endlage	Vaccum-extrak-tion	Forceps-entbin-dung	Gemini spontan	Sectio	IUFT Spät AB
1991	221	10		4	4		
1992	142	11		5	2	25	5
1993	105	7	1	1	3	34	2
1994	109	4	7	4	2	23	4
1995	92	8	4		4	16	1
1996	102	4	4	1	3	27	4
1997	71	6	5	1	2	21	1
1998	98	1	8		4	15	5
1999	51	5	7		3	13	
2000	53	2	6		1	25	
2001	57	1	7		1	23	
2002	66	5	13		1	26	2
2003	55	4	10		3	18	1
2004	42	6	7		1	15	1
2005	14	1	10		2	18	1
2006	27	1	13		3	19	1
2007	8	1	15		2	21	
2008	17	2	11		1	14	
2009	3		2			2	*3094*

Zahlen können Erfahrung nur quantitativ, nicht aus sich heraus qualitativ belegen. Sie sind auch in der Medizin ein weit verbreitetes, oft reduktionistisch verwendetes handlungsleitendes Moment. Sie dienen dazu, einen gewissen Über-, manchmal auch Einblick zu geben, in das, was qualitativ auf jeden Fall individuell zu bedenken und zu belegen ist.

Gesamt Geburten: 1991–2009; n = 1983

SL-Spontangeburt	Becken-endlage	Vaccum-extraktion	Forceps-entbindung	Gemini spontan	Sectio	IUFT Spät AB
1333	79	130	16	42	355	28
67,0 %	4,0 %	6,6 %	1,0 %	2,0 %	18,0 %	1,4 %

Meine Erfahrung mit frühen Frühgeburten zwischen 24+0 und 32+0 SSW ist für diesen speziellen Bereich relativ groß. Bei insgesamt 79 Frühgeburten war ich die Entbindung leitende Geburtshelferin. Das Spektrum umfasste Amnioninfektsyndrom, Zwillings- und Drillingsschwangerschaft, Nabelschnurvorfall, vorzeitige Plazentalösung, HELLP-Syndrom, Eklampsie, Dystrophie und vieles andere mehr.

Frühe Geburten: n = 79

	SSW 24+0–26+0	SSW 26+0–28+0	SSW 28+0–30+0	SSW 30+0–32+0
Spontan	1	3	2	12
Sectio AIS	4	7	3	6
Sectio Zwillinge/ Drillinge	3 (AIS) 1 Hellp	3	3	11
Akut-Sectio: NS-Vorfall, Lösung	1	1	1	2
Sectio Hellp/ Eklampsie	0	4	5	1
Sectio Dystr./ sonstige	1	0	2 Leberabszess	1
Ges. FG in %	11 14 %	18 23 %	16 21 %	33 42 %

Aus psychosomatischer Perspektive scheinen mir die Schwangerschaftsbegleitung und die geburtshilflichen Ergebnisse in meiner Wahlärztinnen-Tätigkeit bemerkenswert. Alle von mir in der Schwangerschaft begleiteten und dann entbundenen Frauen von 2003 bis 2009 habe ich nach Entbindungsmodus zusammengestellt und bin auf eine Sectio-Rate von lediglich 13 % bei mit in der Spitalstätigkeit vergleichbarem Kollektiv (Risiko-Konstellationen ähnlich wie in der Universitätsklinik für Frauenheilkunde und Geburtshilfe) gekommen.

Schwangerschaftsbegleitung und geburtshilfliches Outcome: n=62
Statistik der von mir in ihrer Schwangerschaft begleiteten und entbundenen Frauen
(im Rahmen meiner Wahlärztinnen-Tätigkeit)

Jahr	Spontangeburt	Beckenendlage	Vaccumextraktion	Forcepsentbindung	Gemini	Sectio	IUFT Spät AB
2003	4	1	0	0	0	0	0
2004	3	0	0	0	0	1	0
2005	6	0	1	0	0	3	0
2006	11	0	4	0	1	1	0
2007	5	0	1	0	0	1	0
2008	11	0	2	0	0	0	1
2009	1	0	0	0	0	2	0
Ges.	41	1	8	0	1	8	1
in %	68 %	2 %	13 %	0 %	2 %	13 %	2 %

Wie verstehe ich meine Rolle als Geburtshelferin? Ich bin als Ärztin zusammen mit der Hebamme, mit der Gebärenden und ihrem Partner eingebunden in das engere geburtshilfliche Team, das auch das operative Team, Operationsschwestern und Anästhesisten/-innen sowie unsere neonatologischen Kollegen/-innen, Kinderchirurgen, Genetiker, Labor- und Blutbank umfasst. An einer großen Frauenklinik ist Risikomanagement durch das geburtshilfliche Team eine fast alltägliche Aufgabe. Dabei sind Fachwissen und Erfahrung, eine entsprechende Organisation und auch der Blick auf die Forensik notwendig. Die Dialektik von Geborgenheit und Sicherheit funktioniert nach D. Berg, wie folgt: *„Geburtshilfe versteht sich als Ergebnis einer Entwicklung aus dem Beistand zur Geburt durch weise Frauen und Hebammen bis hin zur wis-*

senschaftlich begründeten und ärztlich begleiteten Geburtshilfe unserer Tage, in die Hebammen und Ärzte gemeinsam eingebunden sind" (Gynäkologe 2008, 41: 11–20). Sie umfasst daher nicht nur medizinische, sondern auch kulturelle und historische Aspekte. Was sie auch enthält bzw. enthalten sollte, ist der psychologische bzw. psychotherapeutische Blick auf die Geburt. Sicher gebunden sollte nicht nur die werdende Mutter, der werdende Vater sein, sondern in ihrer Haltung und in ihrem Aktionsradius auch der Geburtshelfer, die Geburtshelferin.

Sicherheit wird durch professionelle Angst ebenso bedroht wie durch die Angst der Gebärenden. Professionelle Angst ist ein Hauptrisikofaktor moderner Geburtshilfe. (Hildebrandt 2009, S. 347–358). Professionelle Angst kann Überaktivität wie Paralyse verursachen, Trigger eines *circulus vitiosus* sein, einer Angst-Schmerz-Komplikations-Spirale. Das Resultat ist eine restriktive, unausgewogene, angstvolle Geburtshilfe, die heute häufig in primäre Geburtschirurgie mündet. Von Angst ist der Respekt in der Geburtshilfe zu unterscheiden, der Möglichkeiten und Grenzen in der jeweiligen konkreten Situation sorgfältig auslotet und Tun und Lassen entsprechend anpasst.

4. Prä- und perinatal relevante Erkenntnisse moderner Bindungsforschung

„Wir lernen vor der Geburt, was wir vom Leben zu erwarten haben"
(Janus 2005, S. 13).

Geburt, Gebären und Geborenwerden sind im geburtshilflichen Alltag kaum mit der Sicht der Psychologie und Psychotherapie verbunden. L. Janus (2004) berichtet über seine Beobachtungen in der Psychotherapie, über Erlebnisse und Symptome von Patienten/-innen, die in die vorgeburtliche Zeit zurück verfolgbar scheinen, und davon, wie diese intensiven emotionalen Erfahrungen ihre Lebensgeschichte prägten. Die Erfahrung der Geburt macht nicht nur die Mutter, auch das Kind erlebt die Art und Weise der Geburt, Geburtsmodus wie Geburtsinterventionen. Diese Erfahrungen erweisen sich für das Erleben späterer Veränderungssituationen und deren Herausforderungen als prägend.

Der Mensch ist, auch wenn er in der 42. Schwangerschaftswoche geboren werden sollte, eine Frühgeburt. Ausgeglichen wird diese Situation durch die frühe Mutter-Kind-Beziehung. Sie ist subsidiär deshalb individuell wie gesellschaftlich von großer Bedeutung. DeMause (2000) hat deshalb eine gesellschaftliche und kulturelle Aufarbeitung von Geburt gefordert, da sie wichtige Voraussetzungen für ein friedliches Zusammenleben von Menschen schafft. Eine gelungene Frühsozialisation hat personale wie gesundheitspolitische Bedeutung, da in dieser Zeit vom Säugling innere Arbeitsmodelle entwickelt werden, die für sein späteres Leben wirksam sein werden, Modelle vom eigenen Selbst wie auch von der Mutter.

Winnicott hat die mütterliche Spiegelung in der postnatalen Phase beschrieben. Eine solche dürfen wir aber auch mutatis mutandis intrauterin annehmen.

Nach Mary Ainsworth (1991) können in dem „Fremde-Situations-Test" durch die Analyse der mütterlichen Feinfühligkeit verschiedene Bindungsmuster herausgearbeitet werden: sicher, unsicher-vermeidend, unsicher-ambivalent, unsicher-desorganisiert.

Im Adult-Attachement Interview AAI (Main, Kaplan, Cassidy 1985 und Main 1995, S. 130) kann bei erwachsenen Personen aufgrund ihrer Beschreibung von Bindungspersonen und bindungsrelevanten Ereignissen festgestellt werden, welche Bindungsmuster sie entwickelt haben. Die Qualität der Eltern-Kind-Bindung kann durch die vor der Geburt erfasste Bindungsrepräsentation der Eltern sogar bis zu 85 % vorhergesagt werden, so sehr werden Bindungsmuster tradiert. Mutter und Kind bilden ein System, das sich in Entwicklung befindet, eine Dyade, die in der Situation der Frühgeburt oder anderer intensivmedizinischer Betreuungsnotwendigkeit des Neugeborenen vorzeitig und intensiv aufgebrochen wird.

Bindungsverhalten wird bekanntlich in Notsituationen besonders aktiviert. So wird z. B. bei jeder Inanspruchnahme eines Arztes ein Bindungsmuster aktiviert.

Bindung hat die Funktion des Schutzes und der Geborgenheit. Deswegen ist es gerade bei der Entbindung von größter Bedeutung, dass die verschiedenen Varianten des Bindungsverhaltens bekannt sind und Geburtshelfer/-innen gelernt haben, auf sie entsprechend zu reagieren. Es geht um die Entwicklung geburtshilflicher Feinfühligkeit.

5. Moderne Geburtshilfe als bindungstheoretische und bindungspraktische Herausforderung

Bindung ist Erfahrung, Entbindung ist Erfahrung, und zwar für Mutter und Kind, aber auch für den Geburtshelfer, die Geburtshelferin. Darum sind ein erfahrener Geburtshelfer, eine erfahrene Geburtshelferin auch diejenigen, die Bindungsmuster erkennen und in der Gestaltung der Entbindung berücksichtigen.

Versetzen wir uns in die Situation der Geburt. Sie wird meistens mit vaginalen Untersuchungen, einem Hineingreifen in den Leib der Frau, eingeleitet. Bei Problemen im Geburtsprozess kann es zu verschiedenen Formen des Eingreifens des Geburtshelfers/der Geburtshelferin kommen. Nach David und Kentenich gibt es eine gewisse Angsthierarchie in Zusammenhang mit der ersten Geburt. Schwangere haben Angst vor Fehlbildungen beim Kind, dann vor Komplikationen bei der Geburt, einer langen Geburtsdauer, dem Verlust der Selbstkontrolle, vor Schmerzen, der Narkose, dem Alleingelassenwerden, dem Ausgeliefertsein, chirurgischen Instrumenten, dem eigenen Tod, Untersuchungen in der Klinik, Unruhe im Kreißsaal, Hebammen, Krankenschwestern, jungen und älteren Ärzten. (Gynäkologe 2008, 41, 28–35) Die Angst vor Kontrollverlust kann sich im gesamten Szenario auf den Geburtsprozess als solchen, aber auch auf das Eingreifen durch den Geburtshelfer/die Geburtshelferin beziehen.

Körperliche Komplikationen gefährden die psychische Anpassung. Medizinische Interventionen erschweren bzw. erleichtern – je nach Auswirkung auf die Gebärende und den Geburtsverlauf – die psychische Anpassung. Der Geburtsmodus beeinflusst die psychische Anpassung, Schwangerschaftsdauer und Dauer der Geburt wirken sich ebenfalls auf die seelische Verarbeitung der Geburt aus. Es würde sich lohnen, Geburt und Geburtsvorgänge von psychologischer und psychotherapeutischer Seite näher und tiefer zu betrachten und daraus gewonnene Einsichten geburtshilflich fruchtbar zu machen.

Üblicherweise dauert eine Schwangerschaft neun Monate und damit ist auch eine neunmonatige Vorbereitungszeit zur Bearbeitung von Zweifeln, Ängsten und Ambivalenzen sowie zum Gewinn von Zuversicht für die Geburt verbunden. Wir sagen nicht umsonst „guter Hoffnung sein".

Brazelton und Cramer haben herausgefunden, dass Mütter, die ihr Kind als eigenständig betrachten, bei der Entbindung es sogar als Verbündeten für sich heranziehen können (1991, S. 43). In einer Arbeit zur Psychosomatik der Schwangerschaft und des Wochenbetts sowie zum Übergang in die Elternschaft haben David und Kentenich diese wesentlichen Abschnitte konkret beschrieben (Gynäkologe 2008, 28–35). In der Geburtsphase ist expressis verbis keine psychosomatische Beschreibung erfolgt. Das finde ich bemerkenswert.

Bindung, Trennung, Verlust (nach Bowlby's Trilogie 1969, 1973, 1980) sind wesentliche Herausforderungen der Geburt als Ent-Bindung. Bindung ist Aufgabe in der Schwangerschaft, in der Ent-Bindung und im Wochenbett. Sie ist Aufgabe der Mutter/Eltern und ihres Kindes, aber auch des sie betreuenden Personals, das zur gelingenden Bindung subsidiär so viel als nötig beitragen sollte. Zur abrupten Trennung im Gegensatz zum Prozess der Ent-Bindung kommt es beim Kaiserschnitt. Sie ist fremdbestimmt und meist für kürzere Zeit, jedoch in einem guten Geburtssetting gut betreubar. Für längere Zeit und unter belastenden Bedingungen kommt es zur Trennung und zum Aufbrechen der Mutter-Kind-Dyade, wenn das Kind auf der neonatologischen Intensivstation betreut werden muss und andere Personen, wie neonatologische Intensivschwestern und Ärzte, in diese eingreifen und Bindungspotenzial ausschöpfen, sofern sie können (Ammon & Ammon, 1984).

Auch um Verlust kann es bei der Geburt gehen, so z. B. bei intrauterinem Fruchttod, bei perinatalem Kindstod, beim Abschied vom perfekten Wunschkind in der Realität des behinderten und schwer kranken Kindes.

Frühgeburt ist mit dem Stigma der zu frühen Geburt behaftet, einem Stigma für Frauen, die ihre Kinder nicht zu behalten imstande waren. Das stellt ihre mütterliche Kompetenz, ihre Bindungsfähigkeit in Frage. Sie stellen sich damit häufig selbst als Mütter in Frage und benötigen eine positive Rückversicherung durch das betreuende Team. Pflegende auf der neonatologischen Intensivstation wie auch im Wochenbett haben ihren Platz sorgfältig zu definieren und nur soweit auszufüllen, wie das konkret für ihre begrenzten und bestimmten Aufgaben subsidiär nötig ist. Nur das, was die Mutter nicht tun kann, ist ihre Aufgabe. Alles, was die Mutter tun kann, sollte ihr überlassen bleiben (Maier 2009, S. 51–58).

Entbindungsaufgabe ist die sichere und empathische Begleitung der Gebärenden und ihres Partners durch die Geburt, die etwaige Nachbeelterung werdender Eltern (psychologische Begleitung, Stillberatung) und die Verarbeitung von geburtstraumatischen Ereignissen, wie intrauteriner Fruchttod, Frühgeburt, Abschied vom perfekten Kind. Voraussetzung dazu ist eine psychosomatische Sorgfaltspflicht (M. Stauber) in der Kenntnis eigener Bindungsmuster und im Wissen um das Phänomen der Übertragung.

Eine dahingehend bisher nicht untersuchte Frage stellt sich im Zusammenhang mit der Geburt: Gibt es Einflüsse von Geburtsmodi auf Bonding-Prozesse? Sie ist auch eine Frage, die sich Schwangeren stellt: „Soll ich gebären oder mich dazu entscheiden, entbunden zu werden?" Je nach ihrer Beantwortung entscheidet sich meine bzw. eine weitere Verantwortlichkeit. Gebärkompetenz entsteht durch Beziehung, Begleitung und emotionale Stärkung. Das Erlebnis des Gebärens, der Geburt und des eigenen Könnens wirkt sich auch auf die Mutter-Kind Beziehung aus.

Aus diesem Grund ist kritisch nachzufragen: Wessen Wunsch ist die Wunsch-Sectio? Sind persuasive Elemente wie einer (oft vermeintlich) höheren Sicherheit und der Definition von (oft vermeintlich) gegebenen Risiken nicht bereits im Angebot enthalten? Schwangerschaft und Geburt sind Herausforderungen an unser Entbindungsvermögen als ein dialektischer Prozess zwischen den Gebärenden und ihren Geburtshelfern/-innen.

Die Geburt als Abschluss (Vollendung) der Schwangerschaft ist ein kulturell geprägter Entbindungsvorgang. Wie ist er heute zu verstehen? Auf dem Hintergrund einer bindungsarmen, an Bindungen zunehmend verarmten Gesellschaft hat sich der Paradigmenwechsel von Geburtshilfe zu Geburtschirurgie vollzogen. Wie Bindung und Entbindung zusammenhängen und was Entbindung mit Bindung zu tun hat, verstehen wir, wenn wir folgendes miteinbeziehen: *„Ähnlich wie die Renaissance der Hebammen Geburt ist auch der von den Frauen ausgehende Trend zur Entbindung durch einen elektiven Kaiserschnitt von tiefgreifenden Veränderungen in der Gesellschaft, wobei allerdings unterschiedliche Betrachtungsweisen der Geburt als kulturelles Phänomen ausschlaggebend sind"* (Gynäkologe 2008, 28–35). Eine kritische Auseinandersetzung in Form einer Philosophie der Geburt bezieht individuelle wie gesellschaftliche Voraussetzungen für gelingendes Bonding in ihre Überlegungen und in ein dem entsprechendes geburtshilfliches Handeln mit ein.

Problematische Entwicklungen der Geburtshilfe in einer Gesellschaft, die cäsariert werden will, sind Transformationen von geburtshilflichen in geburtschirurgische Probleme, die Generierung von St. p. Sectio/post sectiones auch ohne medizinische Indikationen. Über die Vermeidung geburtshilflicher Probleme wird geburtschirurgisches Risiko geschaffen: Plazentationsstörungen (placenta increta, placenta praevia), Narbenbildungen mit der Gefahr von Uterusrupturen, atone Nachblutungen sowie sekundäre Sterilität. Ob kindliches Outcome per Kaiserschnitt immer das bessere ist, bezweifeln neuere, diese Entwicklung verfolgende Studien (MacDorman 2006, S. 175–182). Gerade bei Sectiones ohne Risikoproblematik und dementsprechend ohne medizinische Indikation sind kritische Ereignisse pulmonaler Morbidität für cäsarierte Kinder fünf Mal häufiger.

Sind medizinische Indikationen nicht auch medizinische Bindungsmuster? Werden durch sie nicht auch Geburtshelfer/-innen sicherer gebunden? Medizinische Indikationen sind so gut wie ihre verantwortliche Evaluierung und Handhabung. Es bleibt kreative Leistung des Geburtshelfers/der Geburtshelferin in einer konkreten Situation diese medizinischen Paradigmen kontextsensitiv anzuwenden. Es bleiben Ermessensspielräume des Arztes/der Ärztin, die mit Erfahrung, Wissen und Fachkompetenz zu füllen sind. Diese Ermessensspielräume sind in ethisch-kritischer Analyse verantwortungsvoll zu gestalten und nach den Folgen ihrer Gestaltung kritisch zu bewerten.

6. Geburtsmoral? Eine Geburtsethik für eine Frauen-/Kinderheilkunde

Zunehmend wird die Geburtsklinik als Zugpferd für das Krankenhaus der Zukunft verstanden und Menschlichkeit als Wettbewerbsfaktor Nr. 1. Wie sind Menschlichkeit und Risikomanagement zu vereinbaren? Menschlichkeit ist ein Wertbegriff aus der Welt der Moral. Moral ist die Summe der Wertvorstellungen einer Gesellschaft, die wir unhinterfragt mehr oder weniger übernehmen. Geburtsmoral des 21. Jahrhunderts scheint die unkritische Kaiserschnitt-Entbindung auch ohne medizinische Indikation. Ethik, wenn wir zwischen den zumeist synonym gebrauchten Begriffen von Moral und Ethik differenzieren wollen, ist die kritische Auseinandersetzung mit Moral und den ihr gemäß applizierten Wertvorstellungen in Hinblick auf die daraus entstehenden Folgen. So wären Geburtsmoral, also Tradition und aktuelle Vorgaben ethisch herausgefordert – in der Anbindung an bereicherndere entfaltende Erkenntnisse wie die der Bindungsforschung und pränatalen Psychologie und in der Ablösung von hemmenden Dogmen und Vorurteilen, u. a. auch von konstruierten Risiken.

Bindungsmuster haben wesentlichen Einfluss auf die Verfassung unserer Gesellschaft, unseres Gesundheitswesens, unserer Frauenheilkunde und Geburtshilfe.

Die besondere Stärke eines psychosomatischen Ansatzes liegt in der nicht moralisierenden ethischen Haltung der Betreuer/-innen, die durch Reflexion ihrer persönlichen Standorte und durch die Auseinandersetzung mit der eigenen Betroffenheit ermöglicht wird (M. Ringler). Wir leben und handeln nach unseren bewährten Bindungsmustern. Und so möchte ich mit einem Zitat von Hanna Lothrop (1996, S. 26) schließen: *„Unser Leben können wir nur dann wirklich voll leben, wenn wir in der Lage sind uns zu binden und auch angesichts eines möglichen Verlusts nicht vor einer Bindung zurückzuschrecken."*

Literatur

Ainsworth, M. D. S., Eichberg, C. G. (1991): Effects on infant-mother attachment of mother's unresolved loss of an attachment figure, or other traumatic experience. In: Parkes, C. M., Marris, P. (Hrsg.): Attachment across the life cycle. London, New York: Tavistock, Routledge, 160–183

Ammon, G., Ammon, K. (1984): Zur Psychosomatik von Frühgeburt und psychosomatischer Erkrankung. In: Hau, T. F., Schindler, S. (Hrsg.) (1982): Pränatale und Perinatale Psychosomatik. Richtungen, Probleme, Ergebnisse. Stuttgart: Hippokrates Verlag, 96–107

Bowlby, J. (1969, 1973, 1980): Attachment and loss, vol. I, II, III, New York: Basic Books

Brazelton, T. B., Cramer, B. G. (1991): Die frühe Bindung. Die erste Beziehung zwischen dem Baby und seinen Eltern. Stuttgart: Klett-Cotta; engl. Originalversion: The Earliest Relationship – Parents, Infants, and the Drama of Early Attachment (1990). Addison-Wesley Publishing Company, Inc. Reading, 1989

David, M., Kentenich, H. (2008): Subjektive Erwartungen von Schwangeren an die heutige Geburtsbegleitung. In: Der Gynäkologe Bd. 41, Heft 1: 21–27

DeMause, L. (2000): Was ist Psychohistorie? Gießen: Psychosozial-Verlag

Dmoch, W. (1984): Einige Bemerkungen zur pränatalen Psychologie aus psychosomatischer Sicht. In: Hau, T. F., Schindler, S. (Hrsg.) (1982): Pränatale und Perinatale Psychosomatik. Richtungen, Probleme, Ergebnisse. Stuttgart: Hippokrates Verlag, 22–28

Fremmer-Bombik, E. (1995): Innere Arbeitsmodelle von Bindung. In: Spangler, G., Zimmermann, P. (Hrsg.) (1995): Die Bindungstheorie. Grundlagen, Forschung und Anwendung. Stuttgart: Klett-Cotta Verlag, 109–119

Freud, S. (1940–1952, Nachdruck seit 1960): Gesammelte Werke (GW). Bände I–XVII, London 1940–1952 (Nachdruck seit 1960, Frankfurt am Main)

Hau, T. F., Schindler, S. (Hrsg.) (1982): Pränatale und Perinatale Psychosomatik. Richtungen, Probleme, Ergebnisse. Stuttgart: Hippokrates Verlag

Hildebrandt, S. (2009): Die „professionelle Angst" als Hauptrisikofaktor der modernen Geburtshilfe. In: Zwischen Tradition und Moderne. Psychosomatische Frauenheilkunde im 21. Jahrhundert. Beiträge zur 37. Jahrestagung der Deutschen Gesellschaft für Psychosomatische Frauenheilkunde und Geburtshilfe (Hrsg. v. Siedentopf, F., David, M., Siedentopf, J. P., Thomas, A., Rauchfuß, M.), Frankfurt am Main: Mabuse-Verlag, 347–358

Jakel, B. (2004): Pränatale Wurzeln menschlicher Bezogenheit. In: Janus, L. (Hrsg.) (2004): Pränatale Psychologie und Psychotherapie. Heidelberg: Mattes Verlag, 37–58

Janus, L. (2005): „Wir lernen vor der Geburt, was wir vom Leben zu erwarten haben". Die seelische Dimension der vorgeburtlichen Entwicklung und der Geburt. BZgA FORUM 2-2005, 13–16

Janus, L. (Hrsg.) (2004): Pränatale Psychologie und Psychotherapie. Heidelberg: Mattes Verlag

Lothrop, H. (1996): Gute Hoffnung, jähes Ende. München: Köselverlag

MacDorman, M. F., Declerq, E., Menacker, F., Malloy, M. H. (2006): Infant and Neonatal Mortality for Primary Cesarean and Vaginal Births to Women with "No Indicated Risk," United States, 1998–2001 Birth Cohorts. In: Birth 33:3, 175–182

Maier, B. (2009): Frühgeburt – eine kommunikative Herausforderung für Geburtshelfer/innen, Neonatolog/innen und Eltern. In: Aktuelle Aspekte der Frühgeburt und der Tokolyse (Hrsg. H. Steiner). Science Uni med., Bremen-London-Boston, 51–58

Main, M., Kaplan, N., Cassidy, J. (1985): Security in Infancy, Childhood, and Adulthood: A Move to the Level of Representation. Monographs of the Society for

Research in Child Development, Vol. 50, No. 1/2, Growing Points of Attachment Theory and Research, S. 66–104

Main, M. (1995): Desorganisation im Bindungsverhalten. In: Spangler, G., Zimmermann, P. (Hrsg.) (1995): Die Bindungstheorie. Grundlagen, Forschung und Anwendung. Stuttgart: Klett-Cotta Verlag, 120–139

Spangler, G., Zimmermann, P. (Hrsg.) (1995): Die Bindungstheorie. Grundlagen, Forschung und Anwendung. Stuttgart: Klett-Cotta Verlag

Steele, M., Steele, H. (1995): Intergenerationale Tradierung von Bindung, mütterliche Responsivität und Fremdbetreuung: Eine ideographische Illustration In: Spangler, G., Zimmermann, P. (Hrsg.) (1995): Die Bindungstheorie. Grundlagen, Forschung und Anwendung. Stuttgart: Klett-Cotta Verlag, 161–177

Wucherer-Huldenfeld, A. K. (1994): Ursprüngliche Erfahrung und personales Sein. Ausgewählte philosophische Studien. Anthropologie. Freud. Religionskritik. Wien, Köln, Weimar: Böhlau-Verlag

II Morgenvorlesungen

Reiner Weidmann

Rituale im Krankenhaus.
Komplexe Praxisfiguren im Spannungsfeld
zwischen verwertender und begegnender Praxis.
Organisationen im Gesundheitswesen verstehen
und entwickeln

I. Einleitung

Das Leben und Arbeiten in Krankenhäusern ist trotz aller rationalen Perspektiven und allem Bemühen, das professionelle Handeln naturwissenschaftlich zu begründen und zu legitimieren, nach wie vor ein Leben und Arbeiten in und mit menschlichen Grenzsituationen.[1]

Die hohe Erwartung, die von den Leidenden an die Professionellen gestellt werden, der enorme Einsatz, der von Mitarbeitern/-innen in der Begleitung der Patienten geleistet wird, und die unerbittlich erscheinende wirtschaftliche Dynamik, die von der Organisation bewältigt wird, sind drei der zentralen Herausforderungen des institutionalisierten Gesundheitswesens, denen sich die meisten Krankenhäuser und andere Gesundheitseinrichtungen zusammen mit ihren Mitarbeiterinnen und Mitarbeitern erfolgreich stellen.

Das Gesundheitswesen hat sich spätestens seit den 70er Jahren des letzten Jahrhunderts sukzessive mental säkularisiert. Die Gesundheitsmythen, die in der Antike um mächtige Götter und spätestens seit der Neuzeit um bedeutende Ärzte rankten, haben an Kraft verloren. Das an dieser Stelle entstandene Vakuum wurde – wenn auch nur bruchstückhaft – aufgefüllt mit einem in der modernen Gesellschaft bereits existierenden Glauben an eine segens-

---

1 Es werden hier Krankenhausorganisationen aus einer Perspektive betrachtet bzw. untersucht, welche sich auf ethnopsychoanalytische Verfahren und Erkenntnisse stützt, die von der Züricher Schule der Psychoanalyse entwickelt bzw. gefördert wurde und die insbesondere verbunden ist mit den Namen Paul Parin, Goldy Parin-Mattèy, Mario Erdheim und Fritz Morgenthaler. Eine eigene Studie nutzt die Psychoanalyse als ein tiefenhermeneutisches Verfahren im Sinne von Thomas Leithäuser und als ein kritisch-hermeneutisches Verfahren im Sinne von Alfred Lorenzer, der die Psychoanalyse (ebenfalls) als Kulturtheorie verstanden hatte. Die letztgenannten Autoren haben die Psychoanalyse mit historisch-materialistischen Ansätzen verbunden, die auch in meiner Studie für das Verstehen einiger Auswirkungen von ökonomischem Handeln dienlich sind.

reiche Kraft des technischen und naturwissenschaftlichen Fortschritts. Dieser relativ neue Mythos, der kaum historische Wurzeln hat, kann nicht die Kraft entfalten, die die Gottesvorstellungen vergangener Jahrtausende hatten.

In unserer säkularen Welt bedarf es heute zur Sicherstellung von guter medizinischer Qualität eine exzellente Organisation mit qualitätssichernden Strukturen und Prozessen. Neben einer solchen Formalordnung ist aber weiterhin und vor allen anderen Dingen eine im Alltag gelebte Praxis von höchster Bedeutung, die eine besondere Aufmerksamkeit den Begegnungen von Menschen, von Mitarbeitern/-innen und Patienten/-innen schenkt und somit die Kraft nutzt, die durch menschliche Begegnungen entfaltet, erhalten oder immer wieder neu hergestellt wird.

II. Rituale im ökonomisch-gesellschaftlichen Kontext

Gesundheit und Ökonomie

Einrichtungen des Gesundheitswesen, die sich ihrem Klientel verpflichtet haben, müssen sich in der Regel gleichzeitig an einem Markt mit ökonomisch geprägten Dynamiken behaupten. Die betriebliche Praxis, die ursprünglich stark von menschlichen Begegnungen geprägt war,[2] wurde im historischen Verlauf ergänzt – und inzwischen zunehmend ersetzt – durch eine verwertende Praxis.[3] Gesundheit wird hier nicht mehr als existenzieller und konstitutiver Bestandteil von individuellem und gesellschaftlichem Leben betrachtet. Stattdessen ist Gesundheit zu einer ökonomischen Größe (und Teil eines Wirtschaftssektors) geworden, die in der Regel nach betriebswirtschaftlich definierten Interessen und Methoden gehandhabt wird.

Beides, Grundannahmen wie Methoden der Betriebswirtschaft, haben per definitionem die Interessen des jeweiligen Unternehmens zu verfolgen und zumindest seine wirtschaftliche Gesundheit und Prosperität sicherzustellen. Dieses definitive Interesse gerät oft in einen Gegensatz zu dem Auftrag an Krankenhäuser, Kranke so zu versorgen, dass in bestmöglicher Weise Leiden gelindert und Gesundheit (bzw. Arbeitsfähigkeit) wiederhergestellt wird. Das

---

2 Siehe unten „Begegnende Praxis".
3 Siehe unten „Verwertende Praxis".

Besondere im Gesundheitswesen – im Vergleich zu anderen Branchen – ist, dass eine produktive Auseinandersetzung mit eindeutig existenziellen Situationen durch eine ökonomisch orientierte Neudefinition in einen veränderten Kontext gestellt wird, dessen Tauglichkeit für die Gesundheitsversorgung nachhaltig umstritten und zumindest bis heute noch nicht flächendeckend hergestellt ist.

In einem ökonomisierten Kontext lässt sich Gesundheit zumindest nicht leichter als bisher erhalten oder wiederherstellen. Bemerkenswerterweise gibt es kaum Anzeichen dafür, dass sich aufgrund dieser Entwicklung die langfristigen volkswirtschaftlichen Kosten reduzieren werden. Bemerkenswert ist ebenso, dass gerade die ökonomisierte betriebliche Praxis als kaum mehr bezahlbar dargestellt wird, da sie nicht unerhebliche Kosten generiert. Sie müsste jedoch weit weniger in Anspruch genommen werden, würde prophylaktischen Maßnahmen eine höhere Bedeutung zugeschrieben. Aufgrund des aktuellen Vergütungssystem lohnen sich vorbeugende Interventionen bzw. Maßnahmen für Anbieter von Gesundheitsleistungen wirtschaftlich kaum bis gar nicht.

Existenzielle Bedürfnisse als vermeintliche Quelle von Widersprüchen

Ungeachtet dieser Entwicklung sind die Praktiker im Gesundheitswesen weiterhin täglich mit fundamentalen, existenziellen Fragen und Nöten von leibhaftigen Menschen konfrontiert, die sich Heilung von Leiden, Linderung von Beschwerden oder die Begleitung bis zum Tod wünschen. Patienten suchen nach menschlichen Beziehungen oder geistigen Kräften, die helfen, das zu tragen, was dem kranken Menschen in der nächsten Zeit bevorsteht. Durch die weit fortgeschrittene Säkularisierung der klinischen Praxis ist Raum verloren gegangen, in denen sich Menschen mit ihren persönlichen existenziellen Fragen jenseits der betrieblichen und volkswirtschaftlichen Ökonomie in gebührender Weise auseinandersetzen können. Im regulären Krankenhausalltag sind heute nur noch wenige Kräfte zu finden, die kranke wie gesunde Menschen anregen, beispielsweise auf den Zyklus von Geburt, Leben und Tod zu schauen und in solchen oder ähnlichen Dimensionen Kraft zu erleben, Sinn zu finden oder zu stiften. So setzen sich die Widersprüche, die in der aktuellen Ökonomie angelegt sind, im Krankenhaus und bei der Betreuung von Kranken und Leidenden fort.

III. Verwertende versus begegnende Praxis

Grundmuster der Begegnung und Verwertung

Unser gesellschaftliches Leben ebenso wie das Leben in westlich geprägten Unternehmen steht in einem Spannungsfeld von zwei recht unterschiedlichen Formen von alltäglicher Praxis. Die Pole bezeichne ich als begegnende Praxis, die einer verwertenden Praxis gegenübersteht. Ein Alltag der begegnenden Praxis ist zunächst einmal geprägt von der Auseinandersetzung mit der Natur, deren Teil alle Kreaturen auf diesem Planeten sind. Mit Natur ist sowohl die physische Natur gemeint, die dem Menschen als natürliche Umwelt äußerlich ist, als auch die Körper-Psyche-Geist-Einheit, die den Menschen ganzheitlich und damit auch innerlich ausmacht. Dem steht in der verwertenden Praxis eine Auseinandersetzung mit Einsatz-Risiko-Nutzen-Relationen gegenüber. Diese bilden ein Grundmuster für Denken, Fühlen und Handeln, das auf der aktuellen gesellschaftlichen Praxis basiert, die von Kapitalverwertungen im weiteren Sinne geprägt ist. Der Unterschied zwischen den beiden Praxisformen mag ein wenig spürbar sein, wenn man ihn folgendermaßen ausdrückt. In der begegnenden Praxis ist eine der exemplarische Fragen: „Wo fühle ich mich wohl?", während in der verwertenden Praxis eher eine Frage zu hören ist wie: „Was nutzt mir das?", oder: „Was habe ich davon?"

Begegnende Praxis	versus	Verwertende Praxis
tendenziell persönliches Interesse an Menschen	versus	kalkulierendes Interesse an Menschen als „Nutzen-Mehrer"
Ich-Du-Beziehungen bzw. Objektbeziehungen	versus	narzisstische Beziehungen
Interaktionsformen	versus	Verkehrsformen
sprachliche Symbole	versus	sprachliche Zeichen
selbstbestimmende oder mitbestimmende Einfluss-nahme im Kreise von Ver-trauten	versus	Dominanz der gesellschaftlich-ökonomischen Dynamik: Richtung und Geschwindigkeit sind stark gesellschaftlich be-stimmt

Handelndes Sein und reflektierend-steuerndes Bewusstsein

Jegliche Praxis der Menschen bedarf zunächst einmal der Subjekte selbst. Sie bilden das Fundament des gesellschaftlichen Lebens. Dieses kann nur existieren, wenn es Subjekte mit einem Bewusstsein gibt, die ihr In-der-Welt-Sein auf zwei Ebenen realisieren: als ein handelndes Sein und als Wesen mit einem reflektierend-steuernden Bewusstsein.

In unserem Zusammenhang ist aber nicht nur wichtig, dass Menschen da sind, sondern auch, dass sie handeln. Ein Dasein von handelnden Menschen schafft erst die Grundlage für kollektives Wirken und Schaffen. Mit dem Hier-Sein von handelnden Menschen ist gleichzeitig auch ein Bewusstsein vorhanden, welches im aktuellen Kontext ein reflektierendes und steuerndes ist.

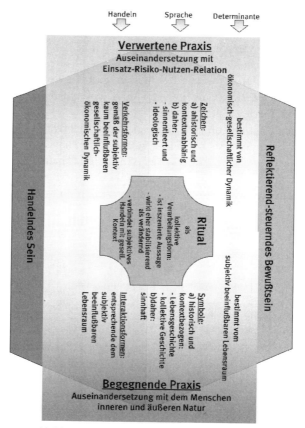

Abbildung 1: Verwertende versus begegnende Praxis

Interaktions- versus Verkehrsformen

Die Formen des Umgangs mit anderen Menschen und mit sich selbst sind entsprechend gestaltet. Innerhalb einer begegnenden Praxis bewegen sich Menschen vorzugsweise in Lebensräumen, die sie selbst beeinflussen können. Diese sind z. B. die Familie oder der Freundeskreis. Hier ist der Umgang oft von vertrauten, emotional geprägten Beziehungen gekennzeichnet. Auch lassen sich hier oft gewachsene und evtl. lebenslang bestehende zwischenmenschliche Verbindungen finden. Das Alltagsleben ist überwiegend durch Interaktionsformen bestimmt, die viel Raum für subjektives Empfinden, Denken und Handeln lassen. Die Ausübung eines Berufs, für den zumindest historisch gesehen die Auseinandersetzung mit Menschen ein zentraler Aspekt ist (wie dies u. a. in pflegenden und heilenden Berufen der Fall ist), wird eher Teil einer begegnenden als einer verwertenden Praxis.

Demgegenüber ist der Umgang innerhalb einer verwertenden Praxis von Verkehrsformen geprägt. Diese stammen ursprünglich aus dem Wirtschaftsleben und enthalten die Dynamik von Wirtschaftsbeziehungen. Während jemand in der begegnenden Praxis sagen könnte: „Ich helfe dir gern, weil du ‚du‘ bist.", oder: „… weil ich dich mag", kann eine vergleichbare Aussage im Rahmen einer verwertenden Praxis etwa so lauten: „Ich helfe dir gern, weil du mir auch geholfen hast.", oder: „… weil du mir das nächste Mal helfen wirst."

Symbole versus Zeichen

Auch die verwendeten Begriffe, die in der einen oder anderen Praxis bevorzugt werden, sind von unterschiedlicher Art. In der begegnenden Praxis werden häufig sprachliche Symbole benutzt, die einen Halo an Assoziationen haben. Dies sind Worte und Redewendungen, aber auch grammatikalische Konstruktionen, über die die Sprachteilnehmer eine assoziative Verbindung herstellen zu den historischen, geografischen oder ethnischen Bezügen des jeweiligen Kommunikationspartners. Dies ist z. B. besonders auffällig bei Menschen, die aus einer traditionsbewussten Gegend des Freistaats Bayern stammen.

Auch macht es einen spürbaren Unterschied, ob jemand, der eine rein deutsche Sozialisation durchlaufen hat, formuliert, er würde zum „Dinner" oder zum „Abendessen" gehen. Bei dem letztgenannten Begriff schwingen deutlich mehr Assoziationen mit, die etwas mit der Geschichte und der sozialen Identität zu tun haben, als bei dem eingedeutschten Begriff. Etwas Ähnliches gilt auch für das Begriffspaar „Spaß" versus „Freude" oder die Worte „fun" und „joy" im entsprechenden Sprachraum. Die Begriffe „fun" oder „Spaß" verweisen viel weniger auf eine Begegnung mit einer emotionalen Tiefe und historischer Verbundenheit, wie es in einem Kontext der Fall ist, in dem eher der Begriff „Freude" als angemessen wahrgenommen wird.

In Organisationen bzw. Praxisfeldern, die besonders von einer ökonomischen Verwertungsdynamik geprägt sind, finden wir daher gehäuft ein Denken und Handeln, dass relativ stark ahistorische „Zeichen" statt „Symbole" nutzt, mit denen z. B. auf eine gemeinsame Geschichte – wie etwa emotional bedeutsame Begegnungen – verwiesen oder erinnert wird.

Rituale in von Widersprüchen geprägten Zusammenhängen

Rituale entwickeln sich in solchen, von Widersprüchen geprägten Zusammenhängen zu komplexen sozialen Gebilden oder Praxisfiguren. Diese nehmen u. a. Einfluss auf affektive Strukturen der Menschen (hier: Mitarbeiter), Teams oder Abteilungen von Krankenhäusern oder anderen Unternehmen. Einer Teilnahme an Ritualen, die im betrieblichen Geschehen oftmals fest verankert sind, können sich Mitarbeiter in der Regel kaum entziehen, ohne soziale Sanktionen hinnehmen zu müssen. Dadurch werden Mitarbeiter an organisatorische, ökonomische und emotionale Verhältnisse herangeführt und früher oder später Teil der entsprechenden Praxis.

In einer widerspruchsarmen Umgebung kann diese Entwicklung zu stabilen und tragenden sozialen Gebilden führen. In Verhältnissen aber, die von systematischen Widersprüchen geprägt sind, sind erhebliche Irritationen, Friktionen und Brüche unvermeidbar. Die Widersprüche innerhalb der Kultur und Organisation des Krankenhauses setzen sich durch eine intensive Teilnahme an entsprechenden Ritualen im Mitarbeiter selbst fort.

Ähnliches gilt auch für die Kranken, wovon allein schon ihre Bezeichnung zeugt. Spätestens wenn die Hilfesuchenden an den ritualisierten Abläufen in der „Patientenaufnahme" teilnehmen, werden sie in eine Rolle des Geduldigen und Ergebenen gewiesen. Sowohl die dortigen Abläufe legen eine solche Rollenzuweisung nahe als auch die Neu-Bezeichnung des Hilfesuchenden bzw. Kranken als „Patienten" – zu deutsch „Erduldenden". In weiteren Ritualen, in die die Hilfesuchenden eingebunden werden, wird die Patienten-Rolle mitsamt der entsprechenden Geisteshaltung bestärkt. Im Ritual der Visite, wird dieser Rollenwechsel – oder besser gesagt die temporären Modifikation der Identität – besonders eindrücklich in Szene gesetzt.[4]

---

4 Man kann in einigen Fällen durchaus auch von nachhaltigen Modifikation z. B. der beruflichen Identität sprechen.

Bevor dieser Gedanke weiter verfolgt wird, soll zunächst das Phänomen „Ritual" näher betrachtet werden.

Untersucht man das Geschehen in unserem Gesundheitswesen aus einer ethnologischen Perspektive, so fallen einige Besonderheiten in der alltäglichen Praxis des längst vertrauten Systems auf. Trotz aller vermeintlicher Rationalität, Säkularität und Flexibilität werden vielfältige Rituale im Alltag zelebriert, die eine tragende Rolle in der Institution Krankenhaus spielen.

IV. Die Relevanz von Ritualen im betrieblichen Alltag

Obwohl in modernen Organisationen oft geglaubt wird, das dortige Leben sei weitgehend an der Vernunft orientiert gestaltet und in diesem Sinne vernünftig, spielen die Affekte, Fantasien und unbewussten Dynamiken eine große Rolle. Wächst eine Organisation oder ein Unternehmen über eine gewisse Größe hinaus und wird der persönliche Kontakt und Austausch zwischen allen Mitgliedern der Organisation allein dadurch bereits erschwert, kommt zu der Psycho- und Gruppendynamik noch eine Organisationsdynamik hinzu. Diese ist weit mehr an ökonomische Dynamiken gebunden als etwa die Gruppendynamik. Es wird hier beispielsweise sehr viel häufiger und umfangreicher in Verwertungszusammenhängen gedacht als in Organisationen, in denen täglich und ganz selbstverständlich relativ persönlich gehaltende Interaktionen stattfinden.

Merkmale von Ritualen

Wird etwa die Abstimmungen mit diversen Beteiligten und Betroffenen über die Ziele der Organisation und des alltäglichen Handelns zunehmend mühevoller, bekommen kleinere und größere Rituale eine zunehmend wichtigere Bedeutung. Mit ihnen können die beteiligten Menschen im alltäglichen Handeln Abstimmungen zwischen verschiedenen Oranisationseinheiten und ihren Interessen, Auffassungen, Einstellungen, Affekten usw. vornehmen. Die in ritualisierter Form vorgenommenen Verständigungen werden zu einem konstitutivem Teil der Organisationen. Geregelt werden u. a. Rangordnungen, Trennung von akzeptierten und nicht akzeptierten Affekten, Umgang mit abweichenden Meinungen bzw. Haltungen usw. Um diese und ähnliche Funktionen übernehmen zu können, zeichnen sich die meisten oder sogar alle Rituale durch die folgenden sechs Merkmale aus.

a) Handlungscharakter – Handlungen, die Aussagen treffen

Rituale bestehen aus einer Handlung oder mehreren Handlungen, durch die etwas ausgedrückt wird. Im Rahmen eines Rituals werden immer wieder kleinere oder größere Handlungsabläufe zelebriert, mit denen Botschaften vermittelt bzw. die Bedeutung von Botschaften betont werden. Die Botschaften können sich an unterschiedliche Gruppen wenden, wie z. B. Mitarbeiterteams oder Patienten. In einigen Fällen erscheinen die Botschaften zunächst als sehr simpel. Die Komplexität der Aussagen wird oftmals erst bei näherer Betrachtung deutlich.

b) Dramaturgischer Charakter – Inszenierung von sozialen Inhalten

Rituale setzen soziale Situationen und Dynamiken in Szene. Die Inszenierungen machen beispielsweise soziale Verhältnisse deutlich, wie z. B. Hierarchien. Gleichzeitig können sie auch psychische Befindlichkeiten bzw. mentale Bereitschaften in Szene setzen. Beispiele sind die Bereitschaft zu einer Unterordnung unter ein naturwissenschaftliches Diktat oder auch eine wenig produktive Einordnung in eine soziale Rangordnung. Durch die Etablierung und Durchführung von Ritualen können aber auch konkrete Möglichkeiten zur Affektabfuhr kollektiv entwickelt, erprobt und in weiten Unternehmensteilen als legitime Praxisfigur exerziert werden.

c) Standardisierung – Etablierung oder Aufrechterhaltung einer Ordnung

Etablierte Rituale sind in der Regel hoch standardisiert. Beispielsweise finden wir hier oft sehr klar festgelegte Rollenverteilungen. Dennoch können die von Standards abweichenden Handlungen und durch Handlung ausgedrückten, abweichenden Botschaften zugelassen sein. Dies ist insbesondere dort der Fall, wo diese den Standard nicht gefährdet.

*d) Wiederholungen – Betonung, Bestärkung oder Beschwörung
     von Regeln und sozialen Mustern*

Die dramaturgisch aufgebauten Handlungsabläufe werden in relativ regelmäßigen Zeitabständen oder zu immer wiederkehrenden Anlässen wiederholt. Dadurch wird das jeweilige Ritual oftmals zu einem festen Bestandteil der sozialen oder psychosozialen Ordnung.

e) Metaphysische Sanktionierung – Verbindung zu fundamentalen Werten

In Ritualen wird immer wieder Bezug genommen auf etwas, das mehr sei als das, was singuläre Menschen aus eigener Kraft leisten können. Es kommt hier z. B. zu Rückgriffen auf ethische Grundsatzentscheidungen, die Menschen oder Kollektive für sich gefällt haben.

f) Symbolisierung – Aufforderungscharakter

In Ritualen wird insbesondere ausgedrückt, was sein soll. Im Umgekehrschluss wird aber auch verdeutlicht, was sein darf.

Indem diese Charakteristika in der Ritualausübung gelebt werden, entsteht oft eine Solidarität stiftende Wirkung.

V. Begegnende versus verwertende Praxis

So beeinflussen Rituale ebenfalls die emotionale, kognitive und soziale Lage von Mitarbeitern/-innen und Patienten/-innen.

Durch die Entwicklung und Ausformung sowie der Teilnahme an Ritualen werden allgemeingültige Aussagen getroffen bzw. vermittelt, z. B. darüber, welche Geistesauffassungen, welche Werte, Ge- oder Verbote usw. in dem jeweiligen sozialen System als opportun gelten bzw. zu gelten haben. Da Rituale immer auch kollektive Kompromissbildungen sind (d. h. aus Kompromissen zwischen widerstreitenden Kräften hervorgehen und gleichzeitig zu Kompromissen einladen), werden durch diese immer wieder Brücken zwischen zwei grundsätzlich unterschiedlichen Praxisfiguren (die Figur der begegnenden und die der verwertenden Praxis) geschlagen, die das Alltagsleben in einer Gesundheitsorganisation prägen.

In Krankenhäusern lässt sich gut beobachten, wie im alltäglichen Betriebs-
geschehen durch ein Zelebrieren von Alltagsritualen formale und informelle
Strukturen affektiv besetzt und somit geformt und gefestigt werden. Die Wir-
kungskraft eines Rituals liegt in seiner Eigenschaft, selbstbestärkende Handlungen zu etablieren, die objektiv-existenziell und subjektiv-affektiv bedeutsame Botschaften an die Organisation und die in ihr agierenden Menschen
vermitteln. Die affektiven Besetzungen werden gestützt durch ein geeignetes Alltagsbewusstsein[5] und unbewusste Gruppen- bzw. Kollektivfantasien[6].
Diese werden ebenfalls durch die Mitwirkung an Ritualen etabliert, ausge-
formt und an die jeweils aktuelle Situationen angepasst. Auf eher rationaler und dynamisch bewusster Ebene wird die Entwicklung und kontinuierliche Anpassung eines Alltagsbewusstseins von Alltagstheorien[7] unterstützt.
Sie haben u. a. die Aufgabe, den aktuellen Verhältnissen und dem alltäglichen Handeln aller Widersprüche zum Trotz auf kognitiver Ebene Sinn zu
verleihen.[8]

VI. Weiterentwicklung von Organisationen durch bewusste Arbeit mit Ritualen

Die Verbindung zwischen Ritualen als komplexe Praxisfiguren (als ein kollektives Phänomen) auf der einen Seite sowie den handlungsleitenden, affektiv
besetzten Einstellungen und Fantasien der Ritual-Teilnehmer/-innen (als ein
subjektives Phänomen, das wie ein individuelles Phänomen aussieht) – einschließlich der sich daraus ergebenen Dynamiken – auf der anderen Seite,

---

5 Psychoanalytisch betrachtet ist es dynamisch bewusst.

6 Diese sind i. d. R. dynamisch unbewusst; gemeint sind hier Fantasien von verschiedenen Gruppen und des Gesamtunternehmens.

7 Unter einer Alltagstheorie wird hier eine im betrieblichen Alltag entwickelte Auffassung verstanden. Sie ist so etwas wie der „Reim", den sich Menschen im Alltag von den
Geschehnissen machen, an denen sie beteiligt oder von denen sie betroffen sind.

8 Eine vergleichbare Dynamik der Theoriebildung im medizinischen Alltag kennen wir
von den Rechtfertigungsdiagnosen: Für einen Patienten/eine Patientin wird eine Diagnostik oder Therapie intuitiv als angemessen erachtet und daher angewiesen. Um die medizinische Handlung im Gesundheitssystem zu legitimieren, wird im Nachgang eine passende
Diagnose erstellt. Dieser Bedingungszusammenhang ist den Akteuren häufig gar nicht
oder nicht vollständig bewusst.

lässt sich für die Weiterentwicklung einer Organisation nutzen, indem man andere bzw. neue Impulse in ein rituelles Geschehen einführt. Beispielsweise kann man Handlungen entwerfen, die sich relativ einfach und rasch affektiv aufladen und somit eine Botschaft in Szene setzen bzw. vermitteln.

Beispiel: Abteilungsbesprechung – Weiterentwicklung eines Rituals

Veränderungen oder Weiterentwicklungen von Ritualen sind häufig bei Chefarztwechseln zu finden. Hier werden oft betriebliche Abläufe auf Veranlassung des neuen Chefarztes verändert, wodurch sich Botschaften an Mitarbeiter und Patienten modifizieren. Besonders markant ist diesbezüglich oftmals die „Abteilungsbesprechung".

Diese immer wiederkehrende Zusammenkunft ist in den meisten Kliniken fester Bestandteil der rituellen Ordnung. In dem folgenden Beispiel wurde die Besprechung aus Anlass eines Chefarztwechsels durch zwei kleine Modifikationen in ihrem Charakter und hinsichtlich der Grundbotschaften deutlich verändert.

Beispiel Abteilungsbesprechung
Bisher wurden diese Zusammenkünfte in frontaler Sitzordnung durchgeführt, bei der der Chefarzt und der erste Oberarzt den anderen Mitarbeitern/-innen gegenübersaß. Diese rituelle Anordnung wurde nun ersetzt durch eine eher kreisförmige Sitzordnung. Gleichzeitig wurde eine Tagesordnung eingeführt, in der ein Punkt ausdrücklich Raum für die Anliegen der Assistenten/-innen gibt. Dadurch konnte eine deutlich veränderte Botschaft von dieser ritualisierten Zusammenkunft ausgehen bzw. ausgesandt werden.

Wenn man die Organisations- oder Unternehmenskultur heilungsfreundlicher gestalten möchte, ist es oft hilfreich, die betroffenen Menschen einzuladen, an einer Entwicklung der Kultur und Organisation teilzunehmen. Am jeweiligen Arbeitsplatz oder auch in Teams oder Arbeitsgruppen kann man anhand der folgenden Aspekte geeignete Merkmale entwickeln, die in der eigenen Organisation mit einer gewissen Wahrscheinlichkeit heilungsfördernd wirken. Anschließend lohnt es sich häufig, konkrete Maßnahmen zur

Entwicklung der Organisation und Kultur festzulegen, diese durchzuführen, die Ergebnisse zu kontrollieren sowie zu kommunizieren.

Einen Anfang kann man mit dem unten genannten Muster zur „Begegnenden Praxis: Aspekte einer heilungsfreundlichen Kultur"[9] machen. Hier sind Statements zusammengestellt, die eine entsprechende Kultur ausmachen. Man kann die Zusammenstellung nutzen, um eine Auseinandersetzung im eigenen Krankenhaus anzuregen.

Es ist allerdings ratsam, die Merkmale sorgfältig auf ihre Kompatibilität mit der aktuellen oder zukünftigen Organisation zu überprüfen und ggf. entsprechend zu modifizieren. Auch ist es oft nützlich, den Anspruch an die eigene Organisation und die Entwicklungsbereitschaft ihrer Mitglieder richtig einzuschätzen.

Auf diese Weise wächst ein vertieftes Verständnis für die aktuelle Situation und momentane Dynamik. Mit Hilfe eines relativ einfachen Rasters kann man die eigene Organisation angemessen beschreiben und den Entwicklungsbedarf konkretisieren.

---

9 Siehe Kasten „Begegnende Praxis".

Begegnende Praxis: Aspekte einer heilungsfreundlichen Kultur

a) Alltagstheorien statt Ideologien
   — Die Alltagstheorien sind weitgehend *frei von Ideologien.*
   — Es gibt kaum oder *keine „Das ist doch so und so …"*-Haltungen.
   — Sie sind von *Diskursen* geprägt, d. h. von herrschaftsfreien Interaktionen:
     • „Wie stellt sich mir die betriebliche Welt dar?"
     • „Wie sieht die Welt aus anderer Perspektive aus?"
   — und z. B. nicht von einer herrschaftsorientierten Haltung wie etwa „Das sieht folgendermaßen aus …!"

b) Interaktionsformen statt Verkehrsformen
   Der Umgang zwischen den Menschen
   — ist *personal statt funktional ausgerichtet,* d. h. die Interaktionsformen berücksichtigen die Menschen in ihrer Individualität, Kontextabhängigkeit und Geschichtlichkeit (Historizität)
   — ist *inhaltlich statt formal orientiert,* d. h. hier wird auf die Inhalte der Interaktion geschaut und nicht auf formale Aspekte wie gesellschaftliche Stellung
   — basiert auf *subjektiven statt mechanistischen Zeitschemata,* d. h. die Verwendung von Zeit ist an inhaltliche Kriterien gebunden, nicht an formale. Zeit wird für das verwendet, was besonders wichtig ist. Im Zweifelsfall geht Wichtigkeit bzw. Bedeutsamkeit vor Dringlichkeit.
   — basiert auf *gleichberechtigten statt herrschaftsbestimmten Beziehungen*
   — ist geprägt von *reflektierenden* (bzw. problematisierenden) *statt konventionalistischen Interaktionsformen.* Auseinandersetzungen werden möglichst in herrschaftsfreien *Diskursen* geführt.

c) Symbolische Interaktionen statt Verwendung von Zeichen
   — Die *Interaktionenformen* beinhalten immer einen *historischen Bezug.* Dieser hat eine erlebte oder erlebbare Beziehung zum subjektiven Dasein bzw. Leben.
   — Es werden *keine* oder nur wenige „*Zeichen*" verwendet, die jeglicher historischer oder lebensgeschichtlicher Anbindung entbehren und relativ ideologisch sind.

d) Unbewusste Gruppenfantasien
   — Es werden *unbewusste Gruppenfantasien* (oder: kollektive Fantasien) wahrgenommen und als konstitutives Element von sozialem Leben *anerkannt, statt* dass diese *ignoriert oder verleugnet* werden.

VII. Visite als Ort einer lebendigen und Energie spendenden Begegnung

An dieser Stelle sei noch einmal der ethnologische Blick über die Grenzen des Kontinents hinweg gewagt. In anderen Kulturen finden wir Heilungsrituale, die andere Schwerpunkte in den Heilungsbemühungen setzen, als wir dies von der hiesigen Schulmedizin gewohnt sind. Dort mag etwas erlaubt sein, was in der westlichen Welt, insbesondere der der Heilbehandlungen, immer noch als anstößig empfunden wird. Es wird etwa mit Energien gearbeitet, die wir naturwissenschaftlich nicht hinreichend erklären können und daher nicht gezielt nutzen.[10] Was jedoch viele Menschen erfahren, wenn sie an einer exzellent inszenierten Visite teilnehmen, ist eine besondere Atmosphäre, die sich in Krankenzimmern entwickelt, sobald sich die Visiteure in ihre traditionelle Rolle hineinfinden und in einem abgerundeten – wenn oft auch kurzem – Zeremoniell eine besondere Energie verströmen.

Es scheint hier so etwas wie eine alltägliche Spiritualität zu geben, die heilungsfördernde Wirkung hat. Denkt man an den Asklepioskult der Antike, so ist es nicht ganz abwegig die Frage zu stellen, welche Kräfte auch in den „Heiler-Tempeln" der Gegenwart Einfluss auf Genesung von Erkrankungen oder auf die Befriedung der Menschen angesichts der Unheilbarkeit ihres Leidens nehmen.

Im klinischen Alltag der westlichen Welt, so mag man meinen, ist die alltägliche Spiritualität, die an vielen Orten der Heilung (bzw. Versöhnung mit der Endlichkeit des irdischen Lebens) spürbar ist, scheinbar säkularisiert und auf naturwissenschaftlich-medizinische und -technische Ebenen verwiesen worden. Unangefochten ist jedoch die Visite als ritueller Ort geblieben. Der Besuch, die Visite des Arztes im Hause der Kranken (die sich einen solchen Besuch leisten konnten), war im 19. Jahrhundert ein Akt der Begegnung, bei der alle Fragen zu Existenz und Endlichkeit Raum finden konnten.[11] Auch heute schimmert dieser Charakter noch bei manchen Visiten nach wie vor durch.

---

10 Gemeint sind Energien oder Phänomene, die von „Zivilisierten" in der Regel nur über Intuition erahnt bzw. gespürt werden können. Leichtfertig werden sie in den Bereich der Esoterik verwiesen und damit der Nutzung in einem eher naturwissenschaftlichen Raum entzogen.
11 Die medizinische Ausbildung und Forschung wurde im Wesentlichen in den Siechenhäusern betrieben.

„Formales und Routine" versus „Begegnung und alltägliche Spiritualität"

Auffällig in der aktuellen Praxis der Visite ist die enorme, an Formalem orientierte Routine, mit der dieses Ritual heute durchgeführt wird. Leicht kann man spüren, dass es bei dem formalisierten Procedere z. B. nicht nur um eine Dokumentation von abrechenbaren Leistungen und einer Qualitätssicherung geht. Gleichzeitig geht es auch um die Chance der Mitarbeiter, eine affektive Distanz zu den Leiden bzw. Krankheiten und dem Leid der konkreten Patienten/-innen zu gewinnen. Symbolhaft wird ein Leid, das auch die Mitarbeiter/-innen ergreifen könnte, würdigend in – auf Papier gedruckte oder auf Bildschirmen leuchtende – Kästen oder Tabellen festgehalten und gleichzeitig dorthin verbannt.

Neuausrichtung der alltäglichen Praxis

Eine Modifikation des Grundmusters und der Philosophie dieses Rituals kann zu einer deutlichen Veränderung der heute verbreiteten Praxis führen. Dafür bedarf es einer Klärung und teilweisen Neudefinition des Sinns dieser rituellen Begegnung.

Die Intention einer Ritual-Überarbeitung kann in diesem Fall die Neuausrichtung bzw. Rückbesinnung der Visite auf die Grundbedürfnisse und die grundlegenden Kräfte sein, die sich innerhalb einer Visite zeigen und insgesamt innerhalb des klinischen Alltag wirken. Um dieses Anliegen zu verfolgen, ist es hilfreich oder sogar nötig zweierlei zu ändern, und zwar a) den Umgang mit Formalien und b) die Modalitäten eines am Krankenbett auszuführenden Lehrauftrages. Beides sei in aller Kürze umrissen.

Formalien: Visiten werden aufgrund der heutigen Krankenhausroutine stark durch Formalien beeinträchtigt und in ihrer therapeutischen wie diagnostischen Kraft geschwächt. Es ist sicher ratsam, diese Störungen aus dem Hauptteil der Visite weitestgehend herauszunehmen, indem man beispielsweise vor der persönlichen Visite im Patientenzimmer etwas Ähnliches wie eine Kurvenvisite außerhalb des Krankenzimmers durchführt.

Lehrauftrag am Krankenbett: Auch wenn der Lehrauftrag an Krankenhäuser für die Ausbildungen unbestritten hilfreich ist, kann er in der heute üblichen Form der Ausführung die diagnostische wie heilende Wirkung der

Visiten untergraben, indem er einer heilungsfördernden Atmosphäre zuwiderläuft und z. B. den Moment der Begegnung stört. Unproduktiv oder sogar störend ist die Anwesenheit von Personen, deren Hauptinteresse aktuell nicht dem konkreten Patienten/der konkreten Patientin mit seinem/ihrem Leiden und Wunsch nach Linderung bzw. Heilung gilt, sondern z. B. einem Lehr-, Lern- oder Dokumentationsinteresse. Die atmosphärische Störung wird besonders problematisch, wenn eine hohe Anzahl der Studenten und anderen Lernenden zur Bildung eines Trosses führt, der dem ranghöchsten aktuell anwesendem Arzt folgt.

Verstehen innerhalb der begegnenden Praxis einer Visite

Konzentriert man sich auf diese Definition von Visite, die keine echte Neudefinition darstellt, dann steht die Begegnung von Menschen im Zentrum des Geschehens. Die Konsequenz sei im Folgenden genauer skizziert.

Das Ziel …
… des Rituals der Visite ist in einem solchen Fall das zunächst einmal das Verstehen der Patientin mit ihrem Leiden durch den Arzt bzw. Ärztin oder besser noch durch ein Behandlungsteam. Hierzu können zumindest in einem psychosomatischen Bereich u. a. Übertragungsphänomene genutzt werden, die im Krankenzimmer eine unbewusste Szene entfalten. Methodisch kann man auf Erfahrungen aus den Bereichen der psychoanalytischen oder tiefenpsychologischen Gruppenanalyse und Organisationsanalyse zurückgreifen.

Der Weg …
… zur Gewinnung eines entsprechenden Verstehens liegt insbesondere in dem konsequenten Aufbau und der Erhaltung bzw. des Praktizierens einer dialogischen, möglichst herrschaftsfreien Interaktion zwischen
— Patientinnen und Ärzten/-innen bzw. dem „Behandler/-innen-Team",
  aber auch
— zwischen den Behandlern/-innen untereinander – und zwar den ärztlichen sowie nicht-ärztlichen Mitgliedern.

Der Sprachgebrauch ist geprägt von den bereits genannten Merkmalen der begegnenden Praxis.[12] Von großer Bedeutung ist, dass es trotz des Verwertungszusammenhangs, in dem die meisten Krankenhäuser stehen, der Umgang mit Patientinnen ein Interesse an den konkreten Menschen deutlich macht und dieses in der Praxis tatsächlich gelebt wird.

Hierzu kann man mit Hilfe von internen Fortbildungen oder Supervisionen den „diagnostischen Blick" schärfen. Sofern Mitarbeiter/-innen über wenige oder keine Vorkenntnisse verfügen, kann man zunächst einmal mit dem Begriff der „Kraft" arbeiten. Gemeint ist die in der direkten Begegnung wahrnehmbare Kraft der Patientin, die man z. B. über ihre Augen oder ihre Worte wahrnehmen kann. Die ausgestrahlte Kraft unterliegt Schwankungen hinsichtlich ihrer Stärke und Qualität.

Die Kraft …

… für eine solche Auseinandersetzung – die auf ärztlicher Seite vermutlich zunächst einmal höher sein muss als bei einer herkömmlichen Visite – wird gewonnen durch eine reflektierende, geistige Begegnung mit den Patienten/-innen und mit den Kollegen/-innen. Die Reflexion kann und soll einem noch präziseren Verstehen der Symptomatik und Krankheitsdynamik dienen. Gleichzeitig werden aber auch die Dynamiken im Team und zwischen den Teams, den Patienten/-innen sowie dem Krankenhaus als Entität reflektiert. Durch ein erweitertes Verstehen der multiplen Dynamiken werden Kräfte geschont, die in vielen Kliniken für die individuelle Verarbeitung bzw. Abwehr von Konflikten u. Ä. aufgewandt werden müssen.

Begegnende Interventionen

Eine begegnende Praxis in Krankenhäusern schließt neben den bereits diskutierten Aspekten auch die Bemühungen ein, für die jeweilige Dynamik begegnende Interventionen zu entwickeln und anzuwenden. Diese müssen sorgfältig auf den Rahmen des jeweils aktuellen Settings abgestimmt sein.

Interventionen können beispielsweise aus einem oder mehreren Rollenwechseln bestehen, die die Ärzte/-innen vornehmen. Mögliche Rollen, die zu einem entsprechenden Repertoire gehören und von Ärzten/-innen eingenom-

---

12 Siehe Kasten „Begegnende Praxis versus Verwertende Praxis" im Abschnitt III.

men werden können sind z. B. die Rolle der Wissenden, der offen Fragenden, der Bestürzten, der Nachdenklichen, der sich in die Erkrankung Vertiefenden, der Freudigen, der Skeptischen, der Zuversichtlichen, der Interessierten, der Suchenden oder der Kraftspendenden.

Indem der jeweilige Mitarbeiter/die jeweilige Mitarbeiterin einen Rollenwechsel entweder bewusst steuert oder aufgrund einer aktuellen Änderung der Dynamik vollzieht, werden die Patienten/-innen ebenfalls eine andere Affektsituation zeigen, in dieser agieren und im günstigen Fall neue Rollen kreieren und einnehmen. Dadurch entwickeln sich in aller Regel neue oder zumindest modifizierte Verständnisse der Psycho- und Interaktionsdynamik eines Patienten/einer Patientin.

Primus inter pares

Hinsichtlich des Verlauf einer begegnenden diagnostischen Visite sollte unbedingt die Ärztin oder der Arzt handlungsleitend sein, die oder der den besten Kontakt zu der jeweiligen Patientin hat und z. B. die meisten Untersuchungen durchführt bzw. begleitet. Der entsprechende Arzt/die entsprechende Ärztin stellt zunächst den Kontakt zur Patientin her, wobei dieser nicht flüchtig, sondern die Qualität einer vollständigen Begegnung haben soll. Dazu gehört auch ein „energetischer" Kontakt. Diesen stellen wir in unserem Kulturkreis z. B. durch einen aussagekräftigen Blickkontakt oder die Berührung zumindest der Hand des anderen Menschen her. Beides, Blickkontakt und körperliche Berührung, sind so gestaltet, dass die Beteiligten etwas Bedeutsames von der anderen Person intuitiv wahrnehmen. Dies kann zunächst einmal das Leuchten in den Augen oder die Energie sein, die wir z. B. von den Handinnenflächen ausstrahlen.

Der besagte Arzt/die besagte Ärztin übernimmt in der Visite auch eine moderierende Funktion, indem er/sie die Kommunikation im Zimmer insgesamt überblickt und – wenn wirklich nötig – ins Geschehen eingreift. Damit übernimmt er/sie auch die Rolle, die z. B. bei Heilungsritualen der Agni in Ghana von dem sogenannten „Linguisten" übernommen wird.

Aus der Sicht der Patientin kommt bei einer solchen Visite der Besuchende, d. h. der visitierende Arzt, nicht nur bis zur Tür und stürzt auch nicht einfach in die Wohnung bzw. in das Patientenzimmer. Stattdessen wird das Interesse an einem dialogischen Charakter der Beziehung vom ersten Moment der Begegnung von ärztlicher Seite angeboten. Hat man damit eine Konstante geschaffen, kann man von hier ausgehend eigene Beobachtungen und Gegenübertragungen einschätzen. Gleichzeitig ist das Terrain noch nicht so vollständig vordefiniert, dass die Patientin die Szene nicht noch deutlich bestimmen kann, was wiederum für die Diagnostik bedeutsam ist.

VIII. Instrument zur Entwicklung mittels alltäglicher Rituale

Das im Folgende darstellte Instrument kann man für verschiedene Rituale nutzen, sofern man es thematisch auf den eigenen Bedarf abstimmt.

Analyse- und Entwicklungsinstrument für Rituale

Anhand des folgenden Schemas entscheidet man sich für ein ganz konkretes Ritual, das im Alltag relativ häufig zelebriert wird und eine große Bedeutung für Patienten/-innen und Mitarbeiter/-innen hat.

I. Analyse – Festlegung eines konkreten Rituals, an dem gearbeitet werden soll

Hier: „Chefvisite"

Personen, die an diesem Ritual teilgenommen haben, beantworten die folgenden Fragen:

Formaler Rahmen und Fakten zur Visite	Szenische Beschreibung der Visite
Bitte berichten Sie:	Bitte erzählen Sie, was Sie erlebt haben?
– Wer nahm teil?	– Verlauf gesamt
– Wie war der Ablauf?	– Atmosphäre
– Welche Patienten wurden visitiert/ besucht?	– markante Szenen
– Welche Erkrankungen hatten sie?	– bedeutende Aussagen, Dialoge, Wortwechsel
– Welche sonstige Auffälligkeiten hatten sie?	– körperliche Ausstrahlung
	– etc.

Die erzählende Person entscheidet, ob sie mit der formalen oder der szenischen Beschreibung beginnt.

II. Analyse des vorgestellten Materials bzw. der subjektiven Realität
Anhand der folgenden sechs Komponenten kann nun das Ritual-Geschehen untersucht und weiter entwickelt werden.

a) Handlungscharakter: Handlung, die Aussagen treffen
Rituale bestehen aus einer Handlung oder mehreren Handlungen, die insgesamt eine oder mehrere *Aussagen machen*. Im Ritual werden immer wieder kleinere oder größere Handlungsabläufe zelebriert, mit denen *Botschaften vermittelt* bzw. die *Bedeutung von Botschaften betont* wird. In einigen Fällen erscheinen die Botschaften zunächst sehr simpel. Die Komplexität der Aussagen wird oftmals erst bei näherer Betrachtung deutlich.
Fragen (Beispiele):

— Welche Botschaften gibt die konkrete Visite Ihnen an Ihrer Arbeits- oder Wirkungsstätte?
— Welche Botschaften vermittelt diese Visite z. B. an
  • eine Chefärztin;
  • eine Assistenzärztin;
  • eine Patientin;
  • Angehörige von Patientinnen?

Welche Botschaften vermittelt diese Visite (oder: diese Art von Visiten) in ihrem spezifischen Kontext an

— ihre eigenen Akteure (Mitspieler wie Ärzte und Pflegekräfte, ggf. Patienten) und an
— die jeweils spezifische Umwelt wie z. B. Angehörige der Patientinnen, die Abteilungen/Institute, Stationen, das Krankenhaus etc.?

b) Dramaturgischer Charakter: Inszenierung von sozialen Inhalten
Rituale setzen soziale Situationen und Dynamiken in Szene. Die Inszenierungen machen beispielsweise *soziale Verhältnisse* deutlich. Gleichzeitig können sie auch *psychische Zustände* beschreiben, die mit den jeweiligen sozialen Situationen in Verbindung stehen.

Fragen (Beispiele):
— Welche hierarchische Beziehungen kann eine Visite in Szene setzen?
— Welche Rollen werden dabei verteilt?
— Wer trägt während – und ggf. nach – der Inszenierung welche Verantwortung?

c) Standardisierung: Etablierung oder Aufrechterhaltung einer Ordnung
Etablierte Rituale sind *in der Regel hoch standardisiert*. Beispielsweise finden wir hier oft sehr klar festgelegte Rollenverteilungen. Dennoch *können* die Standards abweichende Handlungen und durch Handlung ausgedrückte *abweichende Botschaften zulassen*. Dies ist insbesondere dort der Fall, wo eine abweichende Botschaft den Standard nicht gefährdet.
Fragen (Beispiele):
— Was beinhaltet die zelebrierte Ordnung?
— Welche Vorteile hat diese Ordnung? (Was macht die Ordnung möglich?)
— Welche Nachteile hat diese Ordnung? (Was verhindert die Ordnung?)

d) Wiederholungen: Betonung, Bestärkung oder Beschwörung von Regeln und sozialen Mustern
Die dramaturgisch aufgebauten Handlungsabläufe werden in relativ regelmäßigen Zeitabständen oder zu immer wiederkehrenden Anlässen wiederholt. Dadurch wird das jeweilige Ritual oftmals zu einem festen Bestandteil der sozialen oder psychosozialen Ordnung.
Fragen (Beispiele):
— Welche Regeln und sozialen Muster werden durch die Wiederholung hervorgehoben, gestärkt oder stabilisiert?
— Welchen Effekt hat eine eventuelle Hervorhebung, Stärkung oder Beschwörung?
— Wie können die Beteiligten verhindern, dass die Bekräftigungen von Regeln und sozialen Mustern kontraproduktiv werden?
— Welche Inhalte und Impulse könnten durch tatsächliche oder vermeintliche Betonungen, Bestärkungen oder Beschwörungen abgewehrt werden?

e) Metaphysische Sanktionierung: Verbindung zu fundamentalen
   Grundwerten und/oder zu spirituellen Welten

In Ritualen wird immer wieder Bezug genommen auf etwas, das mehr sei oder
ist als das, was Menschen aus eigener Kraft leisten können. Es kommt hier zu
Rückgriffen auf bzw. Rückversicherungen durch z. B. ethische Grundsatzentscheidungen, die Menschen oder Kollektive gefällt haben.

Fragen (Beispiele):

— Wie findet die metaphysische oder spirituelle Anbindung innerhalb
  der Ritualausübung statt?
— Welche Kraft oder Kräfte entstehen dadurch oder werden dadurch entfaltet (z. B. Zuversicht)?
— Gibt es Vermeidungen oder Behinderungen durch die aktuelle spirituelle Komponente in der Krankenversorgung?

f) Symbolisierung: Aufforderungscharakter

In Ritualen wird insbesondere ausgedrückt, was sein soll. Im Umgekehrschluss
wird aber auch verdeutlicht, was sein darf.

Fragen (Beispiele):

— Welche Zukunftsvision (oder: Soll-Zustand) wird durch das untersuchte Ritual favorisiert?
— Was sind markante Merkmale der symbolisch angedeuteten oder dargestellten Szenarien?

Indem diese Charakteristika in der Ritualausübung berücksichtigt werden,
entsteht oft eine Solidarität stiftende Wirkung.

Literatur

Erdheim, Mario (1984): Die gesellschaftliche Produktion von Unbewußtheit.
   Frankfurt/M.

Heide, Gerhard (1984): Probleme bedürfnisorientierter Gesundheitsversorgung im
   ländlichen Ghana – zum Spannungsverhältnis zwischen afrikanisch-traditio-
   neller und westlich-moderner Gesundheitsversorgung. Wuppertal (unveröffent-
   lichte Arbeit)

Leithäuser, Thomas, Volmerg, Birgit u. a. (1984): Entwurf einer Empirie des Alltagsbewußtseins. Frankfurt/M.

Lorenzer, Alfred (1977): Zur Begründung einer materialistischen Sozialisationstheorie. Frankfurt/M.

Parin, Paul (1983): Der Widerspruch im Subjekt. Ethnopsychoanalytische Studien. Frankfurt/M.

Weidmann, Reiner (2001): Rituale im Krankenhaus. Organisationen verstehen und verändern. München/Jena

Aurelia Weikert

Reproduktionsmedizin und pränatale Diagnostik. Reproduktive Wahlfreiheiten, selbstbestimmte Wahlpflicht

Künstliche Fortpflanzungstechnologien und damit auch pränatale Diagnosetechniken präsentieren sich als Möglichkeiten, um ungewollt kinderlosen Frauen oder Paaren zu einem Wunschkind zu verhelfen. Zusehends bieten die Techniken eine Möglichkeit, in die Qualität des Menschen einzugreifen. Ein Blick in die Geschichte belegt, dass der Wunsch nach einem Eingriff in die Qualität des Menschen der eigentliche Motor der Entwicklung der neuen Technologien und die Erfüllung des Kinderwunsches höchstens Nebeneffekt war. Aus dieser historischen Absicht heraus, präsentieren sich diese Technologien heute nicht primär als eine medizinische Überbrückung von ungewollter Kinderlosigkeit, nicht als eine vielfältige Angebotspalette, aus der Frauen auswählen können oder auch nicht, sondern zusehends als ein normaler Teil des Fortpflanzungsprozesses, den alle in Anspruch nehmen können und sollen. Die Frage, ob aus der Wahlfreiheit eine Wahlpflicht geworden ist, wird anhand der folgenden vier Punkte dargestellt.

1. Wie sehen die Methoden der künstlichen Fortpflanzung heute aus und wer ist die Zielgruppe?
2. Ein Schritt zurück in die Geschichte, 1939: *Edinburgh-Charta der genetischen Menschenrechte/Genetiker-Manifest*
3. Schritte nach vorn am Ende des 20. Jahrhunderts: Neue Rechte und Pflichten für Ärzten und Ärztinnen, Frauen und Embryonen oder Föten
4. Wie sehen die reproduktiven Wahlfreiheiten und selbstbestimmten Wahlpflichten aus? Gibt es eine Wahlmöglichkeit? Oder was passiert mit jenen, die nicht in den Genuss der künstlichen Fortpflanzungstechnologien kommen (Embryonen/Föten) und mit jenen, die sie nicht in Anspruch nehmen wollen (Frauen)?

Vorweg: Drei Zitate

(1) Denn natürlich ist Fruchtbarkeit in der überwiegenden Mehrzahl aller Fälle nur lästig. Denn ein einziges fruchtbares Ovar auf je zwölfhundert könnte für unsere Zwecke wirklich vollauf genügen. Aber wir wollen eben reiche Auswahl zur Verfügung haben, und selbstverständlich muß man sicherheitshalber immer gewaltigen Spielraum geben. Daher lassen wir dreißig Prozent der weiblichen Embryos sich normal entwickeln. Die anderen erhalten während des weiteren Umlaufs alle vierundzwanzig Meter eine Dosis männlichen Sexualhormons. Ergebnis: sie werden in unfruchtbarem Zustand entkorkt, sind völlig normal gebaut, bis auf (…) eine ganz schwache Neigung zu Bartwuchs, aber empfängnisfrei. Garantiert empfängnisfrei. Und damit gelangen wir endlich aus dem Bereich bloßer sklavischer Nachahmung der Natur in das viel interessantere Gebiet der menschlichen Erfindung. Er rieb sich die Hände. Es war ja klar, daß man sich nicht damit begnügte, Leibesfrüchte einfach ausreifen zu lassen; das konnte doch jede Kuh. (Huxley 1959, S. 27 f.)

(2) Eine vierte Grundvoraussetzung für eine wirkliche genetische Verbesserung ist die Legalisierung, allgemeine Verbreitung und wissenschaftliche Weiterentwicklung immer wirkungsvollerer Mittel zur Geburtenkontrolle, sowohl positiver als auch negativer, die in allen Stadien des Fortpflanzungsprozesses eingesetzt werden können, wie die freiwillige vorübergehende oder permanente Sterilisation, die Empfängnisverhütung, der Schwangerschaftsabbruch (…), die Kontrolle der Fruchtbarkeit und des Monatszyklus, die künstliche Befruchtung und so weiter. Neben alledem ist es erforderlich, ein gesellschaftliches Bewußtsein und Verantwortungsgefühl in bezug auf das Hervorbringen von Kindern zu entwickeln. (…) Das wird dazu führen, daß eine Mutter, egal ob verheiratet oder unverheiratet, (…) es als Ehre und Privileg, wenn nicht gar als Pflicht ansieht, die bestmöglichen Kinder zu bekommen, sowohl was ihre Erziehung als auch was ihre genetische Ausstattung betrifft, selbst da, wo dies eine künstliche – wenngleich immer freiwillige – Steuerung des Prozesses der Elternschaft bedeuten würde. (Auszüge aus dem *Genetiker-Manifest* 1939)

(3) Da es höchst unwahrscheinlich ist, daß wir in Zukunft in der Lage sein werden, die umweltbedingten Risikofaktoren vollständig auszuschalten, ist es wichtig, daß wir soviel wie möglich über Faktoren der genetischen Prädisposition lernen und somit stark gefährdete Personen identifizieren können. Zusammengefaßt zielt prädiktive Medizin darauf ab, Personen vor Krankheiten zu schützen, für die sie von der genetischen Struktur her äußerst anfällig sind und gegebenenfalls die Weitergabe der genetischen Disponiertheit an die folgende Generation zu verhindern. (Kommission der Europäischen Gemeinschaft 1988, S. 3)

Zitat (1) ist dem Science-Fiction-Roman *Schöne Neue Welt* von Aldous Huxley (1932) entnommen; (2) entstammt dem sogenannten *Genetiker-Manifest* oder der *Edinburgh-Charta der genetischen Menschenrechte* (1939); (3) ist dem Vorwort des von der Europäischen Union gestarteten Projektes zur Entschlüsselung des menschlichen Genoms im Jahr 1988 entnommen – ursprünglich *Prädiktive Medizin* genannt. Der Geist der Zitate wird uns begleiten.

1. Wie sehen die Methoden der künstlichen Fortpflanzung heute aus und wer ist die Zielgruppe?

Mit der Geburt von Louise Brown, des weltweit ersten Retortenbabys, im Jahr 1978 wird eine neue Ära eingeläutet. Eine Ära, die verheißt, dass mittels einer neuen Technologie ungewollt kinderlosen Frauen und Paaren zum ersehnten Wunschkind verholfen werden kann. Als Möglichkeiten der künstlichen Befruchtung, als Methoden zur Erfüllung eines unerfüllten Kinderwunsches, wurden und werden die neuen Fortpflanzungstechnologien vor allem als ein Thema der Frauen gehandelt. Das heißt, Frauen sind im Rahmen des Einsatzes der modernen Reproduktionstechnologien die vorrangigen Objekte der medizinischen Behandlungen. Auch bei männlicher Unfruchtbarkeit werden Frauen medizinisch behandelt. Allerdings, neben dem Versprechen, unerfüllte Kinderwünsche einzulösen oder ungewollte Kinderlosigkeit gar zu heilen, sind die künstlichen Fortpflanzungstechnologien schon nach kurzer Zeit angetreten, auch andere Versprechen zu verheißen. So sind z. B. ein undurchlässiger Eileiter bei der Frau oder unzureichende Samenqualität beim Mann keineswegs die einzigen Indikationen, um künstliche Befruchtungstechniken außerhalb des Körpers zu erwägen. Schon lange gibt es Möglichkeit, sich mittels Samenzellen von anderen Männern als dem eigenen Partner künstlich fortzupflanzen – im Rahmen der heterologen Insemination. Gründe hierfür sind keineswegs nur diagnostizierte Unfruchtbarkeit; Samenbanken bieten eine Auswahl unterschiedlicher Wunschväter an. Genauso gibt es die Möglichkeit, sich mittels Eizellen anderer Frauen künstlich fortzupflanzen. Nicht nur wegen diagnostizierter Unfruchtbarkeit, sondern aufgrund – ich nenne es – „unzureichender Fruchtbarkeit". So wird künstliche Fortpflanzung mittels fremder Eizellen beispielsweise zur Verbesserung der Schwangerschaftsrate und nicht aufgrund der Indikation ungewollte Kinderlosigkeit angeboten (Zech 8/2007). Das heißt, im Laufe der Zeit hat die Debatte um Reproduktionstechnologien eine weitere Dimension erhalten. Es geht nicht mehr nur um Techniken zur Umgehung medizinisch indizierter Kinderlosigkeit, sondern um die Möglichkeit in die Qualität des Menschen einzugreifen. Und dies betrifft nicht nur Frauen, die ungewollt kinderlos sind.

Die neuen Fortpflanzungstechnologien bedeuten neben der Möglichkeit sich mit künstlichen Methoden fortzupflanzen auch ein breites Spektrum an vorgeburtlichen Untersuchungen. Diese pränatalen Diagnostikmethoden sind aber nicht unbedingt als Entweder-oder-Methoden zu verstehen. Obwohl im Laufe der Jahre verbesserte Techniken entwickelt wurden, werden die einzelnen Verfahren als ergänzende Untersuchungen angewandt, sei es zur Klärung oder nur als Absicherung von Ergebnissen. Parallel zur Ausweitung der Methoden ist eine Ausweitung der Klientel festzustellen. Immer mehr und vor allem immer jüngere Frauen nehmen die pränatalen Diagnoseverfahren in Anspruch. Während vor ca. 15 Jahren für über 40-jährige Frauen eine Schwangerschaft als riskant eingestuft wurde, gilt dies heute längst bereits für Frauen ab 30. Zunehmende Umweltverschmutzung und -verseuchung als mögliche Schädigung von Erbgut tun das ihrige, um die Notwendigkeit vorgeburtlicher Untersuchungen zu legitimieren. Nun sollen die Rolle des Alters und der Umwelteinflüsse hinsichtlich einer Schwangerschaft nicht beiseitegeschoben werden, die Frage ist aber, inwieweit durch Pränataldiagnostik die Gesundheit des zukünftigen Kindes gewährleistet werden kann. Nur etwa 4,3 % der Behinderungen sind genetisch bedingt, der Rest kann während der Schwangerschaft, bei der Geburt oder im Laufe des Lebens eintreten. Eine

Münchner Untersuchung ergab, dass 50 % der Frauen, die eine Fruchtwasseruntersuchung vornehmen ließen, keinen Zweifel mehr an der Gesundheit ihres Kindes hegten (vgl. Weikert 1998). Verwunderlich, denn pränatale Diagnostik kann keineswegs sämtliche mögliche Krankheiten erkennen, und paradox, wo manche vorgeburtliche Untersuchungsmethoden selbst wiederum eine Gefahr für das Kind bergen.

2. Ein Schritt zurück in die Geschichte – 1939: Edinburgh-Charta der genetischen Menschenrechte

Im August 1939 findet der *7. Internationalen Genetikerkongress* im schottischen Edinburgh statt. Ehe der Kongress – durch den bevorstehenden Kriegsbeginn – vorzeitig abgebrochen wird, erreicht folgende Anfrage einer wissenschaftlichen Nachrichtenagentur aus den USA die Delegationsteilnehmer/-innen: Wie könne die Weltbevölkerung genetisch am wirksamsten verbessert werden? Der Genetiker Hermann Joseph Muller aus den USA organisiert die Beantwortung dieser Frage, als deren Ergebnis die *Edinburgh-Charta der genetischen Menschenrechte* (auch *Genetiker-Manifest* genannt) präsentiert wird (vgl. Weikert 1998). Die Verfasser/-innen des Manifestes betonen, dass die Genetik in der Lage sei, die aus dem Lot geratene Weltordnung wieder in den Griff zu bekommen, wobei das Manifest zwischen den Polen Umwelt und Erbe laviert: Unterschiede zwischen Rassen und Klassen seien vorwiegend kulturell oder sozial bestimmt, innerhalb einer Gruppe jedoch genetisch bestimmt. Es wäre jedes Menschen Geburtsrecht, ein Genie zu sein. Allerdings hätte die zukünftige Gesellschaft nicht nur genetische Rechte, sondern auch genetische Pflichten! Zu erwähnen ist, dass die Verfasser/-innen des Manifestes dem politisch linken Lager zuzuordnen sind und sich von der nationalsozialistischen Bevölkerungspolitik distanzieren. Zusammengefasst proklamiert das Manifest folgende Punkte:

— Die genetische Verbesserung der Menschheit müsse auf Grundlage der gleichen Chancen aller Menschen basieren. Der innere Wert von unterschiedlichen Personen könne nicht eingeschätzt und verglichen werden, ohne dass zuvor gleiche soziale und ökonomische Bedingungen eingeräumt werden. Unterschiedliche ökonomische und politische Verhältnisse wären ein großes Hindernis für die genetische Verbesserung.

— Eltern bräuchten angemessene wirtschaftliche, medizinische, erzieherische und sonstige Hilfestellung, um Erwägungen über den Wert der zukünftigen Generation aktiv in die Kinderaufzucht einfließen lassen zu können.

— Der Frau gälte besonderer Schutz, sodass die Fortpflanzungsverpflichtungen ihre Teilnahme am gesellschaftlichen Leben nicht allzu sehr beeinträchtigen dürfen.

— Die Legalisierung und allgemeine Verbreitung immer wirkungsvollerer Mittel zur Geburtenkontrolle, sowohl in positiver als auch in negativer Hinsicht, wären eine weitere Voraussetzung für die genetische Verbesserung der Menschheit. Als Mittel dazu werden freiwillige vorübergehende oder permanente Sterilisation, Empfängnisverhütung, Schwangerschaftsabbruch (primär als Schutzmaßnahme), Kontrolle des Monatszyklus und auch künstliche Befruchtung genannt. Wesentlich wäre die Schaffung eines gesellschaftlichen Bewusstseins und Verantwortungsgefühls. Mutter zu sein – egal ob verheiratet oder nicht – wäre als Ehre oder Privileg anzusehen; Ziel solle sein, bestmögliche Kinder zu bekommen, wenn nötig auch mittels künstlicher Befruchtung.

— Die wichtigsten genetischen Ziele wären die Förderung der Gesundheit, der sogenannten Intelligenz und weiters die Förderung solcher Veranlagungen, die notwendig sind für das Gemeinschaftsgefühl und das soziale Verhalten.

Ziel des Manifestes wäre nicht nur die Verhütung einer genetischen Verschlechterung der Menschheit, sondern vielmehr die maximale Anhebung des Durchschnitts der Bevölkerung in Bezug auf körperliches Wohlbefinden und Intelligenz innerhalb weniger Generationen. Dann könne jede und jeder Genialität als Geburtsrecht beanspruchen (vgl. *Genetiker-Manifest* 1939)!

3. Schritte nach vorn am Ende des 20. Jahrhunderts: Neue Rechte und Pflichten für Ärzten und Ärztinnen, Frauen und Embryonen oder Föten

a) Für Ärzte und Ärztinnen

Pränatale Untersuchungen sind Rechte geworden, die die schwangere Frau aber auch der Embryo/Fötus in Anspruch nehmen kann. Ärztinnen und Ärzte lassen sich bestätigen, dass sie schwangere Frauen auf die Möglichkeiten der vorgeburtlichen Prüfungsverfahren aufmerksam gemacht haben; mussten sich doch schon einige Mediziner/-innen vor Gericht verantworten, weil sie zu wenig nachdrücklich auf die Möglichkeiten der vorgeburtlichen Untersuchungen hingewiesen hatten. Sofern Letzteres der Fall ist, laufen Gynäkologen/ -innen Gefahr, zumindest die Mitverantwortung für ein krankes oder behindertes Kind zu tragen und Alimentationszahlungen leisten zu müssen. Dazu einige Beispiele: Schon 1989 wurde in Deutschland eine Bremer Ärztin zu lebenslangen Unterhaltszahlungen für ein behindertes Kind verurteilt, weil sie die Mutter nicht eindringlich genug auf die Möglichkeiten der vorgeburtlichen Untersuchungen hingewiesen hatte. 1993 wurde auf höchstrichterlichen Spruch aus Karlsruhe in Deutschland ein Arzt zur Schadensersatzpflicht verurteilt, weil er seinen Behandlungsauftrag nur „fehlerhaft und unzureichend" ausgeführt und damit die Geburt eines „erbgeschädigten Kindes" nicht vermieden hatte (Aurien 1994, S. 87). US-amerikanische Gerichte führen derartige Verfahren unter dem Begriff „wrongful life"-Fälle (Gill 1990, S. 47). Das Oberste Gericht in Washington D.C./USA verkündete bereits 1983, dass Ärztinnen und Ärzte die Pflicht haben, ihre Patientinnen über die Wahrscheinlichkeit genetisch defekter Kinder aufzuklären. Nach Ansicht des Gerichts begründet sowohl das gesellschaftliche Interesse als auch das Ziel der Verbreitung der genetischen Beratung und pränatalen Diagnostik ein derartiges Vorgehen (vgl. Gill 1990a). In Österreich wird im November 2006 nach neun Jahren ein Streit zwischen einer Mutter und einem Gynäkologen um ein behindertes Kind beigelegt. Der Vorwurf an den Arzt lautet, nicht ausreichend über eine Risikoschwangerschaft informiert zu haben (Down-Syndrom), die Forderung der Frau nach lebenslangen Zahlungen des Arztes für das Kind endet mit einem außergerichtlichen Vergleich und einer einmaligen Zahlung (vgl. ZIB 2, 29.11.2006).

b) Für Frauen

Doch das Pendel schlägt zurück: Auch werdende Mütter müssen sich längst Vorwürfe über einen für ihr Kind ungesunden Lebenswandel gefallen lassen. 1980 hat ein Berufungsgericht in Michigan/USA erstmals die Haftung einer Schwangeren bei fahrlässiger Schädigung ihres Fötus befürwortet (vgl. Gill 1990, S. 48). Ein US-amerikanisches Gericht verurteilte eine Mutter, die wegen Rauschgiftkonsums ihr Kind tot zur Welt gebracht hatte, zu zwölf Jahren Haft. (Die Frau wurde nicht wegen eines Tötungsdeliktes, sondern aufgrund des Besitzes von Rauschgift, das im Fötus gefunden wurde, verurteilt; AZ, 4.7.1991). In Wisconsin/USA wurde ein „vorbeugender Fötusschutz" an einer 16-jährigen Schwangeren praktiziert: Die Frau wurde in Anstaltsverwahrung gebracht, weil sie dazu neigte „herumzustreunen" und ihr die „Motivation und Fähigkeit abgingen, die Schwangerschaftsvorsorge in Anspruch zu nehmen" (vgl. Daele 1988). In einem anderen Fall wollte eine Frau einen operativen Eingriff an ihrem Fötus verweigern und wurde auf Antrag ihres Arztes vom Gericht für die Dauer des Eingriffs entmündigt (vgl. Orland 1987).

Für die Medizinrechtlerin Margery Shaw, 1986 Präsidentin der Amerikanischen Gesellschaft für Humangenetik, müssten Alkoholmissbrauch, die Einnahme von Drogen, die Verweigerung der Schwangerenvorsorge sowie eine schlechte Ernährung der Schwangeren rechtlich belangt werden (Gill 1990, S. 48). Das Recht des Kindes, körperlich und geistig gesund geboren zu werden, dürfe nicht verletzt werden. Der Embryo/Fötus erhält einen eigenen Rechtsstatus, der stellvertretend von anderen eingefordert werden kann.

c) Für Embryonen/Föten

Diese in Schwangerschaft und Geburt stattfindende Rechtsdebatte weist aber nicht nur auf die drei Positionen und damit auf ein bestimmtes Kräfteverhältnis zwischen der schwangeren Frau, der Ärztin/dem Arzt und dem Staat, sondern vollzieht auch noch eine andere Linie: Eine Trennlinie zwischen der werdenden Mutter und ihrem Embryo/Fötus. Aus der schwangeren Frau wird eine dem zukünftigen Leben gegenüber medizinisch und juristisch verantwortliche Person. Aus dem Kind in ihrem Bauch wird ein anderes, von ihr unabhängiges Subjekt mit Rechtsansprüchen, welches unter Umständen von anderen Personen als seiner Mutter besser vertreten werden kann. Mit dem Rechtssubjekt Embryo/Fötus hat die Medizin einen neuen Patienten und die Justiz einen neuen Klienten. Dazu der Arzt Michael Harrison, der als erster extrauterine Eingriffe am Fötus vornahm (Der Spiegel, Nr. 37/1988):

> Der Fötus konnte nicht ernst genommen werden, solange er ein medizinischer Einsiedler in einem dunklen Schoß war, und es war erst in der zweiten Hälfte dieses (20., Anm. d. Autorin) Jahrhunderts, daß das spähende Auge des Ultraschalls den einst undurchsichtigen Schoß durchsichtig machte, den Schleier des Geheimnisses von dem dunklen inneren Heiligtum lüftete und das Licht der wissenschaftlichen Beobachtung auf den scheuen und geheimnisvollen Fötus fallen ließ. (…) Der Fötus hat einen weiten Weg hinter sich – vom biblischen ‚Samen‘ und mystischen ‚Homunculus‘ zu einem Individuum mit medizinischen Problemen, die diagnostiziert und behandelt werden können, das heißt, bis zum Patienten hat er es gebracht." (Harrison 1982, zit. nach Hubbard 1985, S. 168)

In der Sprache vollzieht sich ein Bedeutungswandel des Wortes schwangere Frau. „Embryonales" oder „fötales Umfeld" werden als Synonyme für Frauen gebraucht, die ein Kind erwarten, der amerikanische Theologe Joseph Fletcher bezeichnet die schwangere Frau als „düster dräuenden Ort" (Fletcher 1974, zit. nach Corea 1986, S. 230). Anlässlich des 200. Jahrestages der Französischen Revolution wurden auf dem 5. Internationalen Kongress *Der Fötus als Patient* von Prä-, Post- und Perinatalmedizinern/-innen analog zu den Menschenrechten die „Rechte des Feten" proklamiert. Demnach hat der Fötus das Recht:

— auf Schutz;
— auf Zugang zu den modernsten Techniken der antenatalen Bewertung;
— auf Zugang zur chirurgischen und Pharmako-Therapie;
— auf Zugang zu den neuesten Methoden der Datenverarbeitung;
— und schließlich auf eine intelligente Mutter-Kind-Beziehung durch die Entwicklung von Selbst-Überwachungsmitteln und der Verhinderung mütterlicher Komplikationen (vgl. Feyerabend 1991; Hansmann/Holzgreve/Saling 1991).

Manfred Hansmann, Leiter der Abteilung pränatale Diagnostik und Therapie an der Universitäts-Frauenklinik in Bonn/Deutschland, unterstreicht die Unerlässlichkeit der fötalen Rechte mit den Worten:

> Man darf ja nie übersehen und vergessen, dass letzten Endes die Entwicklungsphase in utero und die Neugeborenenzeit die bedrohlichsten Zeiten sind, die man überhaupt als Mensch erlebt. Hier ist man am stärksten bedroht, eben nicht zu überleben." (Hansmann auf einer Pressekonferenz während des 7. Kongresses *Der Fetus als Patient*, 24.–26.8.1991 in Bonn, zit. nach: Feyerabend 1991).

Diese Worte weisen auf eine Trendwende hin. Plötzlich wird jene Phase des Lebens, die bislang als durch die schwangere Frau geschützt galt, zur gefährlichsten. Frauen und Embryonen/Föten werden zu „potenziellen Widersachern" (Duden 1995, S. 14). Die Frage ist: Wer muss nun schützen, wenn nicht mehr die Mutter? Wer kann besser schützen als die Mutter?

4. Wie sehen die reproduktiven Wahlfreiheiten und selbstbestimmten Wahlpflichten aus? Gibt es eine Wahlmöglichkeit? Oder was passiert mit jenen, die nicht in den Genuss der künstlichen Fortpflanzungstechnologien kommen (Embryonen/Föten), und mit jenen, die sie nicht in Anspruch nehmen wollen (Frauen)?

Werden die Rechte von Frauen, die Rechte von Embryonen/Föten und schließlich die Rechte des Staates oder der Gesellschaft einander gegenübergestellt, müssen sie zwangsläufig in Konflikt zueinander geraten. Wessen Rechte haben Vorrang? Labors und Kliniken, die Pränataldiagnostik anbieten, klagen über mangelnde Beratung der Klientinnen und sehen sich überfordert, mit diesen die Folgen der Untersuchungen abzuklären. Manche Kliniken führen derartige Untersuchungen nur noch nach vorangegangenen Gesprächen in humangenetischen Beratungsstellen durch. Oder sie teilen das Geschlecht des Kindes erst nach Ablauf der gesetzlichen Abtreibungsfrist mit – vielleicht um eine Abtreibung zu verhindern, weil ein Kind mit einem bestimmten Geschlecht gewünscht oder unerwünscht wäre. Mit welchem Recht wird zukünftigen Eltern die Information über das Geschlecht des Ungeborenen vorenthalten, wo es die Ärztin oder der Arzt doch wissen darf? Zuerst werden v. a. Frauen, aber auch Männer angehalten sich zu informieren und alle möglichen Untersuchungen in Anspruch zu nehmen, wollen sie aber dieses Wissen umsetzen, wird dies einer moralischen Bewertung unterzogen. Wo wird die Grenze zwischen sogenannten seriösen und unseriösen Wünschen gezogen? Wer bestimmt, was ein seriöser oder ein unseriöser Wunsch ist? Mit dieser Unterscheidung werden in der Folge Frauen in sogenannte reife und unreife oder in mündige und unmündige oder in vernünftige und unvernünftige Personen eingeteilt. Provokant und in Erinnerung an die Forderungen aus dem *Genetiker-Manifest* aus dem Jahr 1939, in dem Genialität als Geburtsrecht gefordert wird, können Frauen unterteilt werden:

— in vernünftige, die abtreiben, weil das Kind behindert ist;
— in unvernünftige, die abtreiben, weil das Kind das sogenannte falsche Geschlecht hat;
— in unvernünftige, die nicht abtreiben, obwohl das Kind behindert ist;
— und in unvernünftige, die pränatale Diagnostik gar nicht in Anspruch nehmen.

Wenn es als vernünftig bezeichnet wird, pränatale Diagnostik zu benutzen, bzw. als unvernünftig gilt, diese nicht anzuwenden, dann hat der Anspruch auf freie, selbstbestimmte Entscheidung für oder gegen die Inanspruchnahme dieser Fortpflanzungstechnologien seine Gültigkeit verloren. Der Soziologe Thomas Lemke fragt nach den Wahrheitsansprüchen im Diskurs um die Reproduktionsverantwortung. Wie muss man sich verhalten, um sich als vernünftig und verantwortlich zu qualifizieren? Welches Gesundheitskonzept steckt dahinter? Bezüglich der Verantwortung wirft er die Frage auf nach einer vergeschlechtlichen Verantwortung, weil die Technologien v. a. Frauen betreffen, und nach einer klassenspezifischen Verantwortung, weil es auch eine Frage der materiellen Ressourcen ist, ein bestimmtes medizinisches Angebot in Anspruch nehmen zu können. Schließlich blendet das Konzept der individuellen Verantwortung – als Umsetzung von Selbstbestimmung – eine Reihe von Risiken aus, die außerhalb der Kontrolle von Schwangeren liegen (vgl. Lemke 2008).

Schlusswort

Erinnern wir uns an das Zitat Nr. (3) zu Beginn, aus der Präambel des Genomprojekts der EU, wo es um die Verhinderung der Weitergabe unerwünschter genetischer Veranlagungen ging. Begründung dafür ist, dass die menschliche Fortpflanzung ohne Verwendung genetischer Daten über die Risiken der Krankheitsübertragung mehr Sterblichkeit und höhere medizinische Kosten verursache, als die Aufklärung und die Ermutigung von Trägern/-innen potenziell schädlicher Gene, sich entweder mit Nichtträger/-innen zu paaren oder andere reproduktive Strategien, beispielsweise künstliche Befruchtung, als Fortpflanzungsmethode zu benutzen (Kommission der Europäischen Gemeinschaft 1988). Mit dieser Kosten-Nutzen-Rechnung haben die Reproduktionstechnologien eine eugenische und ökonomische Dimension erhalten. Reproduktionstechnologien als bessere Variante der Fortpflanzung? Der Kreis schließt sich und landet beim *Genetiker-Manifest* aus dem Jahre 1939, in dem Genialität als Geburtsrecht eingefordert wird.

Literatur

Aurien, Ursula (1994): Alles unter Kontrolle? Auf dem Weg ins Bio-Paradies. In: Beiträge zur feministischen Theorie und Praxis 38: 85–95

Corea, Gena. (1986; 2): Muttermaschine. Reproduktionstechnologien. Von der künstlichen Befruchtung zur künstlichen Gebärmutter. Berlin: Rotbuch Verlag

Daele, Wolfgang van den (1988): „Der Fötus als Subjekt und die Autonomie der Frau." In: Kritische Justiz, 1/1988

Duden, Barbara (1995): Rechtssubjekt ohne Kopf und Schwanz. In: GID 101: 13–16

Feyerabend, Erika (1991): Der Fötus und die Französische Revolution. In: GID 70: 15–19

„Genetiker-Manifest". Social Biology and Population Improvement. In: Nature, Band 144 (1939), 521–522, zit. nach: Weß, Ludger (Hrsg.) (1998; 2): Die Träume der Genetik. Gentechnische Utopien von sozialem Fortschritt. Nördlingen: Greno, 157–159

Gill, Bernhard (1990): Ethik durch Kommissionen? Teil 3: Amerika II – Sozialdarwinismus im Gewande der Ethik? In: Dr. med. Mabuse 64: 47–51

Hansmann, M./Holzgreve, W./Saling, E. (1991): Fetal Diagnosis and Therapy. International Society „The Fetus as a Patient", VII. International Congress 1991, Bonn, FRG, August 24–26

Hubbard, Ruth (1985). Kinderkriegen in den achtziger Jahren. In: Rita Arditti, Renate Duelli-Klein und Shelley Minden (Hrsg.) (1985): Retortenmütter. Frauen in den Labors der Menschenzüchter. Hamburg: Ro-Ro-Ro

Huxley, Aldous (1959): Schöne Neue Welt. München, Zürich: Piper

Kommission der Europäischen Gemeinschaft (1988): Vorschlag für eine Entscheidung des Rates über ein spezifisches Forschungsprogramm im Gesundheitsbereich: Prädiktive Medizin: Analyse des menschlichen Genoms (1989–1991)

Lemke, Thomas (2008): Genetische Verantwortung für die kommende Generation. In: „Da stimmt doch was nicht ..." Logik, Praxis und Folgen vorgeburtlicher Diagnostik. Kongress 29.02.–01.03.2008 Dresden, Kongressdokumentation, 74–76

Orland, Barbara (1987): Kinderkriegen – eine Sache der Spitzentechnologie. Bericht vom 13. Deutschen Kongreß für Perinatale Medizin in Berlin. In: GID 28: 7–10

Weikert, Aurelia (1998): Genormtes Leben. Bevölkerungspolitik und Eugenik. Wien: Promedia

Zech, Herbert (2007): IVF – Newsletter. Institut für Reproduktionsmedizin und Endokrinologie. 23.08.2007

III Kurzvorträge

A. Grimm, B. Voigt, B. F. Klapp, M. Rauchfuß

Wie erleben Brustkrebspatientinnen nach einer Phase intensiver medizinischer Behandlung ihren Körper?

Zielstellung und Methode

Lane and Viney (2000) zitieren eine Patientin mit der Aussage: *„I was diagnosed with breast cancer and it's nearly ten years, but they took the whole breast off. I felt like this beautiful tree that had had branch lopped off. I didn't feel feminine, I just felt awful.“* Diese Patientin stellt die Veränderung ihres Körpers durch eine Mastektomie sehr bildlich dar. Es werden negative Emotionen im Erleben des Körpers und Schwierigkeiten mit dem Selbstverständnis als Frau deutlich. Wir haben uns die Frage gestellt, ob sich ein ähnlich negatives Erleben des Körpers bei vielen Brustkrebspatientinnen zeigt und welche Worte sie für das Erleben ihres Körpers finden.

In einer Untersuchung mit der Repertory-Grid-Technik wurde das Körpererleben von 46 Brustkrebspatientinnen im Tumorstadium I und II mehrere Monate nach Abschluss der medizinischen Nachbehandlung erfasst. Bei zehn Patientinnen war eine Mastektomie erfolgt, 36 Patientinnen waren brusterhaltend operiert worden. Die Repertory-Grid-Technik basiert auf der *Theorie der persönlichen Konstrukte* (Kelly 1955) und ist eine patientenzentrierte Methode, die ohne vorformulierte Fragen auskommt, sondern sich an den Aussagen der Patientinnen orientiert.

Bei der gewählten Methode werden die Frauen in einer bestimmten Systematik gebeten, Eigenschaften zu vorgegebenen Körperteilen zu nennen. Durch eine statistische Analyse mit dem Programm Sci:vesco können die Körperteile (in Abb. 1 als Kugeln dargestellt) in einen Raum, der die von den Frauen genannten Eigenschaften beinhaltet, grafisch dargestellt werden. Der Idealkörper, also der Körper, wie die Frauen ihn sich wünschen, befindet sich per definitionem in einem Bereich mit positiven Eigenschaften. So kann interpretiert werden, dass die befragten Personen mit Körperteilen oder Organen, die in der Nähe zum Idealkörper befinden, zufrieden sind. Umgekehrt kann eine große Distanz zu diesem Bereich als Unzufriedenheit interpretiert werden.

Ergebnisse

In einer Analyse aller 46 Grids zeigt sich, dass bei den hier befragten Brust-krebspatientinnen negative Eigenschaften mit den Brüsten assoziiert sind. Die mit der Brust am engsten assoziierten Konstrukte sind *krank, anfällig, schlaff, gestört, sorgenvoll, problemhaft, ungesund* und *schwach*. Häufig werden auch emotional konnotierte Worte mit der Brust in Verbindung gebracht: *aggressiv, unzuverlässig, ungeliebt, angegriffen* und *sorgenvoll*.

Es zeigt sich eine große Distanz zwischen den Brüsten und dem Ideal-körper (der Körper, wie sie sich die Patientin wünschen würde, Abb. 1). Dies kann als Unzufriedenheit mit den Brüsten interpretiert werden. Der übrige Körper (Organe, Körperteile, Realkörper) unterscheidet sich nicht deutlich vom Idealkörper und wird somit wesentlich positiver bewertet. Relativ weit entfernt vom Idealkörper befinden sich auch die Genitalien.

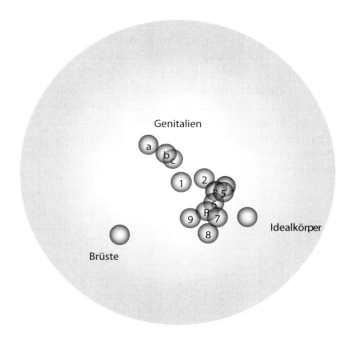

Abbildung 1: Verteilung der Elemente im Konstruktraum.
Legende: a Gebärmutter, b Vagina, c Klitoris, 1 Blase, 2 Darm, 3 Magen,
4 Gehirn, 5 Lunge, 6 Muskulatur, 7 Herz, R Realkörper, 9 Rücken, 8 Haut.
Aus Gründen der Übersichtlichkeit werden die 1286 genannten Eigenschaften in der Abbildung nicht aufgeführt.

Zusammenfassung und Fazit

Es konnte gezeigt werden, dass die Patientinnen ihren Körper nicht generell
negativ bewerten, sondern speziell das betroffene Organ mit negativ konno-
tierten Worten assoziiert ist. Es zeigt sich auch längere Zeit nach Abschluss der
medizinischen Behandlung eine deutliche Unzufriedenheit mit der operierten
Brust. In der vorliegenden Fragestellung wurde speziell die Brust fokussiert
und die Einstellung zu den Sexualorganen nicht untersucht. Weiterführend
wäre interessant, mit welchen Eigenschaften diese assoziiert sind.

Ein negatives Erleben der Brust stellt bei Brustkrebspatientinnen keine Ausnahme dar. Gleichzeitig zeigt sich im Klinikalltag häufig, dass Themen wie Sexualität und Körpererleben von Patientinnen selbst, wie auch oft auch oft von den Behandelnden nicht besprochen werden. Dies kann zum einen organisatorische Ursachen (wie z. B. mangelnde Gesprächszeit) haben, aus Scham geschehen, aber auch darin begründet sein, dass an dem ästhetischen Operationsergebnis (außer durch eine Brustaufbau) oft wenig zu verändern ist. Dabei ist zu beachten, dass es sich bei dem Körpererleben um ein individuelles Erleben handelt und das Ansprechen von Schwierigkeiten bei der Krankheitsverarbeitung bereits zu einer Entlastung führen kann.

Michaela Krohn, Miriam Listing, Eva Peters, Anett Reißhauer,
Burghard F. Klapp, Martina Rauchfuß

Wirkung von klassischer Massage auf Stresserleben und Th1/Th2-Immunbalance bei Brustkrebspatientinnen

Hintergrund

Das Mammakarzinom ist in Deutschland das häufigste Malignom der Frau. Viele Brustkrebspatientinnen leiden unter psychischen Störungen wie erhöhtes Stresserleben oder Depressionen [1]. Die Inanspruchnahme von alternativen und komplementären Therapieverfahren stieg trotz stetiger Verbesserung der medizinischen Versorgung in den letzten Jahren stark an, insbesondere bei onkologischen Patienten [2]. Eines der populärsten komplementärmedizinischen Verfahren ist die klassische Massage. Einige Studien zeigten, dass Krebspatienten sowohl auf psychologischer als auch auf physiologischer Ebene von Massage profitieren [3]. Immunologische Untersuchungen zeigten eine Verbesserung des zellulären und damit des für die Tumorabwehr essenziellen Immunsystems unter Massagetherapie [4–6]. Weitere Studien wiesen diese Effekte speziell bei Brustkrebspatienten nach [7, 8]. Zytokinprofile sowie Th1/Th2-Immunbalance vor und nach Massagetherapie wurden bisher nicht untersucht.

In der vorliegenden Studie sollte überprüft werden, ob klassische Massage kurz- und längerfristige Effekte auf Stresserleben und Th1/Th2-Balance bei Brustkrebspatientinnen hat, um herauszufinden, ob diese eine geeignete ergänzende Behandlungsform im Rahmen der Krebstherapie bzw. in der Nachsorge von Krebspatienten darstellen könnte.

Material und Methoden

34 Brustkrebspatientinnen wurden in eine Versuchs- und eine Kontrollgruppe randomisiert. Die wichtigsten Einschlusskriterien waren das TNM-Stadium, wobei $T \leq 2$, $N \leq 2$ und $M = 0$ betragen mussten. Die Primärtherapie (Operation, Bestrahlung, Chemotherapie) musste seit mindestens drei Mona-

ten beendet sein. Die Patientinnen der Versuchsgruppe erhielten über fünf Wochen hinweg zwei klassische Massagen à 30 Minuten. Die Studie bestand aus drei Messzeitpunkten: vor Interventionsbeginn (T1), nach Ende des fünf-wöchigen Therapieintervalls (T2) und sechs Wochen nach Ende der Massage (T3). Zu diesen Messzeitpunkten füllten die Probandinnen beider Gruppen u. a. das *Perceived Stress Questionnaire* (PSQ) aus. Des Weiteren erfolgte zu allen drei Messzeitpunkten eine Blutentnahme zur Konzentrationsbestim-mung von drei Th1-Zytokinen (TNF-α, IFN-γ, IL-2) und drei Th2-Zytokinen (IL-4, IL-5, IL-10), aus denen die Th1/Th2-Immunbalance errechnet wurde.

Ergebnisse

Es konnte gezeigt werden, dass das die klassischen Massage Stresserleben von T1 (präinterventionell) zu T2 (postinterventionell) signifikant reduziert. Auch zu T3 (sechs Wochen nach Ende der Massage) war noch eine signifi-kante Reduktion des PSQ-Scores zu verzeichnen, d. h. hier konnte ein länger-fristiger Massageeffekt nachgewiesen werden (Abb. 1).

Die Th1/Th2-Zytokinbalance zeigte nach Massage einen tendenziellen Anstieg, erreichte jedoch nicht das Signifikanzniveau.

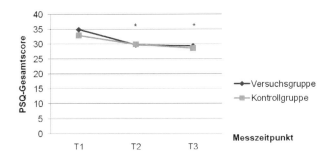

Abbildung 1: Stresserleben (PSQ-Gesamtscore) von Versuchs- und Kontrollgruppe im zeitlichen Verlauf. * = Signifikanter Unterschied im Vergleich zu T1 innerhalb der Ver-suchsgruppe bei nicht signifikantem Unterschied in der Kontrollgruppe.

Diskussion

Es wurde bereits in vorangegangenen Studien nachgewiesen, dass Massage Stress reduzieren kann. Die vorliegende Studie konnte erstmals zudem eine längerfristige Stressreduktion nach Massage aufzeigen. Auch ist bereits eine Reduktion des Serumcortisols unter Massagetherapie nachgewiesen worden, was mit der Stressreduktion in der vorliegenden Studie korreliert. Cortisol wiederum wirkt suppressiv auf das zelluläre Immunsystem. Bei Krebspatienten wurden in vorausgegangenen Studien Defizite hinsichtlich der zellulären und damit der für die Krebsabwehr bedeutsamen Immunität gefunden. Studien zur Massagetherapie wiesen Verbesserungen des zellulären Immunsystems unter Massage nach. Da das zelluläre Abwehrsystem eng mit der Th1-Zytokinantwort zusammenhängt, spiegelt der tendenzielle Anstieg der Th1/Th2-Balance der vorliegenden Studie möglicherweise eine Verbesserung des zellulären Immunsystems wider. Diese Ergebnisse passen überdies zu einer in einigen Studien nachgewiesenen Reduktion des Serumcortisols unter Massage, welches negativ mit Parametern der zellulären Abwehr korreliert.

Schlussfolgerungen

Die vorliegende Studie zeigt, dass Massagetherapie ein effizientes Verfahren zur kurz- und längerfristigen Reduktion von Stresserleben darstellt. Eine Integration der klassischen Massagetherapie in die Behandlung und Nachsorge von Krebspatienten, insbesondere von Brustkrebspatientinnen, ist daher als äußerst sinnvoll zu erachten.

Es bedarf weiterer intensiver Forschung, um die genauen Wirkmechanismen von Massagetherapie und anderen Komplementärtherapien auf hormoneller und immunologischer Ebene nachzuweisen und somit Dringlichkeit und Bedeutung ihrer Integration in die moderne Krebstherapie wissenschaftlich zu evaluieren.

Literatur

[1] Burgess, C., Cornelius, V., Love, S., Graham, J., Richards, M., Ramirez, A.: Depression and anxiety in women with early breast cancer: five year observational cohort study. BMJ. Clinical research ed. 2005; 330: 702

[2] Boon, H. S., Olatunde, F., Zick, S. M.: Trends in complementary/alternative medicine use by breast cancer survivors: comparing survey data from 1998 and 2005. BMC women's health 2007; 7: 4

[3] Listing, M., Reißhauer, A., Voigt, B., Klapp, B. F., Rauchfuß, M.: Use of Massage in the Care of Patients with Breast Cancer. Geburtshilfe und Frauenheilkunde 2008; 68: 359–69

[4] Shor-Posner, G., Hernandez-Reif, M., Miguez, M. J., Fletcher, M., Quintero, N., Baez, J., Perez-Then, E., Soto, S., Mendoza, R., Castillo, R., Zhang, G.: Impact of a massage therapy clinical trial on immune status in young Dominican children infected with HIV-1. Journal of alternative and complementary medicine. New York, NY 2006; 12: 511–6

[5] Zeitlin, D., Keller, S. E., Shiflett, S. C., Schleifer, S. J., Bartlett, J. A.: Immunological effects of massage therapy during academic stress. Psychosomatic medicine 2000; 62: 83–4

[6] Diego, M. A., Field, T., Hernandez-Reif, M., Shaw, K., Friedman, L., Ironson, G.: HIV adolescents show improved immune function following massage therapy. The International journal of neuroscience 2001; 106: 35–45

[7] Hernandez-Reif, M., Ironson, G., Field, T., Hurley, J., Katz, G., Diego, M., Weiss, S., Fletcher, M. A., Schanberg, S., Kuhn, C., Burman, I.: Breast cancer patients have improved immune and neuroendocrine functions following massage therapy. Journal of psychosomatic research 2004; 57: 45–52

[8] Hernandez-Reif, M., Field, T., Ironson, G., Beutler, J., Vera, Y., Hurley, J., Fletcher, M. A., Schanberg, S., Kuhn, C., Fraser, M.: Natural killer cells and lymphocytes increase in women with breast cancer following massage therapy. The International journal of neuroscience 2005; 115: 495–510

Wibke Weisheit, Melanie Wollenschein, Christiane Woopen, Anke Rohde

„Ratio contra Emotion?" Männer und Frauen im Entscheidungsprozess nach pathologischem PND-Befund

1. Hintergrund

Werdende Eltern, bei deren Kind im Rahmen einer pränataldiagnostischen Untersuchung ein pathologischer Befund festgestellt wurde, stehen vor einer besonderen Herausforderung. Bei der prinzipiell vorhandenen Option eines Schwangerschaftsabbruchs besteht für sie die Schwierigkeit, die zu erwartende Situation mit dem Kind einzuschätzen, um dann zu einer Entscheidung für oder gegen das Fortsetzen der Schwangerschaft zu kommen. Aus eigenen Vorarbeiten (Rohde/Woopen 2007) ergab sich die Fragestellung, wie die betroffenen Frauen und Männer diesen Entscheidungsprozess erleben, wie sie zu einer Meinung kommen und welche Unterstützung sie dabei benötigen. Diese Fragestellungen waren bislang kaum Gegenstand von Forschungsarbeiten.

2. Methode

In dem aktuell laufenden Projekt „Entscheidungsprozesse im Kontext von Pränataldiagnostik" werden seit März 2008 Frauen und Männer, bei deren ungeborenem Kind ein pathologischer PND-Befund festgestellt wurde, in eine prospektive Verlaufsuntersuchung eingeschlossen. In halbstrukturierten Interviews werden die Frauen und Männer vier bis acht Wochen nach Mitteilung der endgültigen Diagnose dazu befragt, wie sie die Zeit der Meinungsbildung erlebt haben, wie sie in der Partnerschaft mit dieser Situation umgegangen sind und welche Faktoren ihre Entscheidung (Austragen oder Abbruch) beeinflusst haben. Die Interviews werden transkribiert und inhaltsanalytisch ausgewertet.

Aktuell liegen die Daten von 26 Frauen und 17 Männern vor, die sich in einem Entscheidungskonflikt befanden, darunter 15 Paare. Das Spektrum der gestellten Diagnosen umfasst chromosomale Fehlbildungen, Fehlbildungen des ZNS und andere körperliche Fehlbildungen. Im Folgenden werden ausschnitthaft einige Ergebnisse aus der qualitativen Auswertung dargestellt.

3. Ergebnisse

Reaktionen auf die Diagnose

Die meisten der befragten Paare erfuhren anlässlich einer Ultraschall-Untersuchung im Rahmen eines Routinetermins oder anlässlich eines Organultraschalls von der Erkrankung/Behinderung ihres Kindes. Die Betroffenen berichteten, dass in dieser Situation ein breites Spektrum an Gefühlen entstanden sei. Die berichteten *Gefühle* umfassen Ängste und Befürchtungen, Niedergeschlagenheit und Traurigkeit, Schuldgefühle, Ärger und Wut sowie Hilflosigkeit. Im Vordergrund stand nach den Aussagen der Betroffenen jedoch zunächst die Schockreaktion:

> *„Gar kein Gefühl! … nicht was ist morgen, was ist übermorgen, gar nichts, also die Zeit verliert sich, der Raum verliert sich eigentlich. Als ob alles irgendwie bodenlos wird, aber trotzdem organisiert man alles noch."* (Zitat einer Frau)

Diese emotionale Reaktion fand sich in den Berichten sowohl der Patientinnen als auch ihrer Partner. Einige Partner gaben zusätzlich an, sich nach der Diagnosemitteilung ausgeschlossen gefühlt zu haben. So berichtete ein Partner:

> *„Dennoch war es für mich sehr, sehr schwer, weil in diesem ganzen Prozess sehr viel Frustration und Wut hochkam, weil meine Partnerin das quasi auch im Alleingang gemacht hätte. Was ihr auch zusteht, aber aus irrationalen Gründen hatte ich das Gefühl, ich hab jetzt nicht die Kompetenz, weil ich es nicht im Bauch habe. Die Möglichkeit zu haben, dass ich Nein sagen darf dazu, die wurde mir quasi genommen. Ja, da ging viel Irrationales ab in der Zeit, klar."* (Zitat eines Partners)

Auf *gedanklicher Ebene* dominierte in der Reaktion auf die Diagnose laut den Aussagen der Frauen und Männer das Nicht-Wahrhaben-Wollen, die Hoffnung auf ein Wunder bzw. „magisches Denken" und die Veränderung in der Beziehung zum Kind (Intensivierung oder Distanzierung). Partner berichteten darüber hinaus auch über Sorgen um ihre Partnerin sowie die gedankliche Beschäftigung mit der Bemühung, den Alltag für das/die Geschwisterkind/er aufrechtzuerhalten.

Die Aussagen der Betroffenen verdeutlichen, dass sie die beschriebenen emotionalen und kognitiven Reaktionen auch bei ihren Partner/-innen wahrnehmen. Hier zeigten sich einige *geschlechtsspezifische Unterschiede*. So gaben einige Frauen an, ihr Partner habe seine Gefühle nicht gezeigt oder teile generell wenig von seinem inneren Erleben mit, z. B.:

> *„Bei der Frauenärztin er hat noch gesagt, vielleicht hat sie was falsch gesehen, sie hat ja einen alten Ultraschall, hat sie gesagt, beruhige dich, muss ja noch nicht sein. Aber ich glaube, mein Mann ist auch ein anderer Mensch. Mein Mann ist ein Mensch, der seine Gefühle nach außen nicht unbedingt zeigt. Seine Gefühle, seine Innenwelt sieht man nicht gut. Vielleicht leidet er mehr als ich. Aber ich zeige das und er nicht."* (Zitat einer Frau)

Einige Aussagen der Partner deuten darauf hin, dass die Heftigkeit der Reaktion ihrer Partnerinnen sie überrascht habe oder für sie nicht nachvollziehbar erschien. So äußerte ein Partner:

> *„Ja, und dann ging das natürlich los. Als der Verdacht geäußert war, ab da ging das schon bergab, sie hat sich da schon selbst verrückt gemacht. Das wurde immer schlimmer. Da hat sie sich so reingesteigert, dass es dann eigentlich eine Erlösung war, wie es dann nachher hieß, das Kind ist krank."* (Zitat eines Partners)

Zusammenfassend zeigten sich also hier bei ähnlichem emotionalem Erleben und ähnlichen kognitiven Reaktionen Unterschiede im Emotions*ausdruck*.

Entscheidungskriterien

In den Aussagen zu den Kriterien, die die Betroffenen im Entscheidungsprozess in Betracht gezogen haben, wird eine Vielzahl von Aspekten deutlich.

Die Frauen und Männer unterschieden sich diesbezüglich nicht wesentlich. Die Art der Behinderung bzw. Krankheit, Behandlungs- und Unterstützungsmöglichkeiten, eigene Erfahrungen mit Behinderung und ethische/religiöse Gründe nannten die befragten Paare als Kriterium sowohl für das Austragen als auch für den Abbruch der Schwangerschaft. Weitere genannte Kriterien für das Austragen waren das Schwangerschaftsalter, ein starker Kinderwunsch und die erwartete eigene Belastung durch den Verlust des Kindes. Als Kriterien für den Abbruch der Schwangerschaft wurden angeführt, dem Kind Leiden ersparen zu wollen, das eigene Alter bzw. die Schwierigkeit der Betreuung des Kindes, wenn die Eltern nicht mehr leben, sowie die Einstellungen der Gesellschaft gegenüber Behinderten. Die Aussagen einiger Betroffener lassen erkennen, dass in der retrospektiven Betrachtung das „Herz" eine Rolle für die Entscheidung für das Austragen und die „Vernunft" eine Rolle für die Entscheidung zum Schwangerschaftsabbruch gespielt habe. Die Aussage einer Frau illustriert diese „Herzensentscheidung":

> *„Vernunftsmäßig hätte ich mich gegen das Kind entschieden. Aber das ist keine Vernunftentscheidung, das ist einfach eine Herzentscheidung. Und wenn man dann das Herz überhört, macht man einen größeren Fehler. Bei uns hat das Herz nie dagegen gesprochen. Sondern nur die Ratschläge von außen, die haben dann an die Vernunft appelliert. Im Grunde ist das Herz immer für das Kind."* (Zitat einer Frau)

Die „Vernunftentscheidung" verdeutlicht die Aussage eines Mannes:

> *„Aber am Ende, wenn dann der Verstand wieder funktioniert und man die Argumente auf den Tisch legt, dann sagt man, vielleicht haben wir jetzt einfach die Verantwortung zu tragen, dem Kind so wenig Leiden zuzumuten, wie es in unserer Macht steht. Und müssen unsere persönlichen Interessen und Gewissenskonflikte dann dahinter zurückstellen."* (Zitat eines Partners)

Unterschiedliche Ansichten

Eine besondere Herausforderung im Meinungsbildungsprozess ist gegeben, wenn die Frauen und ihre Partner unterschiedlicher Ansicht bzgl. des weiteren Vorgehens sind. Die Aussage einer Frau, die ursprünglich zum Schwangerschaftsabbruch tendierte, sich dann aber aufgrund der Reaktion ihres Mannes für das Austragen entschied, verdeutlicht dies:

> *„Die Entscheidung zu fällen ist die eine Sache. Da kann man gut sagen, es ist eine Entscheidung der Frau, und die Frau fällt die Entscheidung im Grunde genommen aus ihrem Herzen raus. Und die andere Sache ist eben dieses gemeinsame Tragen. Nachdem wir uns im Alltag wieder ein bisschen gefangen hatten, da merkte ich schon, dass mein Mann eigentlich so einen Abbruch überhaupt nicht akzeptieren könnte. Und trotzdem man eine sehr stabile Ehe führt und das die große Liebe ist, macht man sich dann natürlich auch Gedanken. So ein Problem hatten wir ja noch nicht, das ist die schwierigste Entscheidung des Lebens, weil sie einfach unmenschlich ist."* (Zitat einer Frau)

Nach den Aussagen der Betroffenen ergibt sich eine Uneinigkeit häufig aus einem ungleichen Informationsstand zur Diagnose des Kindes und den Handlungsoptionen bzw. aus einer unterschiedlichen Verarbeitung der gesammelten Informationen, die vor dem Hintergrund der individuellen psychischen Situation bei und nach der Diagnosemitteilung zu erklären ist. Weiterhin führen Unterschiede in der Erwartung, wie sich das Leben mit dem Kind gestalten wird, sowie die ethische/religiöse Orientierung der Frauen und Partner zu Meinungsdifferenzen. In dieser Situation der Uneinigkeit nannten die Paare die Sammlung von Informationen sowie gemeinsame Zeit und Gelegenheiten zum Austausch über Argumente, die für oder gegen das Fortsetzen der Schwangerschaft sprechen, als hilfreich. Die umfassende ärztliche und psychosoziale Beratung stellte daher laut ihren Aussagen für den Entscheidungsprozess insgesamt und für den Umgang mit Meinungsdifferenzen eine große Unterstützung dar.

Mit dem Treffen der Entscheidung ist der psychische Prozess jedoch noch nicht abgeschlossen. Die Aussagen der Betroffenen zeigen, dass der Entscheidungsprozess auch mit zeitlichem Abstand in ihrem gefühlsmäßigen Erleben noch sehr präsent sein kann. Zum Beispiel berichtete ein Partner fünf Monate nach der Entscheidung:

„(Diese Zeit) ist natürlich präsent, in dem Sinne, dass das ein Riesenlebensprozess ist, auch ein Lernprozess, ein Prozess, wo man sich unglaublich intensiv auseinandersetzt, bis in die tiefste Tiefe, den tiefsten Schmerz. Das wird sicher eine existenzielle Erfahrung sein für mein Leben, diese Phase. Gar keine Frage." (Zitat eines Partners)

4. Fazit

Die Auseinandersetzung über ein Leben mit einem kranken/behinderten Kind einerseits oder über die Konsequenzen eines Schwangerschaftsabbruchs andererseits stellt für die Paare eine hohe psychische Belastung dar. Im Umgang mit dieser Situation deuten sich Unterschiede zwischen Frauen und Männern bzgl. des nach außen sichtbaren Emotionsausdrucks und der Verhaltensweisen zur Emotionsregulation an. Dies kann erklären, warum Männern eher der „rationale" und Frauen eher der „emotionale" Part zugeschrieben wird. Die Frauen und Männer in unserer Untersuchung berichten jedoch ein sehr ähnliches emotionales Erleben, sodass sich die Zuordnung „Ratio contra Emotion" auf dieser Ebene nicht aufrechterhalten lässt. Die Entscheidungsfindung im Kontext von PND ist ein komplexer Prozess, der durch die unterschiedliche Perspektive der Partner erschwert werden kann. Daher sollte ein ausreichendes Zeitfenster für eine sichere Entscheidung zur Verfügung gestellt werden. Der ärztlichen und der psychosozialen Beratung kommt dabei eine hohe Bedeutung zu.

Literatur

Rohde, A., Woopen, C. (2007): Psychosoziale Beratung im Kontext von Pränataldiagnostik. Evaluation der Modellprojekte in Bonn, Düsseldorf und Essen. Köln: Deutscher Ärzte-Verlag

Nadine Schlotz, Johanna Louda, Anke Rohde

Heimlich geboren, ausgesetzt und doch angenommen – Verlauf und Ausgang verdrängter Schwangerschaften

Verdrängte Schwangerschaft: Definition/in Zahlen

„Meine Blinddarmentzündung hat zwei Arme und Beine!" So oder so ähnlich berichten Frauen von der Überraschung, die sie bei der Entbindung ihres Kindes erlebt haben. Nichtsahnend – unter starken Schmerzen – suchen sie einen Arzt auf und bekommen erstmalig mit dem Kind die Diagnose „Schwangerschaft". Dies kann einen Extremfall einer verdrängten Schwangerschaft darstellen: Die Gravidität bleibt unbemerkt, außerhalb jeglicher bewusster Wahrnehmung – bis zur Entbindung. Bei immerhin einer von 2455 Geburten ist das der Fall (Wessel et al. 2007). Weitaus häufiger ist die Verdrängung der Schwangerschaft bis zur 20. SSW oder später. Auf 475 Schwangerschaften kommt eine, bei der die Frau die erstmalige ärztliche Diagnose „Schwangerschaft" in diesem Zeitraum erhält (Wessel et al. 2003).

Die Verdrängung einer Schwangerschaft kann verschiedenste Facetten aufweisen. Mangelnde Körperwahrnehmung, ein unregelmäßiger Zyklus und kaum wahrnehmbare körperliche Veränderungen können mögliche Erklärungen darstellen. Doch auch psychische Mechanismen, Persönlichkeitsmerkmale und defizitäre Problemlösestrategien oder problematische Partnerschaftskonstellationen spielen dabei unter Umständen eine ebenso wesentliche Rolle.

Im Folgenden werden drei klinische Fälle dargestellt, bei denen sich bei ähnlicher Verdrängungsdynamik unterschiedliche Verläufe ergeben haben.

Fallbeispiel: Frau A

	Frau A
Soziodemografie	24 J.; ledig; Studentin; wohnhaft bei pflegebedürftiger Großmutter; Erstgravida
Körperwahrnehmung	nimmt keinerlei SS-Symptome wahr; erst in 38. SSW Realisierung der SS; regelmäßige Periode
Entbindungssituation	stellt Wehen selbst fest, ruft Krankenwagen; Entbindung unter falschem Namen in einer Klinik
Verlauf	Mitnahme des Kindes nach zweitägigem stationärem Aufenthalt; zwei Tage später: Besuch der Großmutter in der Klinik: dort Zurücklassen des Kindes auf der Toilette der Unifrauenklinik; meldet sich einen Tag später und lebt nach einer Zeit in einem Mutter-Kind-Heim inzwischen mit Tochter in eigener Wohnung

Verdrängungsdynamik – ein Erklärungsversuch:

Körperwahrnehmung: Für Frau A war es nie ungewöhnlich, Gewichtsschwankungen von mehreren Kilos zu haben. Ihre Periode war schon immer sehr schwach, was sich in ihrem Empfinden auch während der Schwangerschaft nicht geändert hat. Erst im Nachhinein könne sie sagen, dass ihr Bauch „praller und die Haut straffer" geworden seien. Erst gegen Ende der Schwangerschaft kam ab und an doch der Gedanke, dass die Veränderungen an ihrem Bauch mit einer Schwangerschaft zusammenhängen könnten. Diese seltenen Gedanken habe sie jedoch „beiseitegeschoben und nicht mehr darüber nachgedacht".

Stressfaktoren: Nicht nur die Ablenkung durch die Pflege ihrer kranken Großmutter und den damit verbundenen Sorgen, sondern auch das engagierte Studium ließen Frau A offenbar keinen Raum, sich mit sich selbst oder gar einer möglichen Schwangerschaft zu beschäftigen.

Fallbeispiel: Frau B

	Frau B
Soziodemografie	32 J.; geschieden; mittlere Reife, Kellnerin; lebt zum Zeitpunkt der Entbindung allein; bereits 11-jähriges Kind, das beim Kindsvater lebt
Körperwahrnehmung	nimmt keinerlei Symptome wahr; schon immer unregelmäßige Periode; Realisierung der SS erst mit der Entbindung
Entbindungssituation	von Geburt überrascht; starke Bauchschmerzen, die sie nicht als Wehen erkennt; entbindet alleine im Bad
Verlauf	in Akutsituation der Geburt: Panik/kurzer Impuls zur aktiven Tötung des Kindes; im Verlauf: Pflege des Kindes, aber weiterhin Verheimlichung (Kind ist nicht behördlich gemeldet, keine Krankenversicherung etc.); Isolation, depressive Entwicklung, bis sie nach 1,5 Jahren Hilfe aufsucht

Verdrängungsdynamik – ein Erklärungsversuch:

Körperwahrnehmung: Frau B hatte offenbar schon immer eine gering ausgeprägte Körperwahrnehmung und hat auch ihre erste Schwangerschaft bemerkte sie erst sehr spät – im fünften Monat. Sie selbst beschreibt sich als eine Person, die ihrem Körper generell wenig Aufmerksamkeit widmet. Ein unregelmäßiger Zyklus sei aufgrund ihres geringen Körpergewichts „nichts Außergewöhnliches" gewesen. Während der Schwangerschaft waren Symptome wie Übelkeit, Gewichtszunahme etc. für sie nicht vorhanden. Im Vergleich zur ersten Schwangerschaft habe sie weder einen dicken Bauch noch Kindsbewegungen gehabt. Dieses für Frau B Fehlen von klassischen körperlichen Schwangerschaftssymptomen und einer von Stress geprägten Zeit könnten für die Verdrängung ausschlaggebend gewesen sein.

Stressfaktoren: Während der Schwangerschaft arbeitete sie ca. 18 Stunden täglich als Kellnerin, um ihren Lebensunterhalt und den ihres Partners zu finanzieren. Zudem war diese Zeit von Konflikten in der Beziehung bestimmt, welche sich v. a. um die Alkohol- und Spielsucht des Partners drehten. Es folgte die von Frau B initiierte Trennung und der Umzug in eine eigene Wohnung. Sie selbst findet keine Erklärung dafür, die Schwangerschaft in keiner Weise wahrgenommen zu haben („Ich kann mir das selbst immer noch nicht erklären, ich verstehe das nicht!").

Fallbeispiel: Frau C

	Frau C
Soziodemografie	22 J.; „unglückliche Geliebte"; Studentin; wohnhaft in elterlicher Wohnung mit Mutter und Bruder; Erstgravida
Körperwahrnehmung	leidet bei vorhandener Essstörung unter Gewichtszunahme; realisiert SS in der 22. SSW
Entbindungssituation	während der SS: wegen der ausgeprägten psychischen Belastung Planung Sectio in der 35. SSW; schaut sich Kind nicht an
Verlauf	schon während der SS: Plan der Adoptionsfreigabe und aktive Beteiligung am Verfahren (sucht Eltern aus); kurz vor Notartermin: Wunsch, das Kind doch noch zu sehen; dies bestätigt sie in ihrer Entscheidung zur Adoptionsfreigabe; inzwischen: E-Mail-Fotos des Kindes durch Adoptiveltern

Verdrängungsdynamik – ein Erklärungsversuch:

Körperwahrnehmung: Frau Cs Körperwahrnehmung war schon immer von einem geringen Selbstwert im Zusammenhang mit der anorektischen Problematik geprägt. Die Tatsache, durch ihr (Ess-)Verhalten keinen Einfluss mehr auf ihre Figur und ihr Gewicht zu haben, schien für sie so unerträglich zu sein, dass sie diese Tatsache nur noch „beiseiteschieben" konnte. Sie schaute sich nicht mehr im Spiegel an, wusch ihren Bauch während des Duschens nicht und vermied jegliche Berührungen. Zum Arzt wollte sie nicht gehen, da sie die Schwangerschaft dann „schwarz auf weiß" gehabt hätte und keine Möglichkeit der Verdrängung geblieben wäre. Mit Fortschreiten der Schwangerschaft vergrößerte sich ihr Bauch und ihr ging es psychisch zunehmend schlechter.

Stressfaktoren: Ihr Schlaf war gestört, sie weinte häufig und konnte sich kaum noch konzentrieren. Diese Last durch die depressive Entwicklung auf der einen Seite und den Kontrollverlust über ihre Figur auf der anderen Seite führten schließlich zum Aufsuchen einer Gynäkologin. Mit ärztlicher Bestätigung der befürchteten Schwangerschaft begann die aktive Auseinandersetzung mit der Situation, und es fiel der Entschluss zur Adoptionsfreigabe.

Als zusätzlicher Belastungsfaktor stellte sich die Beziehung zum Kindsvater heraus. Zu diesem hatte Frau C eine langjährige Beziehung in Form einer für ihn unverbindlichen Affäre. Sie selbst habe immer auf eine ernsthafte Partnerschaft gehofft und befürchtete, den Kindsvater mit der Schwangerschaft zu belasten.

Neonatizid – möglicher Ausgang einer verdrängten Schwangerschaft

Anhand dieser drei Falldarstellungen soll eine Idee davon vermittelt werden, wie ähnlich sich Verdrängungsmechanismen darstellen können und wie unterschiedlich sich dann der Umgang mit einer solchen Situation gestaltet. Eine gering ausgeprägte Körperwahrnehmung oder auch das Fehlen oder die Fehlinterpretation von klassischen Schwangerschaftssymptomen scheinen vielen Fällen von Schwangerschaftsverdrängung zugrunde zu liegen. In Kombination mit psychosozialen Belastungsfaktoren (s. o.: z. B. konflikthafte Partnerschaftskonstellationen, Stress etc.) und der Neigung, eigene Bedürfnisse kaum wahrzunehmen und Problemen mit Rückzug und „Beiseiteschieben" zu begegnen, scheint die Verdrängung eine Möglichkeit des Umgangs mit der ungewünschten Situation zu sein.

Da sich eine solche Dynamik auch bei Frauen beobachten lässt, die nach einer verdrängten Schwangerschaft die Tötung ihres neugeborenen Kindes als in diesem Moment einzigen Weg wahrnehmen, ist es bei diesen Frauen besonders wichtig, einige Dinge in der Praxis zu beachten, um einen solch tragischen Ausgang möglicherweise zu verhindern. Zeit und Raum nehmen, um Hintergründe für die recht späte Wahrnehmung der Schwangerschaft zu erfragen, stellen dabei die Basis dar. Da sich diese Patientinnen in der Regel wenig mit der Situation auseinandergesetzt haben, ist eine genaue Aufklärung über die Schwangerschaft und ihren Verlauf unabdingbar, verbunden mit der Ausstellung des Mutterpasses. Die Empfehlung einer Beratungsstelle kann einen weiteren Schritt in Richtung aktiver Auseinandersetzung unterstützen.

Tragischer Zufall oder tragisches ärztliches Fehlverhalten?

Einen tragischen Ausgang einer negierten Schwangerschaft stellt der Fall von Frau D dar. Die 24-jährige Schwangere, die bereits einen Abort und einen frühen Schwangerschaftsabbruch (unverarbeitet) in ihrer Vorgeschichte aufweist, stellt sich nach ähnlicher Verdrängungsdynamik wie bei den o. g. Frauen bei einer Gynäkologin mit der Fragestellung nach einer Schwangerschaft vor. Diese wird bestätigt und auf die 37. SSW geschätzt. Frau D berichtet ihrer Ärztin von der bisherigen Verdrängung der Schwangerschaft und erkundigt sich nach der Möglichkeit einer Sectio mit evtl. folgender Adoptionsfreigabe. Daraufhin erfolgt eine routinemäßige Behandlung, ohne auf die augenscheinliche Problematik einzugehen: Es erfolgt keine gesonderte Nachfrage nach den Umständen der bisherigen Schwangerschaft/Verdrängung, auch keine Aufklärung über eventuelle vorzeitige Anzeichen einer Geburt und den entsprechendem Umgang mit ebensolchen. Frau D erhält lediglich Informationsmaterial/ Adressen zu Adoptionsverfahren und einen Wiedervorstellungstermin eine Woche später, in dem dann auch der Mutterpass ausgestellt werden soll. Tragischerweise kommt es anders: Zwei Tage nach dieser ersten Vorsorgeuntersuchung setzt in der Nacht die Geburt ein. Es kommt zum Geburtsstillstand, dem Frau D mit Selbsthilfemaßnahmen begegnet und unter Aufbietung aller Kräfte das Kind herauszieht. Später kann ein rechtsmedizinisches Gutachten bestätigen, dass diese Maßnahmen letztendlich zum Tod des Kindes geführt haben. Nach neunmonatiger Untersuchungshaft wird Frau D schließlich frei-gesprochen. Die Gynäkologin bemerkt im Rahmen ihrer Zeugenvernehmung, dass sie keine Veranlassung gesehen habe, anders mit dieser Patientin umzu-gehen: „Sie hat ja schon gewusst, dass sie das Kind zur Adoption freigeben möchte."

Literatur

Wessel, J., Endrikat, J., Kästner, R. (2003): Verdrängte Schwangerschaft. Geburtshilfe Frauenheilkunde; 63, 577–580

Wessel, J., Wille, R., Beier, M. (2007): Schwangerschaftsnegierung als reproduk-tive Dysfunktion: Ein Vorschlag für die internationalen Klassifikationssysteme. Sexuologie, 14, 6–77

Antje Bittner, Judith Richter, Cornelia Müller, Juliane Junge-Hoffmeister,
Kerstin Weidner

Effekte eines Gruppenprogramms zur Frühintervention bei Stress, Angst und depressiven Beschwerden in der Schwangerschaft – eine Pilotstudie

Einleitung

Die Schwangerschaft wird in der Bevölkerung im Allgemeinen als eine glück-liche Zeit angesehen. Dabei wird allerdings übersehen, dass es sich auch um eine Zeit handelt, in der enorme Adaptationsleistungen der werdenden Mutter an die neue Lebenssituation verlangt werden. Vielen Schwangeren gelingt dieser Anpassungsprozess gut. Allerdings konnten Studien zeigen, dass die Prävalenz psychischer Störungen in der Schwangerschaft nicht geringer ist als in anderen Lebensphasen (Bennett et al. 2004). So fanden Anderson et al. (2003) eine Punktprävalenz von 14,1 % für das Vorhandensein irgendeiner psychiatrischen Störung im 2. Trimenon (3,3 % Major Depression; 6,9 % Minor Depression; 6,6 % Angststörungen). Die Häufigkeit von Stress, depressiven Symptomen und subjektiver Belastung wird nochmals höher als diese Prävalenzraten eingeschätzt. Zwischen 30 % und 40 % der Schwangeren sind betroffen (Halbreich 2004, 2005). Eine Reihe von Studien konnte nachweisen, dass erhöhte Stress-, Angst- und Depressionslevel in der Schwangerschaft negative Auswirkungen auf den Fetus, den Schwangerschaftsverlauf, die Geburt sowie die Entwicklung des Kindes in den folgenden Lebensjahren haben (Alder et al. 2007; Monk 2001). Diesen Befunden gegenüber steht eine nur geringe Anzahl von Studien, die systematisch untersucht haben, inwieweit Angst- und depressive Symptome in der Schwangerschaft reduziert werden können und ob diese Reduktion positive Auswirkungen hinsichtlich des Auftretens von Schwangerschafts- und Geburtskomplikationen sowie die Entwicklung des Kindes hat. Die Forschung auf diesem Gebiet hat sich bisher vor allem mit kognitiv-behavioralen Interventionen bei klinisch manifesten Geburtsängsten beschäftigt (Lukesch et al. 1980; Ringler et al. 1981; Saisto et al. 2001; Saisto et al. 2006). Einige Untersuchungen geben erste Hinweise darauf, dass ängstliche und depressive Symptome bei schwangeren Frauen durch

Entspannungstechniken, soziale Unterstützung und die Vermittlung von Strategien zur Stressbewältigung reduziert werden können und dies auch Auswirkungen auf den Geburtsprozess (z. B. weniger Kaiserschnittgeburten, operative vaginale Geburten) sowie das Verhalten des Neugeborenen haben könnte (z. B. weniger hyperaktives, reizbares, irritables Verhalten) (Bastani et al. 2006; Field et al. 1985; Teixeira et al. 2005; Urizar et al. 2004). Im deutschen Sprachraum konnte z. B. gezeigt werden, dass sich mithilfe einer supportiven, edukativen Intervention in der Schwangerschaft im CL-Dienst eine signifikante langfristige Angstreduktion erreichen lässt (Weidner et al. 2006). Aufbauend auf diesen Forschungsergebnissen ist das übergeordnete Ziel des hier vorgestellten Pilotprojektes, ein auf kognitiv-behavioralen Ansätzen basierendes Gruppenprogramm für Schwangere mit subklinisch erhöhten Stress-, Angst- bzw. Depressionswerten zu etablieren und zu evaluieren.

Methodik

Studiendesign

Es handelt sich um eine laufende längsschnittliche Studie (siehe Abbildung 1). Es wurden bisher 650 schwangere Frauen im ersten Trimenon hinsichtlich Stress (Prenatal Distress Questionnaire, PDQ; Yali und Lobel 1999), Angst (State-Trait-Angstinventar, STAI; Laux et al. 1981) und Depressivität (Beck-Depressions-Inventar – vereinfachte Form, BDI-V; Schmitt et al. 2006, Schmitt et al. 2003) in Dresdner Frauenarztpraxen gescreent. Frauen mit erhöhten Werten werden zur Teilnahme an der Interventionsstudie eingeladen; es erfolgt eine ausführliche standardisierte Diagnostik mit dem Composite International Diagnostic Interview. Die Teilnehmerinnen werden randomisiert einer Interventions- (IG) und einer Kontrollgruppe (KG) zugeordnet. Die Interventionsgruppe nimmt im zweiten Trimenon an einem achtwöchigen Gruppenprogramm mit psychoedukativen und kognitiv-behavioralen Elementen zum Umgang mit Stress, Angst und Depressivität teil. Prä-Post-Daten der randomisierten Interventions- und Kontrollgruppe liegen aktuell von insgesamt 45 Probandinnen vor (IG: N = 16; KG: N = 29).

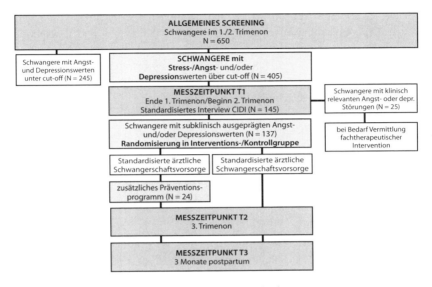

Abbildung 1: Studienablauf

Das Gruppenprogramm

Das Gruppenprogramm „LOS – Lebensfroh und optimistisch durch die Schwangerschaft" ist ein psychologisches, auf kognitiv-behavioralen Grundsätzen basierendes Gruppenprogramm zum Umgang mit Stress, Ängsten und depressiven Gefühlen. Darüber hinaus sollen Informationen zu schwangerschaftsspezifischen psychischen Störungen, postpartalen psychischen Störungen sowie Informationen zum Umgang mit einem Neugeborenen/Säugling vermittelt werden. Eine sehr wichtige Komponente ist das Erlernen eines systematischen Entspannungsverfahrens, um auch auf physiologischer Ebene Veränderungen bewirken zu können. Die Programmentwicklung erfolgte in Kooperation mit Dr. Juliane Junge-Hoffmeister; wesentliche Kernelemente des Gruppenprogramms basieren auf dem Trainingsprogramm GO!, welches Ängsten und Depression bei Jugendlichen vorbeugen möchte (Junge et al. 2002).

Das Gruppenprogramm wird in acht Sitzungen à 90 Minuten von erfahrenen Dipl.-Psychologinnen durchgeführt. Die Sitzungen haben folgende Themen:

— Sitzung 1: Einführung in das Programm: Ein Modell für Stress.
— Sitzung 2: Stress in der Schwangerschaft: Wie gehe ich damit um?
— Sitzung 3: Selbstsicherheit und Problemlösen.
— Sitzung 4: Ängste in der Schwangerschaft.
— Sitzung 5: Vorbeugung und Bewältigung von Ängsten.
— Sitzung 6: Stimmungsschwankungen in der Schwangerschaft.
— Sitzung 7: Die bevorstehende Elternschaft.
— Sitzung 8: Zusammenfassung und Abschluss.

Erste Ergebnisse

Erste vorläufige Analysen (laufende Studie) zeigen, dass ca. 9 % der Schwangeren im ersten Trimenon klinisch relevante depressive Symptomatik aufwiesen. Das Gruppenprogramm wurde überwiegend positiv von den Kursteilnehmerinnen bewertet (siehe Abb. 2). Die Probandinnen gaben an, in den Bereichen allgemeiner Informationsgewinn, emotionale Entlastung durch das Programm, Relevanz für den persönlichen Alltag und Umsetzbarkeit im privaten Umfeld viel von dem Gruppenprogramm profitiert zu haben. Die Art der Informationsvermittlung im Kurs (Methodik, Arbeitsmaterialien, Hausaufgaben) wurde als gut bis sehr gut eingeschätzt; die Kursleiterinnen wurden in ihren Kompetenzen ebenfalls als sehr gut eingestuft. Der nächste wichtige Auswertungsschritt besteht in der Analyse der Prä-Post- sowie Katamnese-Daten hinsichtlich der Wirksamkeit des Präventionsprogramms bezüglich Stress,- Angst- und Depressionssymptomatik sowie kognitiven Risikofaktoren (z. B. Angstsensitivität, dysfunktionale Einstellungen). Insgesamt ist im Bereich der Prävention mit kleinen Effekten zu rechnen. Das aktuell vorliegende N = 45 erscheint insbesondere vor diesem Hintergrund als zu klein, um zuverlässige Aussagen zu diesem Thema zu treffen. Hier sei an dieser Stelle auf zukünftige Publikationen unserer Arbeitsgruppe nach Projektabschluss verwiesen.

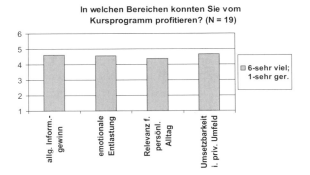

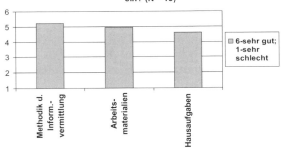

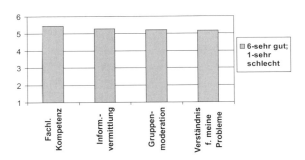

Abbildung 2: Bewertung des Programms durch die Teilnehmerinnen

Diskussion und Schlussfolgerungen

Klinisch relevante depressive Symptomatik liegt ca. jeder zehnten Schwangeren im ersten Trimenon vor, was die hohe Bedeutsamkeit von Frühinterventionsmaßnahmen in diesem Bereich unterstreicht. Das Gruppenprogramm wurde von den Teilnehmerinnen positiv evaluiert, die Umsetzbarkeit der erarbeiteten Strategien als gut bewertet. Zukünftige Analysen nach Abschluss der Datenerhebung müssen zeigen, ob sich über die subjektiv positiven Bewertungen des Gruppenprogramms hinaus auch präventive bzw. therapeutische Effekte auf Symptom- und Risikofaktorenebene zeigen.

Literatur

Alder, J., Fink, N., Bitzer, J., Hösli, I., und Holzgreve, W. (2007): Depression and anxiety during pregnancy: A risk factor for obstetric, fetal and neonatal outcome? A critical review of the literature. The Journal of Maternal-Fetal and Neonatal Medicine, 20 (3), 189–209

Anderson, L., Sundstrom-Poromaa, I., Bixo, M., Wulff, M., Bondestam, K., und Astrom, M. (2003): Point prevalence of psychiatric disorders during the second trimester of pregnancy: A population-based study. American Journal of Obstetrics and Gynecology, 189 (1), 148–154

Bastani, F., Hidarnia, A., Montgomery, K. S., Aguilar-Vafaei, M. E., und Kazemnejad, A. (2006): Does relaxation education in anxious primigravid iranian women influence adverse pregnancy outcomes? A randomized controlled trial. Journal Of Perinatal & Neonatal Nursing, 20 (2), 138–146

Bennett, H. A., Einarson, A., Taddio, A., Koren, G., und Einarson, T. R. (2004): Prevalence of depression during pregnancy: Systematic review. Obstetrics and Gynecology, 103 (4), 698–709

Field, T., Sandberg, D., Quetel, T. A., Garcia, R., und Rosario, M. (1985): Effects of ultrasound feedback on pregnancy anxiety, fetal activity, and neonatal outcome. Obstetrics and Gynecology, 66 (4), 525–528

Halbreich, U. (2004): Prevalence of mood symptoms and depressions during pregnancy: Implications for clinical practice and research. CNS Spectrums, 9 (3), 177–184

Halbreich, U. (2005): The association between pregnancy processes, preterm delivery, low birth weight, and postpartum depressions – the need for interdisciplinary integration. American Journal of Obstetrics and Gynecology, 193 (4), 1312–1322

Junge, J., Neumer, S., Manz, R., und Margraf, J. (2002): Gesundheit und Optimismus. Trainingsprogramm für Jugendliche. Weinheim: Beltz

Laux, L., Glanzmann, P., Schaffner, P., und Spielberger, C. D. (1981): Das State-Trait-Angstinventar. Theoretische Grundlagen und Handanweisung. Weinheim: Beltz

Lukesch, H., Kochenstein, P., und Holz, C. (1980): Therapeutische Interventionen bei Erstgebärenden mit Geburtängsten. Zeitschrift für Geburtshilfe und Perinatologie, 184 (4), 303–309

Monk, C. (2001): Stress and mood disorders during pregnancy: Implications for child development. Psychiatric Quarterly, 72 (4), 347–357

Ringler, M., Pavelka, R., und Loziczky, G. (1981): Evaluation eines Geburtsvorbereitungsprogrammes durch Angstbewältigungs- und Wehenkontrolltraining. Verhaltenstherapie und psychosoziale Praxis, 13 (3), 407–418

Saisto, T., Salmela-Aro, K., Nurmi, J. E., Kononen, T., und Halmesmaki, E. (2001): A randomized controlled trial of intervention in fear of childbirth. Obstetrics And Gynecology, 98 (5), 820–826

Saisto, T., Toivanen, R., Salmela-Aro, K., und Halmesmaki, E. (2006): Therapeutic group psychoeducation and relaxation in treating fear of childbirth. Acta Obstetricia Et Gynecologica Scandinavica, 85 (11), 1315–1319

Schmitt, M., Altstötter-Gleich, C., Hinz, A., Maes, J., und Brähler, E. (2006): Normwerte für das Vereinfachte Beck-Depressions-Inventar (BDI-V) in der Allgemeinbevölkerung. Diagnostica, 52 (2), 51–59

Schmitt, M., Beckmann, M., Dusi, D., Maes, J., Schiller, A., und Schonauer, K. (2003): Messgüte des vereinfachten Beck-Depressions-Inventars (BDI-V). Diagnostica, 49 (4), 147–156

Teixeira, J., Martin, D., Prendiville, O., & Glover, V. (2005): The effects of acute relaxation on indices of anxiety during pregnancy. Journal of Psychosomatic Obstetrics & Gynecology, 26 (4), 271

Urizar, G. G., Milazzo, M., Le, H. N., Delucchi, K., Sotelo, R., und Munoz, R. F. (2004): Impact of stress reduction instructions on stress and cortisol levels during pregnancy. Biological Psychology, 67 (3), 275–282

Weidner, K., Zimmermann, K., Neises, M., Distler, W., Joraschky, P., und Hessel, A. (2006): Effekte psychosomatischer Interventionen im Konsildienst einer Universitätsfrauenklinik. Psychotherapie, Psychosomatik, Medizinische Psychologie, 56, 362–369

Yali, A. M., und Lobel, M. (1999): Coping and distress in pregnancy: an investigation of medically high risk women. Journal of Psychosomatic Obstetrics and Gynecology, 20, 39–52

Judith Richter, Antje Bittner, Ulrike Eisenhardt, Christina Lehmann, Kerstin Weidner

Frühintervention bei Stress, Angst und depressiven Beschwerden in der Schwangerschaft: Wirksamkeitsnachweis mittels Cortisolmessungen im Tagesverlauf

Einleitung

Obwohl die Zeit der Schwangerschaft allgemein als glückliche und erfüllte Lebensphase gesehen wird, treten Stress, Angst und depressive Beschwerden genauso häufig auf, wie in anderen Lebensphasen. Ungefähr 14 % aller Schwangeren leiden an einer psychischen Störung (Andersson et al. 2003). Die Auswirkungen und Folgen dieser Symptome sind in der Schwangerschaft jedoch gravierender, da sie sich nicht nur auf die schwangere Frau sondern zusätzlich auf den Fetus, später auf den Säugling sowie auf die Mutter-Kind-Beziehung/-Bindung auswirken. Stress, Angst und depressive Beschwerden in der Schwangerschaft führen zu einer erhöhten Rate an Schwangerschafts- und Geburtskomplikationen als auch zu Veränderungen in der Hypothalamus-Hypophysen-Nebennierenrinden-Aktivität. Es wurden erhöhte Cortisolwerte bei depressiven Schwangeren gefunden (Field et al. 2001; Field et al. 2004).

Eine vermehrte Ausschüttung des Stresshormons Cortisol hat negative Auswirkungen auf das Gedächtnis, allgemeine kognitive Funktionen, Verhalten und Emotionen. Chronischer Stress mit ständig erhöhten Cortisolwerten führt zu Defekten in der Immunabwehr und zu einem größeren Risiko für Herz-Kreislauf-Störungen. Cortisol kann durch die Plazenta übertragen werden und wirkt somit schon auf den Fetus ein (Van den Bergh et al. 2005). Es konnte gezeigt werden, dass ein Zusammenhang zwischen der Cortisolausprägung während der Schwangerschaft und der späteren Temperamentsentwicklung des Neugeborenen bestehen (Davis et al. 2007). Höhere Cortisolwerte und Stresslevel waren mit einer erhöhten negativen Reaktivität der Neugeborenen assoziiert, welche sich im Erschrecken auf applizierte Reize äußerte.

Einige Studien konnten zeigen, dass psychotherapeutische Interventionen den Cortisolspiegel und somit die HHN-Achsen-Aktivität positiv beeinflussen konnten (Cruess et al. 2000; Teixeira et al. 2005; Granath et al. 2006; Marcus et al. 2003). Eine Studie zur Wirkung von Psychotherapie bei PTBS-Patienten konnte zeigen, dass die Cortisolwerte der Patienten mit Hypocortisolismus nach erfolgreicher Psychotherapie im Vergleich zur Prämessung höher waren (Olff et al. 2007). Leider existieren keine Studien, die die Wirkung von antenataler kognitiv-behavioraler Therapie bei hoch ängstlichen/depressiven Schwangeren auf physiologischer Ebene untersuchen (Misri und Kendrick 2007).

Um die Auswirkungen von Stress, Angst und depressiven Beschwerden in der Schwangerschaft auf physiologischer Ebene zu erfassen und um die Auswirkungen einer psychotherapeutischen Gruppenintervention hinsichtlich physiologischer Parameter zu prüfen, wurde die Konzentration von Cortisol im Speichel als Tagesprofil erhoben. Es soll untersucht werden, ob sich Therapieeffekte eines Präventionsprogramms für Schwangere mit erhöhten Stress-, Angst-, und Depressionswerten auch in veränderten Stresshormonen zeigen.

Methoden

Stichprobe

Es wurden N = 650 Schwangere im 1. Trimenon aus einer Auswahl gynäkologischer Praxen in Dresden hinsichtlich des Vorliegens von Stress-, Angst- und depressiven Symptomen gescreent (mittels BDI-V, STAI, PDQ). Für alle drei Fragebögen liegen die Mittelwerte der jeweiligen Normstichproben vor. Als auffällige Werte werden in der vorliegenden Studie Werte über dem Mittelwert der Normstichproben definiert, da insbesondere subklinisch auffällige Probandinnen in die Studie eingeschlossen werden sollen. Frauen, die in mindestens einem der drei Fragebögen einen auffälligen Wert aufweisen, werden in die anschließende Interventionsstudie eingeschlossen. Einschlusskriterien für die Teilnahme am Screening sind die ärztliche nachgewiesene Schwangerschaft, Volljährigkeit sowie das Verfügen über ausreichende Kenntnisse der deutschen Sprache zum Beantworten der Fragebögen.

Ein- und Ausschlusskriterien für die Interventionsstudie

Einschlusskriterien:
— Schwangere ab dem vollendeten 18. Lebensjahr;
— ärztlich nachgewiesene Schwangerschaft;
— ausreichende Deutschkenntnisse;
— Werte über dem Cut-off in den Screeninginstrumenten;
— sowohl Erstgebärende als auch Zweit- und Mehrgebärende;
— Mehrlingsschwangerschaften und Schwangerschaften nach Sterilisationsbehandlung stellen prinzipiell kein Ausschlusskriterium dar, nur bei schweren Komplikationen als Einzelfallentscheidung.

Ausschlusskriterien:
— manifeste Angststörungen, schwere depressive Störung, bipolare Erkrankung, schizophrene Störung, Persönlichkeitsstörung, insbesondere vom Borderline-Typ, bestehende Alkohol-, Drogen- oder Medikamentenabhängigkeit;
— Frauen, die zum Zeitpunkt der Datenerhebung Neuroleptika oder Lithium einnehmen;
— beabsichtigter Schwangerschaftsabbruch.

Untersuchungsablauf

Insgesamt gibt es vier Messzeitpunkte: Screening (T0), Prätest vor Beginn des Gruppenprogramms (T1), Posttest nach Beendigung des Gruppenprogramms (T2) und eine Katamnese drei Monate nach Geburt des Kindes (T3).

Nach Auswertung der Screening-Fragebögen werden die Frauen mit erhöhten Fragebogenwerten bei vorliegendem Einverständnis zu einem ausführlichen diagnostischen Gespräch eingeladen. Dabei wird ein standardisiertes diagnostisches Interview durchgeführt und die Probandinnen werden gebeten, eine Fragebogenbatterie zu bearbeiten. Für die Frauen, die die Ein- und Ausschlusskriterien für die Interventionsstudie erfüllen, erfolgt eine randomisierte Zuordnung zu Interventionsgruppe (Schwangerschaftsvorsorge und kognitiv-behaviorales Gruppenprogramm) und Kontrollgruppe (nur Schwangerschaftsvorsorge). Die Frauen der Interventionsgruppe werden zu einem kognitiv-behavioralen Gruppenprogramm eingeladen. Der Kurs findet einmal wöchentlich 90 Minuten über eine Dauer von acht Wochen statt.

Sowohl nach dem Kurs als auch drei Monate nach der Geburt des Kindes findet eine Nachbefragung mittels Fragebogenbatterie statt.

Erfassung von Cortisol

Es sollen Speichelproben der Schwangeren an einem Wochentag vor und nach der psychotherapeutischen Gruppenintervention erhoben werden sowie an einem Wochentag drei Monate postpartal. An jedem dieser drei Wochentage sollen Speichelproben einen Tag lang, direkt nach dem Aufwachen, 30 Minuten nach dem Aufwachen, um 11 Uhr, um 17 Uhr und um 22 Uhr mittels Salivette® gesammelt werden. Diese fünf Erhebungen wurden als valide Messung des Cortisol-Tagesverlaufes in der Schwangerschaft bestätigt (Harville et al. 2007). Die Schwangeren der randomisierten Kontrollgruppe sollen parallel im gleichen Zeitintervall Speichelproben abgeben. Die Messung des Cortisol-Tagesverlaufes der dreimonatigen Säuglinge soll an einem Wochentag zu den gleichen Zeiten erfolgen (Ausnahme: Der späte Messzeitpunkt wird hier von 22 Uhr auf 20 Uhr vorgezogen).

Ergebnisse und Diskussion

Erste Analysen beziehen sich auf die Screening-Untersuchung von Schwangeren Dresdnerinnen (N = 650), welche durchgeführt wurden um subklinisch auffällige Probandinnen zu rekrutieren. In unserer Stichprobe (Durchschnittsalter 29 Jahre) konnten wir im ersten Trimenon der Schwangerschaft überdurchschnittlich hohe Angstwerte (STAI), unterdurchschnittlich hohe Stresswerte (PDQ) und durchschnittlich hohe Werte im Bereich Depression (BDI-V) feststellen. Neun Prozent wiesen klinisch relevante Depressionswerte auf.

In der Interventionsstudie (N = 53) konnte ein signifikanter Anstieg der Cortisolsekretion im Verlauf der Schwangerschaft repliziert werden (Abb. 1). Insbesondere wurden signifikant höhere abendliche Cortisol-Konzentrationen im 2./3. Trimenon der Schwangerschaft deutlich. Tendenziell zeigte die Cortisol-Aufwachreaktion einen gepufferten Verlauf bei den Schwangeren im 2./3. Trimenon, was auf einen geringeren antizipatorischen Effekt bezüglich des zu erwartenden Stresses des nächsten Tages hinweisen kann. Da es sich um eine laufende Studie handelt, können zu diesem Zeitpunkt noch keine definitiven Aussagen über „Zeit x Gruppe"-Effekte bezüglich der Cortisolkonzentration und weiterer eingesetzter Fragebögen gemacht werden. Weitere Analysen bezüglich der Auswirkungen des Gruppenprogramms auf den Verlauf von Stresshormonen und subjektiv berichteter Parameter sollen Inhalt von zukünftigen Analysen dieses Projektes sein.

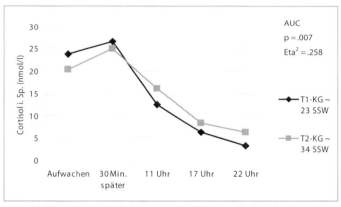

Abbildung 1: Cortisolsekretion im Schwangerschaftsverlauf (KG)

Zusammenfassend konnte gezeigt werden, dass das erste Schwangerschaftstrimenon vorrangig von Ängstlichkeit und weniger von Stressbelastungen geprägt ist. Manifeste Depressionen treten bereits im ersten Trimenon auf und zeigen die hohe Relevanz von Präventions- und Interventionsprogrammen bereits zu Beginn der Schwangerschaft auf.

Literatur

Andersson, L., Sundstrom-Poromaa, I., Bixo, M., Wulff, M., Bondestam, K., und Astrom, M. (2003): Point prevalence of psychiatric disorders during the second trimester of pregnancy: A population-based study. American Journal of Obstetrics and Gynecology, 189 (1), 148–154

Davis, E. P., Glynn, L. M., Schetter, C. D., Hobel, C., Chicz-Demet, A., und Sandman, C. A. (2007): Prenatal Exposure to Maternal Depression and Cortisol Influences Infant Temperament. Journal of the American Academiy of Child and Adolescent Psychiatry, 46 (6), 737–746

Field, T., Miguel, A. D., Dieter, J., Hernandez-Reif, M., Schanberg, S., Kuhn, C., Yando, R., und Bendell, D. (2001): Depressed withdrawn and intrusive mothers' effects on their fetuses and neonates. Infant Behavior and Development, 24, 27–39

Field, T., Diego, M., Dieter, J., Hernandez-Reif, M., Schanberg, S., kuhn, C., Yando, R., und Bendell, D. (2004): Prenatal depression effects on the fetus and the newborn. Infant Behavior and Development, 27, 216–229

Harville, E. W., Savitz, D. A., Dole, N., Herring, A. H., Thorp, J. M., und Light, K. C. (2007): Patterns of salivary cortisol secretion in pregnancy and implications for assessment protocols. Biological Psychology, 74, 85–91

Misri, S., und Kendrick, K. (2007): Treatment of perinatal mood and anxiety disorders: A review. The Canadian Journal of Psychiatry, 52 (8), 489–498

Olff, M., de Vries, G.-J., Güzelcan, Y., Assies, J., und Gersons, B. P. R. (2007): Changes in cortisol and DHEA plasma levels after psychotherapy for PTSD. Psychoneuroendocrinology, 32, 619–626

Van den Bergh, B. R. H., Mulder, E. J. H., Mennes, M., und Glover, V. (2005): Antenatal maternal anxiety and stress and the neurobehavioural development of the fetus and child: links and possible mechanisms: a review. Neuroscience and Biobehavioral Reviews, 29, 237–258

K. Makowsky, B. Schücking

Umgang mit Übergewicht und Adipositas im Rahmen der geburtshilflichen Versorgung

Ausgangspunkte der Studie

In dieser Studie wurde einerseits hinterfragt, wie übergewichtige und adipöse Frauen geburtshilfliche Phasen einschließlich der professionellen Versorgung erleben und bewältigen. Andererseits wurden Einstellungen und Erfahrungen zum Umgang und der Versorgung adipöser Frauen in peripartalen Phasen aus der Perspektive betreuender Professioneller erfasst. Um sich diesen Fragestellungen anzunähern, erfolgte erstens eine theoretische Einbettung in gesundheitswissenschaftliche Perspektiven zum Erleben peripartaler Phasen, zweitens wurde der Stand der Forschung und Diskussion zum Leben mit Adipositas in westlichen Industrieländern beleuchtet und drittens die geburtshilfliche Versorgungspraxis im Hinblick auf Stärken und Schwächen sowie typische Merkmale kritisch hinterfragt. Eine thematische Einbettung in diese drei Bereiche erleichterte das im Rahmen dieser Studie angestrebte Entdecken relevanter Kategorien und ihrer Beziehungen zueinander. Da sich aus der Auseinandersetzung mit der Literatur ein Vorverständnis bildete, mit dem in die Datenerhebung gegangen wurde und das den Studienverlauf einschließlich der Dateninterpretation steuerte, soll dieses zusammenfassend dargestellt werden.

Auch wenn es sich beim Eintritt in die Schwangerschaft vielfach um ein geplantes und lang ersehntes Ereignis handelt (Schücking 2003), gelten Schwangerschaft, Geburt und Wochenbett als Entwicklungskrise (Langner 2006) und kritisches Lebensereignis (Filipp 1995). Daher werden die Phasen Schwangerschaft, Geburt und Wochenbett auch als biografische Übergangssituation betrachtet, die die gesundheitliche Verfassung und das Gesundheitsverhalten der Mutter beeinflussen können (Sayn-Wittgenstein 2007). In dieser Studie wurde von einem umfassenden Verständnis von Gesundheit und Wohlbefinden ausgegangen, das bio-psycho-soziale Aspekte gleichermaßen beinhaltet (WHO 2001). Darüber hinaus erfolgte eine Orientierung an dem Salutogenesekonzept (Antonovsky 1987) sowie dem Sozialisationsmodell von Gesundheit (Hurrelmann 2000).

Aktuelle Studien belegen, dass adipöse Menschen häufig mit Vorurteilen und negativen Stigmatisierungen konfrontiert werden (Hilbert und Ried 2008). Feststellen lässt sich zudem, dass Adipositas sehr unterschiedlich konzeptualisiert wird. Sie gilt als Risikofaktor für Gesundheit, chronische Erkrankung, psychische Störung, Essstörung, Sucht, Konsequenz der genetischen Ausstattung, Stoffwechselstörung oder auch als Folge eines ungünstigen Lebensstils (vgl. Makowsky 2009, S. 72). Im Rahmen dieser Studie wurde Adipositas als chronische Erkrankung verstanden (vgl. z. B. WHO 2000). In der Geburtshilfe gilt Adipositas als bedeutsamer Risikofaktor für das Auftreten von Komplikationen in allen Phasen rund um die Geburt (vgl. z. B. Andrearsen et al. 2004).

Diese Risikoorientierung findet sich auch bei der Betrachtung der geburtshilflichen Versorgungsgestaltung. Zusammenfassend lässt sich auf Basis diesbezüglich vorliegender Studien feststellen, dass die geburtshilfiche Betreuung adipöser Frauen mit mehr Kosten aufgrund vermehrter diagnostischer und therapeutischer Maßnahmen und einem schlechteren Wohlbefinden der Mütter in Verbindung gebracht wird (Heslehurst et al. 2007). Beklagt wird darüber hinaus zudem die mangelnde Berücksichtigung des präkonzeptionellen BMI beispielsweise bei der Beurteilung des Geburtsfortschritts (Stotland et al. 2005).

Konzeption der Studie und methodisches Vorgehen

Zur Beantwortung der Forschungsfrage wurde eine Kombination aus qualitativen und quantitativen Vorgehensweisen gewählt. Der Schwerpunkt lag jedoch im qualitativen Vorgehen. Durch die Einbeziehung unterschiedlicher Methoden wurde angestrebt, einerseits den Untersuchungsgegenstand aus Sicht der befragten Personen möglichst detailliert zu erfassen und andererseits ausgewählte Aspekte, die aufgrund von Studien mit anderen Personengruppen bekannt sind, an der Untersuchungsgruppe adipöser Schwangerer und Wöchnerinnen zu überprüfen. Qualitativen Vorgehensweisen folgend wurden problemzentrierte Interviews (Witzel 2000) mit N = 16 übergewichtigen/adipösen Schwangeren bzw. Wöchnerinnen geführt und ausgewertet. Ergänzend fand eine standardisierte Befragung von N = 42 Frauen dieser Gruppe mittels eines aus überwiegend bereits validierten Instrumenten bestehenden Fragebogens statt. Zusätzlich wurden N = 25 Ärzte/-innen und Hebammen mittels Experten/-innen-Interviews (Meuser und Nagel 1991) in die Studie einbezogen. Das Vorgehen erfolgte entlang ausgewählter Verfahren der Grounded Theory (Strauss und Corbin 1996) ergänzt durch statistische Methoden (z. B. Lage- und Streumaße). Den Bedürfnissen und Wünschen der Schwangeren und Wöchnerinnen folgend fanden die problemzentrierten Interviews im Krankenhaus, den Räumlichkeiten der Universität oder den Wohnungen der Interviewpartnerinnen statt. Alle Gespräche wurden mit Einverständnis der Frauen auf Kassette aufgezeichnet und anschließend, orientiert an zuvor definierten Transkriptionsregeln (Mergenthaler 1992), transkribiert. Mit Hilfe unterschiedlicher Strategien wurden zusätzlich zu den in den in den qualitativen Teil der Studie einbezogenen Frauen weitere Frauen rekrutiert, um den Fragebogen auszufüllen. Die Interviews mit Hebammen und Ärzten/-innen fanden in der Regel in den Arbeitsräumlichkeiten der Befragten statt und wurden ebenfalls aufgezeichnet und transkribiert. Die Datenauswertung und -interpretation erfolgte entlang der drei definierten Themenbereiche (s. o.) und ausgewählter Vorgehensweisen der Grounded Theory (vgl. Strauss und Corbin 1996).

Ergebnisse und Fazit

Orientiert an den Empfehlungen von Strauss und Corbin (1996) lassen sich die Ergebnisse in Form einer theoretischen Skizze (vgl. Makowsky 2009, S. 234) sowie einer beschreibenden Geschichte zusammenfassen:

Als zentrales, charakteristisches Phänomen (Kernkategorie) für das Erleben und die Versorgung übergewichtiger und adipöser Schwangerer und Wöchnerinnen ließ sich ein *Ausblenden* der Adipositas aus dem geburtshilflichen Kontext feststellen. Dieses Ausblenden erfolgt auf unterschiedliche Art und Weise und in unterschiedlichen Dimensionen: Während einige Befragte äußern, die Adipositas überhaupt nicht anzusprechen (Ausblenden in der Dimension *vollständig*), beschreiben andere ein vorsichtiges, in der Regel risikoorientiertes Ansprechen (Ausblenden in der Dimension *kaum*). Deutlich wurde, dass das Heraushalten der chronischen Erkrankung Adipositas aus dem geburtshilflichen Kontext von betroffenen Frauen und betreuenden Professionellen mit einer *gelungenen Versorgung und Betreuung* sowie *Gesundheit und Wohlbefinden* assoziiert wird. Im Rahmen dieser Studie wurde dieses Phänomen im Kontext des *Mutterwerdens präkonzeptionell übergewichtiger bzw. adipöser Frauen* analysiert. Als ursächliche Bedingung für das Ausblenden ließ sich die aus der Perspektive betroffener Frauen geschilderte Auseinandersetzung mit ihrer durch die Adipositas bedingten gesellschaftlichen *Sonderrolle* identifizieren, aus den Äußerungen der befragten Hebammen und Ärzten/-innen wurde ein *Fehlen spezifischer, definierter Konzepte* zur Betreuung und Versorgung adipöser Frauen als ursächlich herausgearbeitet. Handlungen und Interaktionen, die die betreuenden Professionellen beschrieben, lassen eine Orientierung an der *Betreuung und Versorgung normalgewichtiger Frauen* erkennen. Schwangere und Wöchnerinnen beschrieben zudem umfangreiche Maßnahmen zur *Lebensstilmodifikation*, bei denen neben zahlreichen anderen Aspekten auch die Adipositas eine Rolle spielte. Darüber hinaus wurden Handlungen geschildert, um durch Professionelle durch diese Phasen *dirigiert* zu werden, die u. a. durch den Stellenwert des Gewichts beeinflusst wurden (handlungs- und interaktionale Strategien). Die auf diese Handlungen und Interaktionen einwirkenden Bedingungen wurden im Rahmen dieser Studie im Hinblick auf die professionelle Versorgung und Betreuung untersucht. Diese ist durch die jeweilige *Berufsidentität* sowie im Vorfeld bestehende *Vorstellungen zu Beeinträchtigungen* durch Adipositas (im geburtshilflichen Kontext) beeinflusst (intervenierende Bedingungen). Als Konsequenzen zeigten sich ein Streben nach *Vermeidung negativer Stigmatisierung,* die weitgehend *fehlende Integration der Adipositas* in den Übergang zum Mutterwerden und eine tendenziell *asymmetrisch gestaltete Beziehung*, in der ausschließlich die Professionellen als Experten/-innen die Lage der Frau beurteilen.

Obwohl das Ausblenden der Adipositas aus dem geburtshilflichen Kontext als chronische Erkrankung sowohl von betroffenen Frauen als auch betreuenden Professionellen in erster Linie positiv bewertet wird, ist diese Versorgungspraxis als unzureichend zu bewerten. So ist es auf diese Weise nicht möglich, die Phasen Schwangerschaft, Geburt und Wochenbett systematisch für Gesundheitsförderung einzusetzen. Empfehlenswert wären spezifische Konzepte, die sich am Umgang mit chronischen Erkrankungen (vgl. z. B. das ICF-Modell, WHO 2002) und an bereits vorliegenden Befunden zu Ursachen und Konsequenzen von Adipositas orientieren. Die Umsetzung derartiger Konzepte würde eine umfassende Begleitung der vielfältigen Maßnahmen zur Lebensstilmodifikation auf Basis einer gleichwertig gestalteten Beziehung ermöglichen. Auch die Einbeziehung weiterer Berufsgruppen z. B. im Rahmen von Ernährungsberatung und psychosozialer Beleitung wäre erleichtert. Für die jeweils bedarfsgerechte und individuelle Organisation dieser umfassenderen Betreuungsformen würde sich aufgrund ihrer Rolle zur Schwangeren, Gebärenden und Wöchnerin und ihrer Zuständigkeit für alle geburtshilflichen Phasen die Berufsgruppe der Hebammen eher anbieten als die der Ärzte/-innen. Angehörigen der medizinischen Berufsgruppe würde in diesem Fall die Verantwortung zukommen, den Kontakt zwischen adipösen Schwangeren und Hebammen zu vermitteln.

Literatur

bei Autorin Makowsky (siehe Kor respondenzadresse am Ende des Buchs).

Matthias David, Frank Chih-Kang Chen, Theda Borde

Migrationshintergrund als Risikofaktor für eine Hyperemesis gravidarum? Ergebnisse einer quantitativen und einer qualitativen Untersuchung

Problembeschreibung und Fragestellung

Die Inzidenz der Hyperemesis gravidarum (H. g.) wird mit 0,5 bis 2 % aller schwangeren Frauen angegeben (Eliakim et al. 2000) Die starke Beeinträchtigung des Allgemeinbefindens in Kombination mit einer katabolen Stoffwechsellage macht bei den Patientinnen mit H. g. oft eine stationäre Behandlung erforderlich. Zur Pathogenese der H. g. sind verschiedene Theorien aufgestellt worden. Am meisten diskutiert werden neben kausalen Zusammenhängen mit Veränderungen des ß-hCG vor allem (mit-)verursachende psychosoziale Faktoren (David 2008). Es wird auch immer wieder betont, dass Symptome der H. g. fast ausschließlich bei Schwangeren, die in Ländern des westlichen Kulturkreises leben, beobachtet werden (Simpson et al. 2001). Bereits seit Jahrzehnten sind mögliche negative psychische Folgen des Migrationsprozesses für die zugewanderten Patienten bekannt. In den letzten 15 Jahren haben Arbeitsgruppen aus Skandinavien und Kanada über einen möglichen ursächlichen Zusammenhang zwischen Migrationserfahrung und H. g. berichtet (u. a. Jimenez und Marleau 2000; Vikanes et al. 2008a). Dies sollte durch eigene Untersuchungen in Berlin überprüft werden: Wie groß ist der Anteil von Migrantinnen unter den wegen Hyperemesis gravidarum (H. g.) stationär behandelten Patientinnen einer großstädtischen Frauenklinik, wie ist die Wiederaufnahmerate? Welchen Einfluß hat der Akkulturationsgrad? Wie sind die Krankheitsursachenvorstellungen von deutschen vs. nicht-deutschen H. g.-Patientinnen?

Methodik

Die Studie bestand aus einem quantitativen (a) und einem qualitativen (b) Teil: (a) Im Rahmen einer retrospektiven Datenanalyse aller am Campus Virchow-Klinikum der Berliner Charité von 1997 bis 2007 stationär behandelten Patientinnen mit H. g. wurden u. a. Alter und Ethnizität der Patientin, das Schwangerschaftsalter bei Aufnahme, Gravidität, Parität, die Länge des Klinikaufenthaltes, die Wiederaufnahmerate und die Art der Therapie erfasst.

(2) Im Rahmen des qualitativen Studienteils wurde eine Pilotstudie durchgeführt. Seit 2007 werden mittels Fragebogen stationär behandelte H. g.-Patientinnen (Zufallsstichprobe) befragt. Das Fragebogenset erfragt neben soziodemografischen Daten solche zu Migration/Akkulturation, es enthält außerdem einen psychometrischen Fragebogen (SCL-90-R; Derogatis 1977), einen Fragebogen zur subjektiven Krankheitstheorie, Fragen zum Gesundheitswissen und zur Lebenszufriedenheit.

Ergebnisse

Quantitative Studie: Im elfjährigen Erfassungszeitraum (01.01.1997–31.12.2007) wurden 611 H. g.-Patientinnen behandelt. Das mittlere Alter betrug 26 Jahre, es zeigte sich kein Unterschied beim therapeutischen Vorgehen. Auffällig war, dass unter den deutschen Patientinnen eine Wiederaufnahmerate von 8,4 %, unter den Migrantinnen jedoch eine von 12 % zu verzeichnen war. Der Gesamtanteil von Patientinnen mit Migrationshintergrund unter den wegen einer H. g. stationär behandelten Frauen betrug im Untersuchungszeitraum 70,8 %, was deutlich sowohl über dem altersstandardisierten Anteil von Migrantinnen in der Berliner Bevölkerung als auch im Klinikeinzugsgebiet liegt. Die Abbildung zeigt die stationär aufgenommenen Patientinnen pro Jahr unterteilt nach deutschen Patientinnen und Migrantinnen (Abb. 1).

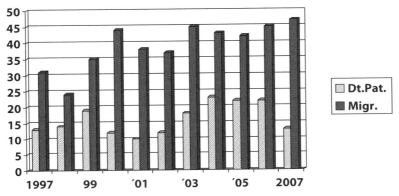

Abbildung 1: Stationär in der Charité-Frauenklinik/Campus Virchow-Klinikum
behandelte Patientinnen (n) mit Hyperemesis gravidarum pro Jahr
mit (dt. Pat.) vs. ohne Migrationshintergrund (Migr.)

Qualitative Untersuchung: Die Tab. 1 zeigt einige Daten zur Charakterisierung der Kollektive. Beim Gesamtgruppenvergleich der Migrantinnen gegenüber den deutschen Patientinnen ergaben sich beim SCL-90-R und der subjektiven Krankheitstheorie keine wesentlichen Unterschiede. Nur Krankheitsursachen, die in der Skala „psychosozial innen" zusammengefasst werden, wurden von den deutschen Patientinnen signifikant häufiger angegeben als von Migrantinnen. Diese Ursachenvorstellungen beziehen sich (nach Zenz und Bischoff 1990) auf psychosoziale Sachverhalte in Form der eigenen „inneren Persönlichkeitsdisposition" (Abb. 2).

	Migrantinnen mit Hyperem. gravid.	*Deutsche H.g.-Patientinnen*
n	42	11
Alter (Median/J.)	25	26
Nullipara (%)	64,1	54,5
Schulabschluss (%)		
kein	29	27
Haupt-/Real-	44	27,3
berufstätig (%)	18,4	36,4
Religion (%)		
keine	0	54,5
islam.	65	0
evangel.	0	18

Tabelle 1: Wesentliche soziodemografische Daten der Vergleichskollektive
der qualitativen Pilotstudie

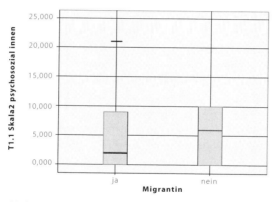

Abbildung 2: Auswertung der Skala „psychosozial innen" des
Laientheoriefragebogens nach Bischoff/Zenz; linkes Boxplot Werte
der Migrantinnen, rechts befragte deutsche Patientinnen

Es erfolgte außerdem innerhalb des Migrantinnenkollektivs eine differenzierte Auswertung in weniger und mehr akkulturierte Migrantinnen. Bei zwei
Skalen des Laientheoriefragebogens waren signifikante Unterschiede nachweisbar: Weniger akkulturierte Migrantinnen nannten häufiger Ursachenzu-
schreibungen der Kategorien „naturalistisch außen" und „Gesundheitsverhal-

ten". Bei Betrachtung der neuen Skalen des psychometrischen Fragebogens SCL-90-R fiel auf, dass die Gruppe der weniger akkulturierten Migrantinnen höhere Werte in den Skalen „Zwanghaftigkeit" und „Unsicherheit im Sozialkontakt" aufwies.

Schlussfolgerungen

Publikationen zum Zusammenhang von Hyperemesis gravidarum und Migrationserfahrung sind kaum vorhanden. Wir fanden fünf Arbeiten, die sich mit dem Thema auseinandergesetzt haben. Tabelle 2 fasst die wesentlichen Ergebnisse zusammen. Unter Einbeziehung dieser und der eigenen Daten verstärkt sich der Eindruck, dass es einen Zusammenhang zwischen Migrationserfahrung resp. Belastungen im Aufnahmeland und dem Auftreten einer Hyperemesis-Symptomtik geben könnte. Demnach sind im Sinne der Stressverarbeitungstheorie Faktoren im Migrationsprozess selbst als Ursache für eine H. g. zusätzlich zu den im Einleitungsteil genannten Ursachen zu diskutieren. Ein Migrationshintergrund der Patientin sollte als ein wichtiger Faktor für die Entwicklung einer stationär zu behandelnden H. g. beachtet werden. Auffällig ist auch die relativ höhere Wiederaufnahmerate der Migrantinnen gegenüber den deutschen Patientinnen.

In der Laientheorie der betroffenen H. g.-Migrantinnen spielen psychosoziale Faktoren kaum eine Rolle bzw. können als mögliche Ursache offenbar nicht zugelassen werden.

Weitere Untersuchungen zur Laientheorie der H. g.-Patientinnen wie auch zur möglichen stärkeren psychischen Belastung weniger akkulturierter Patientinnen sollten durchgeführt werden und sind nach dieser von uns als Pilotstudie angelegten qualitativen Untersuchung auch geplant.

Autoren, Jahr der Veröffentlichung	Untersuchungsdesign	Wesentliche Ergebnisse
Vangen et al. 1999	1991: 71 norweg. Schwangere vs. 66 pakistanische Schwangere, die in Oslo leben	pakistanische Migrantinnen hatten häufiger Hyperemesis gravidarum
Vilming und Nesheim 2000	1993–1997: 175 wegen Hyperemesis gravidarum hospitalisierte Schwangere, Kontrolle 115 Frauen ohne Hyperemesis gravidarum	als Risikofaktor für Hyperemesis gravidarum wurde u. a. identifiziert: nicht-norwegische Ethnizität (hauptsächlich pakistanische und afrikanisch Frauen)
Jimenez und Marleau 2000	1992–1997: kanadische Provinz Quebec, 254 Pat. mit Hyperem. grav., Kontrollgruppe alle Schwangeren des Untersuchungszeitraums (n = 19.839)	in Quebec geborene Schwangere wurden wegen Hyperemesis gravidarum in 7,9 %, außerhalb Quebec aber in Kanada geborene in 11,1 % und außerhalb Kanadas geborenen Frauen in 16,7 % stationär aufgenommen
Vikanes et al. 2008a	50.904 Migrantinnen von verschied. Kontinenten, Auswertung Geburts- u. a. Statistiken Norwegens	kein klarer Zusammenhang zwischen Hyperem. gravid. und Aufenthaltsdauer in Norwegen; Ausnahme: Frauen aus Nordafrika, Iran u. Türkei (Neuankömmlinge weniger H. g.)
Vikanes et al. 2008b	1967–2005, Norwegen, n = 900.074 Schwangerschaften von Erstgebärenden, Zusammenhang zwischen Geburtsland und H. g.	Gesamt-H. g.-Prävalenz 0,89 %, am niedrigsten bei Frauen, die in Westeuropa geboren wurden, deutlich höher bei Frauen aus Indien, Sri Lanka, Afrika (3,2–3,4 %); Erklärung nicht durch soziodemografische Faktoren

Tabelle 2: Publikationen zu einem möglichen Zusammenhang von Hyperemesis gravidarum und Migrationserfahrung

Literaturverzeichnis

1. David, M. (2008): Hyperemesis gravidarum – Geschichte, Studienlage und (psychosomatische) Ursachenkonzepte. In: Ralph Kästner, Gerlinde Debus, Martina Rauchfuß (Hrsg.): Dialog zwischen Klinik und Praxis. Kommunikation zum

Nutzen der Patientin. Beiträge der 36. Jahrestagung der Deutschen Gesellschaft für Psychosomatische Frauenheilkunde und Geburtshilfe (DGPFG) e. V. 2007. Frankfurt a. M.: Mabuse-Verlag

2. Derogatis, L. R. (1977): SCL-90-R, administration, scoring & procedures manual-I for R(evised) Version. Johns Hopkins University School of Medicine

3. Eliakim, R., Abulafia, O., Sherer, D. M. (2000): Hyperemesis gravidarum: a current review. Am J Perinatol 2000; 17: 207–218

4. Jimenez, V., Marleau, J. D. (2000): Is hyperemesis gravidarum related to country of origin? Can Fam Physician 2000; 46: 1607–1608

5. Simpson, S. W., Goodwin, T. M., Robins, S. B., Rizzo, A. A., Howes, R. A., Buckwalter, D. K. (2001): Psychological factors and hyperemesis gravidarum. J Womens Health Gend Based Med 1 (2001) 471–477

6. Vangen, S., Stoltenberg, C., Stray-Pedersen, B. (1999): Complaints and complications in pregnancy: a study of ethnic norwegian and ethnic pakistani women in Oslo. Ethnicity & Health 1999; 4: 19–28

7. Vikanes, A., Grjibovski, A. M., Vangen, S., Magnus, P. (2008a): Variations in prevalence of hyperemesis gravidarum by country of birth: a study of 900,074 pregnancies in Norway, 1967–2005. Scand J Public Health. 2008; 36: 135–142

8. Vikanes, A., Grjibovski, A. M., Vangen, S., Magnus, P. (2008b): Length of residence and risk of developing hyperemesis gravidarum among first generation immigrants to Norway. Eur J Public Health. 2008; 18: 460–465

9. Vilming, B., Nesheim, B. J. (2000): Hyperemesis gravidarum in a contemporary population in Oslo. Acta Obstet Gynecol Scand 2000; 79: 640–643

10. Zenz, H., Bischoff, C. (1990): Laientheoriefragebogen, Testheft und Handanweisung. Universität Ulm, Abteilung Medizinische Psychologie. Ulm: Eigenverlag

A. Wöckel, A. Beggel, M. Rücke, P. Arck, M. Abou-Dakn

Inflammatorische Mammaerkrankungen in der Stillzeit und Stress

Studien zeigen einen enormen Einfluss von psychischem Stress auf die Laktation. Besonders häufig wird dabei von einer Reduktion der Milchmenge berichtet. Aber auch das Auftreten von schmerzhaften Rhagaden, Milchstau und der Mastitis puerperalis scheint durch Stress in der Wochenbettperiode massiv gefördert zu werden

Dauerhaft wirkender psychischer Stress wird zunehmend als ätiologischer Faktor für verschiedene Erkrankungen in Verbindung gebracht. Stress wird jedoch in der Literatur uneinheitlich definiert. So wird Stress als eine gestörte Balance oder Disharmonie beschrieben, die mit einem komplexen Repertoire von physiologischen und psychologischen Reaktionen einhergeht und so biologisch sinnvoll versucht, das ursprünglich gestörte körperliche Gleichgewicht wiederherzustellen (Tsigos et al. 2002).

Stressauslöser

Innere und äußere Veränderungen können als „Stressoren" fungieren und so erhebliche physische oder psychische Reaktionen hervorrufen (Dinan 2005), dies insbesondere bei dauerhafter oder chronischer Wirkung. Sowohl rein physische Stressoren wie Schmerz, Trauma, Hitze, Kälte und Infektionen und psychische Stressauslöser wie Erschöpftheit, Schlafstörung, chronische Anspannung und Rollenveränderungen (Groer et al. 2004) können eine Stressreaktion innerhalb des neuroendokrinen Systems und des Immunsystems auslösen und verstärken. Die Aktivierung des vegetativen Nervensystems, speziell des sympathoadrenergen und hypothalamischen Systems sowie des adrenokortikalen und Immunsystems sind in diesen Prozess involviert. Im Vordergrund anhaltender Stressreaktionen stehen zunächst die nachweisbaren Erhöhungen von Katecholamaninen und Kortikoiden, die auch als „Stresshormone" bekannt sind (Alehagen et al. 2005).

Auch bei entzündlichen Brusterkrankungen in der Stillzeit ist von einer stressvermittelten Ursache als Cofaktor auszugehen. Interessanterweise gibt es vor allem in der veterinärmedizinschen Literatur diverse Beschreibungen über den Zusammenhang von Infektionen und Stress und der Entstehung einer Mastitis puerperalis. Ökonomische Gründe spielen eine große Rolle.

Auch in der Humanmedizin ist das Auftreten dieser Erkrankung entscheidend für den Wunsch der Mutter, vorzeitig, d. h. vor Ablauf der von der WHO als Mindeststilldauer empfohlenen Zeit, abzustillen. Je nach Literaturangabe wird die Häufigkeit von Mastitiden im Wochenbett mit etwa 2,5 bis zu 33 Prozent angegeben (Foxman 1994). Die Unterschiedlichkeit der Angaben lässt sich auch aus einer unscharfen Definition der Mastitis in Abgrenzung zum Milchstau erklären (Abou-Dakn et al. 2005).

Jede klinisch tätige Hebamme oder jeder/jede Geburtsmediziner/-in kennt Wöchnerinnen, die mit hohem Fieber und einer schmerzhaften Mastitis behandelt werden und sehr häufig von „Stress im sozialen Umfeld" vor dem Auftreten der Erkrankung berichten.

Frauen im Wochenbett können aufgrund ihrer Lebensveränderung von der Frau zur Mutter mit den entsprechenden Rollenveränderungen und damit möglicherweise einhergehendem Rollenkonflikt erheblichen Stress erfahren, der ganz individuell wahrgenommen wird.

Die Suche nach den Ursachen

Bisher existieren zwei rein somatische Erklärungsansätze zur Entstehung einer Mastis puerperalis: Einerseits begünstigt eine unvollständige Entleerung der Drüsengänge und somit Bildung eines Milchstaues die Entwicklung einer Mastitis puerperalis durch druckbedingten Übertritt der Milch in das Interstitium. Entzündungen sind die Folge. Andererseits kann durch eine Verletzung der Brustwarze und Invasion von pathogenen Keimen entlang der Bindegewebssepten (interstitiell), selten durch Invasion in den Milchgängen (kanalikulär), eine Mastitis entstehen (Abou-Dakn et al. 2005).

Begünstigt jedoch psychischer Stress die Entstehung von Milchstau oder Mastitis? Welche pathophysiologischen Abläufe wären hypothetisch daran beteiligt bzw. über welche Mechanismen kann Stress die beiden aufgezeigten

Wege der Entstehung einer Mastitis überhaupt fördern? Für diese Fragen liegt in der Humanmedizin bisher keine gesicherte Evidenz vor.

Um diese Fragen zu beantworten wurde zunächst zur Orientierung eine systematische Literaturübersicht durchgeführt. Es wurde der Frage nachgegangen, ob es eine Korrelation zwischen Stress und stillbedingten Brusterkrankungen wirklich gibt. Dies diente der weiteren Planung von Studien, die in der Folge durchgeführt wurden.

Systematische Literaturrecherche

Zunächst wurde eine systematisierte Suche in der medizinischen Datenbank „PubMed" mit den Schlüsselwörtern „Stress", „Milchstau" und „Mastitis" durchgeführt. Die Durchsicht berücksichtigte sämtliche englischsprachige Artikel von 1959 bis 2008. Zusätzlich wurden zu allen primär passenden Artikeln die Literaturangaben gesichtet, um eventuelle Artikel zu zitieren, die in der Primärrecherche nicht gefunden wurden. Insgesamt wurden 72 Publikationen analysiert. Im Mittelpunkt stand die Frage nach einer positiven Korrelation von psychischem Stress und Mastitis puerperalis mit entsprechender Erklärung. Es handelte sich dabei fast ausschließlich um veterinärmedizinische Studien, die jedoch theoretisch passende Erklärungen lieferten:

Ungenügende Entleerung der Drüsengänge unter Stress: Auswirkung von Stresshormonen auf die Prolaktin- und Oxytocinauschüttung

Eine Vielzahl der identifizierten Publikationen beschreibt, dass mütterlicher Stress allgemein einen Einfluss auf die Laktation hat. Gezeigt wurde in diesem Zusammenhang jedoch vor allem die Reduktion der Milchproduktion unter Stress. Theoretisch werden hierfür in der Literatur zwei mögliche ursächliche Mechanismen diskutiert, die jedoch auch eine entscheidende Bedeutung für die Entstehung des Milchstaus und der Mastitis puerperalis beim Mensch haben dürften: Anfänglich ist eine durch Stress und damit Katecholamin induzierte erhöhte Prolaktinausschüttung und somit vermehrte Milchbildung zu erwarten. Andererseits wirkt sich Stress negativ auf die Ausschüttung von Oxytocin aus: Goodman und Grosvenor konnten schon 1983 zeigen, dass ein Anstieg von Katecholaminen sowohl zu einer reduzierten Oxytocinausschüttung als auch zu einer verminderten Wirkung am Milch bildenden Epithel führt. Auch ist die Katecholamin vermittelte Engstellung der kleinen Gefäße in den Alveolen ein Hintergrund für die reduzierte Konzentration von Oxytocin an seinen Rezeptoren.

Damit kommt es in der Folge zu einer Minderung des Milch-Ejektions-Reflexes (Neville et al. 2001). Somit steht in der primären Stresssituation eine erhöhte Milchmenge in den Alveolen einem verringerten Abtransportes über die Dukti gegenüber. Bei steigendem Sekretdruck auf das Epithel kommt es dann später adaptiv im sezernierenden Epithel zur Aktivierung eines Proteins, das *Feedback inhibitors of lactation* (FIL), und darüber zu einer Abnahme der Prolaktin induzierten Milchsynthese (Lau 2001).

Auch konnte gezeigt werden, dass maternaler Stress auf die Nachkommen übertragen werden kann (Sheinkopf et al. 2006). Kindlicher Stress äußert sich durch Erschöpftheit und Müdigkeit des Neugeborenen und in der Änderung des Saugverhaltens. Folglich wird ebenfalls die Entleerung der Brust gestört. Dadurch wird in Folge die Ausschüttung von Prolaktin nach unten reguliert, um die Milchproduktion einem vermeintlich verringerten Bedarf des Neugeborenen anzupassen (Lau 2001). Bis zur Minderung der Syntheseleistung kommt es jedoch häufig zum maternalen Milchstau.

Diese unzureichende Entleerung der Brust durch das Neugeborene, sei es primär durch die stressinduzierte Abnahme der mütterlichen Laktationshormone oder sekundär durch Änderungen des kindlichen Saugverhaltens, wären sicher ein Erklärungsansatz für die stressbedingte Entstehung von Milchstau und in Folge der Mastitis. Zusätzlich fördert maternaler Stress vermutlich ebenfalls durch eine Veränderung des kindlichen Saugverhaltens die Rhagadenbildung an der Mamille. Somit wird auch unter Stress die Invasion und interstitielle Ausbreitung pathogener Mastitiserreger erleichtert (Foxman 1994).

An dieser Stelle sollte angemerkt werden, dass die Ursache für die Stressbelastung der Mütter in vielen Fällen das Stillen selbst ist: Mütter können beispielsweise durch späten Milcheinschuss oder frühzeitige Stillprobleme enormen Stress erleiden. Ein Problem in der Analyse der stressbedingten Ursachen von Stillproblemen ist der oftmals enge zeitliche Zusammenhang und die gegenseitige Wechselwirkung von Ursache und Wirkung (Dewey 2001).

Veränderung der Immun-Antwort unter Stress

Dauerhafter Stress führt zu einem Anstieg der Kortikoidproduktion (Dantzer 2005). Bekannt ist eine Erhöhung der Serum-Glucokortikoide sowohl im Wochenbett als auch unter gesteigerter psychogener Belastung (Waller 2000). Dieser Effekt ist vor allem für Abwehrzellen im Blut bekanntermaßen immunsupressiv: Das verstärkte Auftreten einer bakteriell bedingten Mastitis puerperalis bei Stress ließe sich somit auch durch eine eingeschränkte Leukozytenfunktion im Blut oder veränderte Immunzellenfunktionen in der Brust erklären.

Eigene Studien

Nach diesen Hinweisen aus der Literatur, die neben einen Zusammenhang zwischen Stress und entzündlichen Brusterkrankungen wahrscheinlich machten, konnte eine erste Studie geplant werden. In dieser Studie wurden über einen Zeitraum zwischen 2004 und 2006 insgesamt 1.089 Frauen angesprochen. Die Frauen wurden in die Kohorten-Studie aufgenommen, wenn bei ihnen als Erstgebärende ohne Vorliegen von Ausschlusskriterien (chronische Erkrankungen, Medikamenteneinnnahme, anatomische Anomalien der Brust) eine Schwangerschaft festgestellt wurde. Zu diesem Zeitpunkt füllten die Teilnehmerinnen spezielle Fragebögen zur Lebensqualität beim niedergelassenen Frauenarzt aus. Dieses Verfahren dient heute der standardisierten Erhebung der psychischen Situation. Hier wurde ein spezieller Stressfragebogen (PSQ – Perceived Stress Questionnaire) genutzt, der für die Erfassung chronischer Stresszustände konzipiert wurde.

Die Daten der Frauen wurden über ein Datenverarbeitungssystem aufgenommen, sodass etwa ein Jahr nach der Geburt ein erneuter PSQ-Fragebogen an die Frauen entsendet wurde. Zusätzlich wurden zum zweiten Erhebungszeitpunkt Fragen zum Stillverlauf und zu Stillproblemen gestellt. Zur Auswertung der Daten wurden abschließend zwei Gruppen gebildet. Die Fallgruppe hatte im Verlauf dieses Jahres entzündliche Brusterkrankungen entwickelt (Milchstau, Mastitis, Abszess), die Kontrollgruppe hatte keine Erkrankungen im Laufe des ersten Lebensjahres des Kindes angegeben.

Insgesamt konnten die Daten von 379 Frauen ausgewertet werden, die gestillt hatten. Von diesen hatten 257 Stillprobleme angegeben, 122 keine. Insgesamt hatten bereits über 90 % in beiden Gruppen zum zweiten Erhebungszeitpunkt abgestillt. Die Stilldauer war jedoch in der Fallgruppe mit durchschnittlich 4,3 Monaten wesentlich kürzer als in der Kontrollgruppe (durchschnittlich 6,4 Monate). Retrospektiv betrachtet lag das Stresslevel bei beiden Gruppen zum ersten Erhebungszeitpunkt, also beim Feststellen der Schwangerschaft, gleich hoch. Interessanterweise erlebten die Frauen der Fallgruppe zum zweiten Erhebungszeitpunkt eine statistisch signifikante Zunahme des Stresses. Zum zweiten Zeitpunkt zeigte sich dann auch die erwartete positive Korrelation: Frauen der Fallgruppe, die im Laufe des ersten Lebensjahres des Kindes entzündliche Brusterkrankungen beim Stillen entwickelt hatten, zeigten ein erhöhtes Stressniveau. Bei zweiseitiger statistischer Testung konnte der Befund bestätigt werden, d. h. erhöhter Stress führte zu einem Anstieg der entzündlichen Veränderungen.

In einer weiteren Studie wurden am dritten Tag postpartal Muttermilch- und Serumproben von 150 Wöchnerinnen gesammelt und mittels der gleichen Methodik psychometrische Daten erhoben. Nach sechs Wochen wurden in einem standardisierten Interview Stillprobleme und Brusterkrankungen abgefragt. Die Muttermilch wurde auf proinflammatorische Th-1 und anti-inflammatorische Th-2-Interleukine untersucht. Aus dem Serum wurde ein Routinelabor bestimmt. In der Fallgruppe der Wöchnerinnen, die im Verlauf eine Mastitis entwickelten zeigte sich bereits am dritten Tag post partum ein signifikant höheres Stresslevel und eine niedrigere Leukozytenzahl bei erhöhten Stressleveln. Auch dieser Befund spricht für eine Stress-induzierte Ätiologie inflammatorischer Mammaerkrankungen im Wochenbett, da u. a. in dieser Gruppe der proinflammatorischen Th-1-Interleukine höher ist. Durch diese Erkenntnisse lassen sich vielleicht in naher Zukunft Möglichkeiten ableiten, durch frühzeitige Identifizierung stressbedingter Stillprobleme und Einleiten präventiver Maßnahmen die Stillraten zu verbessern.

Literatur

Abou-Dakn, M., Nehlsen, E., Wöckel, A. (2005): Mastitis oder Milchstau? D Heb Zeit, 6: 57–59

Alehagen, S., Wijma, B., Lundberg, U., Wijma, K. (2005): Fear, pain and stress hormones during childbirth. J Psychosom Obstet Gynaecol, 26: 153–65

Dantzer, R. (1995): Stress theories and the somatization process. Encephale, 21: 3–9

Dewey, K. G. (2001): Maternal and fetal stress are associated with impaired lactogenesis in humans. J Nutr, 131: 3012S–5S

Dinan, T. G. (2005): Stress: the shared common component in major mental illnesses. Eur Psychiatry; 20: 326–8

Foxman, B., Schwartz, K., Looman, S. J. (1994): Breastfeeding practices and lactation mastitis. Soc Sci Med, 38: 755–61

Groer, M. W., Davis, M. W., Hemphill, J. (2002): Postpartum stress: current concepts and the possible protective role of breastfeeding. J Obstet Gynecol Neonatal Nurs, 31: 411–7

Goodman, G. T., Grosvenor, C. E. (1983): Neuroendocrine control of the milk ejection reflex. J Dairy Sci, 66: 2226–35

Lau, C. (2001): Effects of stress on lactation. Pediatr Clin North Am, 48: 221–34

Neville, M. C., Morton, J. (2001): Physiology and endocrine changes underlying human lactogenesis II. J Nutr, 131: 3005S–8S

Sheinkopf, S. J., Lester, B. M., LaGasse, L. L., Seifer, R., Bauer, C. R., Shankaran, S., Bada, H. S., Poole, W. K. (2006): Interactions between maternal characteristics and neonatal behavior in the prediction of parenting stress and perception of infant temperament. J Pediatr Psychol , 31: 27–40

Tsigos, C., Chrousos, G. P. (2002): Hypothalamic-pituitary-adrenal axis, neuroendocrine factors and stress. J Psychosom Res, 53: 865–71

Waller, K. P. (2000): Mammary gland immunology around parturition. Influence of stress, nutrition and genetics. Adv Exp Med Biol, 480: 231–45

T. W. Goecke, K. Beckmann, J. Knörr, S. Bleich, M. W. Beckmann,
U. Reulbach[1]

Prä-, peri- und postpartale Depressivität – erste Erkenntnisse aus der FRAMES

Einleitung

Die Prävalenz der postpartalen Depressivität wird je nach Studienlage in westlichen Industrieländern mit 8–15 % angegeben. Studienergebnisse über die präpartale Depressivität liegen kaum vor. In einer prospektiven klinischen Studie (FRAMES: Franconian Maternal Health Evaluation Studies) wurden alle Schwangeren, die sich im Universitäts-Perinatalzentrum Franken zur Geburt anmeldeten, erfasst.

Methode

Insgesamt wurden 1100 Schwangere in FRAMES eingeschlossen. Es fanden sowohl präpartal (ab 30. SSW), 2 Tage postpartal (pp) und 6 Monate pp ein strukturiertes Interview mit standardisierten psychologischen Tests (EPDS, ESS, FPI-R, $HRDS_{21}$, PSQI, SF-36) statt.

Ergebnisse

Die Werte der Depressivitätsscores in der Edinburgh Postnatal Depression Scale EPDS (Friedman-test, $\chi^2 = 110,8$, df = 2, $p < 0,001$) und in der Hamilton-Rating Depression Scale $HRDS_{21}$ Fragebogen ($\chi^2 = 312,6$; $p < 0,001$) unterschieden sich signifikant zwischen den einzelnen Untersuchungszeitpunkten.

---

1 Universitätsklinikum Erlangen, Frauenklinik: T. W. Goecke, K. Beckmann, M. W. Beckmann. Universitätsklinikum Erlangen, Psychiatrische und Psychotherapeutische Klinik: S. Bleich, U. Reulbach

Bei beiden Depressionsfragebögen fanden sich die höchsten Depressivitätswerte präpartal.

Es zeigten sich signifikanten Unterschiede zwischen dem Erleben der Geburt und der Art der Entbindung (z. B. trat das Gefühl der Hilflosigkeit signifikant häufiger bei Frauen mit vaginal-operativen Entbindungen auf; $p = 0,004$) und eine signifikante Abhängigkeit ($p < 0,001$) zwischen Geburtserleben und postpartaler Depressivität (z. B. bei erlebter Hilflosigkeit erhöhte Werte 6 Monate pp: $p = 0,008$). Die Einschätzung der Güte der Partnerschaft hatte einen signifikanten ($p < 0,001$) protektiven Einfluss auf die Ausprägung der postpartalen Depressivität. Die Pränataldiagnostik, unabhängig auch von auffälligen Befunden, hatte keinen Einfluss auf die postpartale Depressivität.

Diskussion

Interessanterweise zeigt sich im untersuchten Kollektiv eine erhöhte präpartale Depressivität, die unabhängig vom Geburtsmodus am 2. postpartalen Tag ein Minimum erreicht. Ein positives Geburtserleben sowie die Güte der Partnerschaft scheinen hinsichtlich der Ausprägung der postpartalen Depressivität als protektive Faktoren zu wirken.

Kerstin Huber, Simone Hoffmann, Hertha Richter-Appelt

„Innen drinnen bin ich keine richtige Frau!?" Stand der psychosomatischen Forschung zum Mayer-Rokitansky-Küster-Hauser-Syndrom

Die Diagnose des Mayer-Rokitansky-Küster-Hauser Syndrom (MRKHS) umfasst folgende Kriterien: Aplasie von Vagina und Uterus bei Frauen mit einem normal weiblichen 46,XX-Chromosomensatz, funktionsfähigen Ovarien und ansonsten äußerlich unauffälligen weiblichen Geschlechtsmerkmalen. Die Häufigkeit wird mit etwa 1 von 5000 Frauen angegeben. Bei Patientinnen mit primärer Amenorrhoe ist das MRKHS als zweithäufigste Ursache zu berücksichtigen. Häufig stellen sich betroffene Mädchen erstmalig in der Pubertät wegen Ausbleiben der Regelblutung beim Arzt vor, in den meisten Fällen wird erst zu diesem Zeitpunkt die Diagnose gestellt. In der Literatur wird eine Unterteilung der Diagnose in zwei Subtypen vorgeschlagen (Morcel et al. 2007), diese diagnostische Unterscheidung wird jedoch in vielen Studien nicht angewendet.

Die Literaturrecherche[1] erstreckte sich über den Zeitraum 1982–2009, in den großen Literaturdatenbanken wurden deutsch- und englischsprachigen Studien zu diesem Syndrom gesucht. Aus allen Studien wurden diejenigen ausgewählt, die neben rein medizinischen Aspekten auch psychologische Gesichtspunkte berücksichtigen. Gegenstand eines Großteils dieser Studien sind Operationen zur Herstellung einer Neovagina, um den betroffenen Patientinnen vaginalen Geschlechtsverkehr zu ermöglichen (u. a. Brun et al. 2002; Fedele et al. 2008). Einige Studien beschäftigen sich mit der Dilatationsbehandlung als eine Alternativmethode zur Herstellung einer Neovagina (Nadarajah et al. 2005). Zwei Studien untersuchen psychotherapeutische Interventionen bei Frauen mit MRKHS (Heller-Boersma et al. 2007; Weijenborg und ter Kuile 2000). Eine qualitative Studie arbeitet zentrale Themen für betroffene Frauen heraus (Holt und Slade 2003). Außerdem wird die Bedeutung der Mutter-Tochter-Beziehung untersucht (Loeser et al. 2002). Als Methoden

---

1 Im Rahmen des Forschungsprojektes „Androgene, Lebensqualität und Weiblichkeit: Ein Vergleich von Frauen mit kompletter Androgeninsensitivität (bei 46,XY-Chromosomensatz), Frauen mit Mayer-Rokitansky-Küster-Hauser-Syndrom, und Frauen mit einem Polyzystischen Ovar Syndrom", gefördert durch die Else Kröner-Fresenius Stiftung.

zur Erfassung von psychosozialen Variablen wurden in weniger als der Hälfte der Studien standardisierte Instrumente eingesetzt, häufig wurden Fragebögen selbst entwickelt. Darüber hinaus wurden Interviews oder unstrukturierte Befragungen zur Datenerhebung verwendet. Teilweise enthalten die Beschreibungen keine genauen Angaben zur Form der Datenerhebung.

Die Zufriedenheit der Patientinnen mit dem Operationsergebnis wird häufig über ein einfaches Rating erfasst, d. h. die Patientinnen sollen sich auf einer vorgegeben Skala einordnen. Hier ergeben Studien, dass etwa 80–90 % mit dem Operationsergebnis zufrieden sind (Imparato et al. 2007; Brun et al. 2002). Im Bereich der Sexualität finden sich ähnlich hohe Zahlen für die Zufriedenheit mit dem Sexualleben: 70–100 % (Alessandrescu et al. 1996). Zur psychischen Belastung gibt es kaum Daten von Patientinnen vor einer Operation. Einzelne Aussagen weisen auf eine sehr große Beeinträchtigung hin. Nach der Operation werden Anzeichen für Depressivität gefunden (Langer et al. 1990). Die Studien zu Psychotherapie zeigen die Möglichkeit einer deutlichen Verbesserung der psychischen Belastung durch Therapie auf (Heller-Boersma et al. 2007; Weijenborg und ter Kuile 2000). Bezüglich sozialer Aspekte konnte gezeigt werden, dass eine stabile Beziehung von Mutter zur Tochter den Verlauf begünstigt (Loeser et al. 2002). Zu sozialen Beziehungen im Allgemeinen gibt es einzelne Aussagen, jedoch kaum systematische Daten.

Neben den unterschiedlichen inhaltlichen Schwerpunkten in den einzelnen Studien werden durchgängig zwei zentrale Aspekte betont: zum einen die Ermöglichung von vaginalen Geschlechtsverkehr, zum anderen das Thema Unfruchtbarkeit. Obwohl Unfruchtbarkeit als zentrales Thema angesehen wird, ist kaum untersucht, wie die betroffenen Frauen damit umgehen und welche psychischen Auswirkungen damit verbunden sind. Aus Studien zu Kinderlosigkeit ist bekannt, dass zu den Folgen von Unfruchtbarkeit Depressionen, geringes Selbstwertgefühl, aber auch Gefühle wie Neid, Eifersucht und Schuld gehören können (Cousineau und Domar 2007). Auch wenn hier andere Patientengruppen untersucht wurden, ist es wahrscheinlich, dass diese Themen auch für Frauen mit MRKHS eine wichtige Rolle spielen.

In ihrer qualitativen Arbeit untersuchten Holt und Slade (2003) die Erfahrungen von Frauen mit MRKHS und die psychischen, sozialen und emotionalen Konsequenzen der Diagnose und Behandlung. Sie arbeiteten vier zentrale Themen heraus: den Umgang mit Verlust in verschiedenen Bereichen, Erfahrungen mit der medizinischen Behandlung, Umgang mit der Diagnose im Kontakt mit anderen und die Bedeutung der Lebensphase (unterschiedliche Auswirkungen der Diagnose je nach Lebensphase). Diese Themen, die hier als zentral herausgearbeitet wurden, sind in den quantitativen Studien aus der vorliegenden Recherche bisher noch nicht genauer untersucht worden. Weitere Themen, zu denen bisher ebenfalls nur wenig systematische Daten vorliegen, sind u. a. das Selbstwertgefühl der Patientinnen, das Selbstbewusstsein als Frau und das Erleben von Weiblichkeit und das Gefühl, aufgrund der Diagnose als Frau nicht vollständig zu sein. Auch der weitere Verlauf nach einer Operation wirft Fragen auf: Zur Sicherung des Operationserfolges wird meist eine weitere Dehnung der Neovagina empfohlen, dies kann über Dilatation oder regelmäßigen Geschlechtsverkehr erfolgen. Hierbei liegt die in manchen Studien empfohlene Frequenz für Geschlechtsverkehr deutlich über Häufigkeitsangaben aus der Allgemeinbevölkerung. Was dies für die partnerschaftliche Beziehung bedeutet, ist nur an einzelnen Beispielen beschrieben.

Zusammenfassend hat sich bei der Durchsicht der Literatur ergeben, dass viele Studien die operative Herstellung einer Neovagina ins Zentrum der Betrachtung rücken. Darüber hinaus gibt es jedoch noch viele weitere Themenbereiche, die teilweise in Studien nur in allgemeinen Beschreibungen genannt werden, zu denen systematische Daten jedoch noch fehlen. Es bleiben daher einige offene Fragen.

Literatur

Alessandrescu, D., Peltecu, G. C., Buhimschi, C. S., Buhimschi, I. A. (1996): Neocolpopoiesis with split-thickness skin graft as a surgical treatment of vaginal agenesis: Retrospective review of 201 cases. American Journal of Obstetrics and Gynecology, 175 (1): 131–138

Brun, J. L., Belleannee, G., Grafeille, N., Aslan, A. F., Brun, G.H. (2002): Long-term results after neovagina creation in Mayer-Rokitanski-Kuster-Hauser syndrome by Vecchietti's operation. European Journal of Obstetrics Gynecology and Reproductive Biology, 103 (2): 168–172

Cousineau, T. M., Domar, A. D. (2007): Psychological impact of infertility. Best Pract. Res. Clin. Obstet. Gynaecol, 21 (2): 293–308

Fedele, L., Bianchi, S., Frontino, G., u. a. (2008): The laparoscopic Vecchietti's modified technique in Rokitansky syndrome: anatomic, functional, and sexual long-term results. American Journal of Obstetrics and Gynecology, 198 (4)

Heller-Boersma, S. G., Schmidt, U. H., Edmonds, D. K. (2007): A randomized controlled trial of a cognitive-behavioural group intervention versus waiting-list control for women with uterovaginal agenesis (Mayer-Rokitansky-Küster-Hauser syndrome: MRKH). Human Reproduction, 22 (8): 2296–2301

Holt, R., Slade, P. (2003): Living with an incomplete vagina and womb: an interpretative phenomenological analysis of the experience of vaginal agenesis. Psychology, health & medicine, 8 (1): 19–34

Imparato, E., Alfei, A., Aspesi, G., Meus, A. L., Spinillo, A. (2007): Long-term results of sigmoid vaginoplasty in a consecutive series of 62 patients. International uro-gynecology journal and pelvic floor dysfunction, 18 (12): 1465–9

Langer, M., Grunberger, W., Ringler, M. (1990): Vaginal agenesis and congenital adrenal hyperplasia. Psychosocial sequelae of diagnosis and neovagina formation. Acta obstetricia et gynecologica Scandinavica, 69 (4): 343–9

Loeser, E., Giffels, P., Schauf, B., Wallwiener, D. (2002): Significance of a stable mother-daughter relationship in patients with Mayer-Rokitansky-Kuester-syndrome. Geburtshilfe und Frauenheilkunde, 62 (12): 1193–1197

Morcel, K., Camborieux, L., Guerrier, D. (2007): Mayer-Rokitansky-Kuster-Hauser (MRKH) syndrome. Orphanet journal of rare diseases, 2: 13

Nadarajah, S., Quek, J., Rose, G. L., Edmonds, D. K. (2005): Sexual function in women treated with dilators for vaginal agenesis. Journal of pediatric and adolescent gynecology, 18 (1): 39–42

Weijenborg, P. T. M., ter Kuile, M. M. (2000): The effect of a group programme on women with the Mayer-Rokitansky-Kuster-Hauser syndrome. British Journal of Obstetrics and Gynaecology, 107 (3): 365–368

Simone Hoffmann, Kerstin Huber, Hertha Richter-Appelt

Die Diagnose beruht nur auf Indizien …
Das Polyzystische Ovarsyndrom (PCOS) in
der psychosomatischen Forschung –
methodische Probleme und Lösungsansätze

Die diagnostischen Kriterien für das Polyzystische Ovarsyndrom (PCOS) werden bis heute international kontrovers diskutiert. Dies erschwert die Definition sinnvoller Einschlusskriterien für Studienteilnehmerinnen. In diesem Beitrag soll gezeigt werden, welche konkreten Probleme die Diagnostik des PCOS aufwirft, wie die psychosomatische Forschung seit der Konsensus-Konferenz 2003 diesen begegnet und wie ein Weg aus dem Dilemma aussehen könnte.

Drei Kriterienkataloge zur Diagnose des PCOS stehen im Mittelpunkt der Diskussion: Die Kriterien der *National Institute of Child Health and Human Development Conference on PCOS* von 1990 (im Folgenden NIH 1990 genannt) fordern eine chronische Anovulation *und* klinische und/oder biochemische Zeichen einer Hyperandrogenämie. Andere androgenisierende Erkrankungen sollen ausgeschlossen sein (Zawadski 1990). Im Jahr 2003 wurden die Kriterien auf der von der *European Society of Human Reproduction and Embryology* (ESHRE) sowie der *American Society of Reproductive Medicine* (ASRM) gesponsorten Konsensus-Konferenz, die im März 2003 in Rotterdam stattfand (im Folgenden Rotterdam 2003 genannt) etwas großzügiger gefasst. Nun wurden mindestens zwei von drei Symptomen gefordert: An-/Oligoovulation *und/oder* klinische und/oder biochemische Zeichen einer Hyperandrogenämie *und/oder* ein sonografisch erhobener polyzystischer Ovarialbefund. Auch hier wird der Ausschluss anderer Ursachen für die Symptomatik gefordert (The Rotterdam ESHRE/ASRM-Sponsored PCOS Consensus Workshop Group 2003). Von der psychosomatischen Forschung weniger beachtet werden die Kriterien der *Androgen Excess Society* von 2006, die Anfang 2009 in überarbeiteter Form erneut publiziert wurden. Hier werden gefordert: Hirsutismus und/oder biochemische Zeichen einer Hyperandrogenämie *und* eine ovarielle Dysfunktion: Oligo-/Anovulation und/oder sonografisch gesehene polyzystische Ovarien. Auch hier müssen andere Erkrankungen als Verursacher der Symptomatik ausgeschlossen werden (Azziz 2006; Azziz 2009).

Neben den vielfältigen Detailproblemen, die diese Kriterienkataloge aufwerfen (fehlende belastbare Referenzwerte der Androgene, fehlende Klarheit über relevante Laborparameter, fehlende Objektivierbarkeit von Androgenisierungserscheinungen, uneinheitliche Definitionen von Zyklusstörungen, kontroverse Definitionen des Ultraschallbefundes etc.), wirft auch der Charakter der Ausschlussdiagnose spezifische Probleme auf. Bis heute gibt es keinen Konsens darüber, welche möglichen Erkrankungen wie ausgeschlossen werden müssen. Zu beobachten ist eine Tendenz zu immer weiter reichenden möglichen Grunderkrankungen und damit zu einer immer aufwendigeren Ausschlussdiagnostik.

Diesen komplexen methodischen Problemen begegnet die psychosomatische Forschung seit Rotterdam 2003 vielfältig. Eine Recherche in den gängigen Datenbanken ergab 41 Originalarbeiten seit April 2003, die sich mit psychosozialen Aspekten des PCOS befassen.[1] Nur in 41 % dieser Studien werden die Rotterdam-Kriterien von 2003 erfüllt, gut die Hälfte von ihnen (24 % aller Arbeiten) stellen die Diagnose nach den Kriterien der NIH von 1990. 15 % der Arbeiten verlassen sich auf extern gestellte Diagnosen, ohne diagnostische Kriterien zu explizieren, und 15 % der Arbeiten verlassen sich allein auf Angaben der Teilnehmerinnen – hier kann angesichts der Komplexität der PCOS-Diagnostik nur von einer unsicheren Studienpopulation ausgegangen werden. 30 % der Arbeiten haben Studienteilnehmerinnen aufgrund unvollständiger oder nach internationalen Standards fehlerhafter diagnostischer Kriterien zugelassen bzw. darauf verzichtet, das diagnostische Line-up zum Ausschluss anderer Ursachen für die Symptomatik zu publizieren.

Viele der Arbeiten vernachlässigen darüber hinaus die genaue Erhebung von Medikamenten, die die Studienteilnehmerinnen einnehmen. Nur 44 % der Arbeiten erheben die Einnahme oraler Kontrazeptiva, allgemein nach der Einnahme von Medikamenten fragen nur 24 %. Dies sind überraschend niedrige Zahlen, handelt es sich doch beim PCOS um eine Endokrinopathie, die in erster Linie mit hormonwirksamen Substanzen behandelt wird.

Die PCOS-definierenden und PCOS-assoziierten klinischen Merkmale werden von den vorliegenden Arbeiten unterschiedlich untersucht. 65 % der Arbeiten erheben – zum Teil sehr unterschiedlich designte – Hormon-

---

1 Recherche im Rahmen des Forschungsprojektes „Androgene, Lebensqualität und Weiblichkeit: Ein Vergleich von Frauen mit kompletter Androgenresistenz (bei 46, XY-Chromosomensatz), Frauen mit Mayer-Rokitansky-Küster-Hauser-Syndrom, und Frauen mit einem Polyzystischen Ovarsyndrom", gefördert durch die Else Kröner-Fresenius-Stiftung.

profile, um eine Hyperandrogenämie einzuschätzen. 71 % erheben Androgenisierungserscheinungen, hier steht die Hirsutismus-Diagnostik ganz im Vordergrund. Zyklusstörungen werden in 68 % der Arbeiten erhoben, nach Kinderwunsch bzw. Sterilität wird in 32 % der Arbeiten gefragt. Mit PCOS assoziierte Gesundheitsprobleme werden vor allem als Übergewicht und Probleme des Zuckerstoffwechsels berücksichtigt. 65 % der Studien erheben den Body-Mass-Index, 12 % die Waist-Hip-Ratio und 29 % messen Parameter des Zuckerstoffwechsels.

Zusammenfassend lässt die Durchsicht der psychosomatischen Literatur zum PCOS in Hinblick auf die Einschlusskriterien spezifische Stolpersteine erkennen:

1. selbst definierte diagnostische Kriterien;
2. Verlass auf externe Diagnosen, ohne nicht zumindest Einsicht in die Krankenakten genommen zu haben;
3. unzureichende Medikamenten-Anamnese;
4. zu „sparsame" Hormondiagnostik, die es verhindert, andere Endokrinopathien auszuschließen;
5. Überbewertung der Gewohnheiten der eigenen Fachdisziplin und im Gefolge zu starke diagnostische Gewichtung (z. B. Gynäkologie – starke Gewichtung des Sono-Befundes; Innere Medizin – starke Gewichtung einer Insulinresistenz usw.).

Diese Stolpersteine können theoretisch durch ein systematisches Vorgehen zur Definition der Einschlusskriterien umgangen werden. Hierzu bietet sich eine dreistufige Entscheidungsmatrix an:

1. Im ersten Schritt sollte geklärt werden, ob die Studienteilnehmerinnen nach den – in der vorliegenden Literatur üblichen – Kriterien der NIH 1990 oder Rotterdam 2003 eingeschlossen werden sollen. Diese Entscheidung könnte von der Fragestellung oder von den lokalen Bedingungen (Möglichkeit einer qualifizierten vaginalen Ultraschalluntersuchung) abhängig gemacht werden. Ein diagnostisches Line-up orientiert an aktuell publizierten Kriterien und auszuschließenden Diagnosen sollte als „Mindeststandard" definiert werden.
2. Im zweiten Schritt sollte geklärt werden, ob weitere Einschlusskriterien definiert werden sollen (spezielle Fragestellungen, Vergleichsgruppen etc.) oder ob dies die Studienergebnisse verfälschen würde.

3. Entscheidet man sich für weitere Einschlusskriterien, so sollten diese im dritten und letzten Schritt definiert werden.

Dieses Vorgehen könnte die Ergebnisse der psychosomatischen Forschung bei Patientinnen mit PCOS deutlich belastbarer und vergleichbarer machen – und damit auch dazu beitragen, den vielfältigen seelischen Nöten dieser Patientinnengruppe mehr Aufmerksamkeit zu verschaffen.

Literatur:

Azziz, R., Carmina, E., Dewailly, D., et al. (2006): Position statement: criteria for defining polycystic ovary syndrome as a predominantly hyperandrogenic syndrome: an Androgen Excess Society guideline. J Clin Endocrinol Metab, 91: 4237–45

Azziz, R., Carmina, E., Dewailly, D., et al. (2009): The Androgen Excess and PCOS Society criteria for the polycystic ovary syndrome: the complete task force report. Fertility and Sterility, 91: 456–488

The Rotterdam ESHRE/ASRM-Sponsored PCOS Consensus Workshop Group. Revised 2003 consensus on diagnostic criteria and long-term health risks related to polycystic ovary syndrome. Fertility and Sterility 2003: 81 (1): 19–25

Zawadski, J. K., Dunaif, A. S. (1992): Diagnostic criteria for polycystic ovary syndrome: towards a rational approach. In: Dunaif, A., Givens, J. R., Haseltine, F. P., Merriam, G. R. (Hrsg.): Polycystic ovary syndrome. Boston, MA: Blackwell Scientific Publications, 377–84

Weitere Literatur bei den Verfasserinnen (siehe Korrespondenzadresse am Ende des Buchs).

B. Gedrose, K. Schweizer, K. Schützmann, H. Richter-Appelt

„Tomboy"-Verhalten bei Frauen mit kompletter Androgenresistenz

Fragestellung

Komplette Androgenresistenz (CAIS) beschreibt eine vollständige Nichtrezeptivität des Androgenrezeptors. Betroffene mit einem 46,XY-Karyotyp weisen typisch weibliche externe Genitalien sowie eine blind endende Vagina und nicht voll entwickelte Testes auf. Mit der Pubertät setzt feminines Brustwachstum ein, es entwickelt sich wenig bis keine Pubes- und Axillarbehaarung. CAIS fällt unter die „Disorders of Sex differentiation" (DSD).

Die psychosexuelle Entwicklung, d. h. sowohl die Geschlechtsidentität als auch geschlechtstypische Verhaltensweisen von Personen mit CAIS, werden in der Literatur als typisch weiblich beschrieben (Hines, Ahmed, Fane und Hughes 1998; Hines, Ahmed und Hughes 2003; Mazur 2005; Wisniewski et al. 2000). Allerdings schreiben Cohen-Kettenis und Pfäfflin (2003), dass es in dieser Gruppe womöglich eine größere Variabilität gibt, als lange angenommen wurde. Geschlechtsidentität bedeutet hierbei das Selbsterleben als Mann oder Frau. Damit sind, von verschiedenen Autoren unterschiedlich gewichtet, sowohl kognitive als auch affektive Bestandteile gemeint (Zucker und Bradley 1995). Geschlechtstypische Verhaltensweisen treten bei Frauen und Männern im Sinne eines Mittelwertsunterschiedes unterschiedlich häufig auf. Dabei kann es auch zu untypischen Verhaltensweisen kommen, wenn beispielsweise sich ein Mädchen besonders „jungenhaft" verhält, wird dies im Englischen auch als „tomboy"-Verhalten (im Deutschen als Wildfang) bezeichnet. Die psychosexuelle Entwicklung spielt bei den verschiedenen DSD-Formen eine Rolle für die Frage, welchem Geschlecht die Personen jeweils zugeordnet werden sollen. Hierbei scheint es allerdings keinen prädiktiven Zusammenhang zwischen Geschlechtsidentität und geschlechtstypischem Verhalten zu geben, d. h. auch Personen, die sich in ihrer Kindheit „untypisch" verhalten haben, fühlen sich meist dem Geschlecht zugehörig, in dem sie erzogen wurden. Im Konsensus-Bericht von 2005 heißt es daher: „Atypical gender-role behavior […] should not be taken as an indicator for gender assignment" (Lee, Houk,

Ahmed und Hughes 2006). Trotzdem kann untypisches Verhalten eine Verunsicherung darstellen. Das gilt für Eltern in der Beziehung zu ihrem Kind, wenn sie von der Diagnose wissen. Aber auch für die Patienten selbst, sobald sie von der Diagnose erfahren. Die Daten von CAIS-Frauen, die hier präsentiert werden, entstammen der Hamburger Studie zur Intersexualität (DSD), deren Teilziel es ist, das erinnerte geschlechtstypische Verhalten der Teilnehmer der Studie zu beschreiben. Ergebnisse von Personen aus der Stichprobe des Hamburger Forschungsprojekts (N = 69, mit verschiedenen Diagnoseformen) legen dar, dass diese Personen vermehrt psychische Belastungen zeigen (Brinkmann, Schweizer und Richter-Appelt 2007; Schweizer, Brunner, Gedrose und Richter-Appelt, in Vorbereitung).

Material und Methoden

Die Hamburger Studie über Intersexualität (DSD) ist eine katamnestische Untersuchung an Personen mit verschiedenen DSD-Formen. Insgesamt wurden 69 erwachsene Personen mittels eines Fragebogens ausgewertet. Dieser Fragebogen enthält einen umfangreichen Fragenteil zu Erleben und Verhalten in der Kindheit. Im Rahmen dieser Studie wurden Daten von 13 Frauen mit CAIS gesammelt. Diese wurden mit einer Gruppe von 212 nicht betroffenen Frauen hinsichtlich ihres erinnerten geschlechtstypischen Verhaltens in der Kindheit verglichen. Zum Einsatz kamen faktorenanalytisch gebildete Skalen, von denen vier typisch feminine und vier typisch maskuline Inhalte repräsentieren. Die femininen Skalen heißen „Auf feminine äußere Erscheinung gerichtetes Verhalten", „Identifizierung mit dem weiblichen Rollenbild", „Verkleiden und Rollenspiele" und „Soziale Interaktion mit weiblichen Personen". Die maskulinen Skalen heißen „Aktives/raues Spiel", „Männliche Identifizierung", „Interesse an Werken und Technik" und „Soziale Interaktion mit männlichen Personen".

Ergebnisse

Auf den femininen Skalen zeigten sich keine Unterschiede zwischen den Frauen mit und ohne CAIS. In einer der vier maskulinen Skalen zeigten die CAIS-Frauen erhöhte maskuline Werte im Vergleich mit den Frauen ohne CAIS, nämlich auf der Skala „Aktives/raues Spiel" ($U = 799,5$; $p = ,009$).

Diskussion

Die Frauen mit CAIS aus dieser Stichprobe haben sich in ihrer Erinnerung in Bezug auf typisch weibliche Verhaltensweisen genau so beschrieben wie andere Mädchen auch. Allerdings können sie sich an mehr aktive/raue Spiele erinnern als Frauen aus der Kontrollgruppe. Dieses vermehrt typisch maskuline Verhalten in der CAIS-Stichprobe ist überraschend. Eine Erklärung müsste eine biologisch begründete Dysfunktionalität des Androgenrezeptors bei CAIS berücksichtigen, wobei die Maskulinisierung also nicht über Testosteron geschehen sein kann. Neben alternativen Pfaden der biologischen Maskulinisierung des Gehirns kämen auch noch Fehldiagnosen oder Erinnerungsverzerrungen bei den Versuchspersonen als Erklärungen in Frage. Diese Erklärungsmöglichkeiten können an dieser Stelle nicht eingehender diskutiert werden.

Für die psychologisch orientierte Behandlungspraxis können allerdings zwei Schlüsse aus den hier kurz dargestellten Befunden gezogen werden. Erstens sollten Behandler eventuelle Ängste von Mädchen und Frauen mit CAIS ernst nehmen und nicht mit Verweisen auf die Literatur in Zweifel ziehen. Zweitens sollte „auffälliges" Verhalten, das von Eltern berichtet wird, genauer exploriert werden.

Literatur

Brinkmann, L., Schweizer, K., und Richter-Appelt, H. (2007): Geschlechtsidentität und psychische Belastungen von erwachsenen Personen mit Intersexualität – Ergebnisse der Hamburger Intersex Studie. Zeitschrift für Sexualforschung, 20 (2), 129–144

Cohen-Kettenis, P. T., und Pfäfflin, F. (2003): Transgenderism and intersexuality in childhood and adolescence : making choices. Thousand Oaks, Calif. [u. a.]: Sage.

Lee, P. A., Houk, C. P., Ahmed, S. F., und Hughes, I. A. (2006): Consensus statement on management of intersex disorders. International Consensus Conference on Intersex. Pediatrics, 118 (2), e488–500

Mazur, T. (2005): Gender Dysphoria and Gender Change in Androgen Insensitivity or Micropenis. Archives of Sexual Behavior, 34 (4), 411–421

Hines, M., Ahmed, S. F., Fane, B. A., und Hughes, L. A. (1998): Gender development and psychological well being in patients with androgen insensitivity syndrome (AIS). Hormone research, 50 (3), 116

Hines, M., Ahmed, S. F., und Hughes, I. A. (2003): Psychological Outcomes and Gender-Related Development in Complete Androgen Insensitivity Syndrome. Archives of Sexual Behavior, 32 (2), 93–101

Schweizer, K., Brunner, F., Gedrose, B., und Richter-Appelt, H. (in Vorbereitung): Coping, gender and psychological adjustment in adults with different intersex conditions (disorders of sex development/DSD). Traumatology

Wisniewski, A. B., Migeon, C. J., Meyer-Bahlburg, H. F., Gearhart, J. P., Berkovitz, G. D., Brown, T. R., und Money, J. (2000): Complete androgen insensitivity syndrome: long-term medical, surgical, and psychosexual outcome. Journal of Clinical Endocrinology & Metabolism, 85 (8), 2664–2669

Zucker, K. J., und Bradley, S. J. (1995): Gender Identity Disorder and Psychosexual Problems in Children and Adolescents. New York, London: The Guilford Press

Dorothee Von der Wroge, Mechthild Neises

Einfluss von Aufklärungsgesprächen mit Frauen bei Nachweis einer HPV-(Humanes Papillomavirus-) Infektion auf die Compliance und Informiertheit unter Berücksichtigung der Persönlichkeitsmerkmale Angst, Depressivität und Hypochondrie

Einleitung

Jährlich erkranken über eine halbe Millionen Frauen an Zervixkarzinomen, 500.000 Frauen versterben daran. Humane Papillomaviren sind in fast allen Fällen für die Pathogenese verantwortlich (Schiffmann, Kjaer 2003). Unterteilt werden diese in Hochrisikotypen (HR-HPV), wie z. B. Typ 16, 18, 31, 33, 45, die für 75 % aller Tumore verantwortlich sind und low-risk-HPV, die anogenitale Condylome ausmachen (zur Hausen 2003). Humane Papillomaviren werden sexuell übertragen und machen makroskopisch oft nicht sichtbare Veränderungen im Platten- und Drüsenepithel. 80 % der Veränderungen bilden sich über ein Jahr immunologisch zurück. 20 % bleiben bei einer Entartungstendenz von 3–6 % weiter kontrollbedürftig durch die regelmäßige Teilnahme an Krebsfrüherkennungsuntersuchungen. Ziel der Studie war den Einfluss von Aufklärungsgesprächen bei Frauen mit HPV-Infektion und den Informationszuwachs und die Compliance zu untersuchen in Abhängigkeit ihrer Persönlichkeitsmerkmale Angst, Depressivität und Hypochondrie.

Bedeutung des Aufklärungsgesprächs

Das Thema Patientenaufklärung in der Medizin ist ein viel diskutiertes Thema. Es ist einerseits die Pflicht des Arztes, die Patientin aufzuklären und ihr somit zuverlässige Informationen zu liefern. Andererseits kann darüber auch ein gutes Arzt-Patientenverhältnis aufgebaut werden.

Aufklärung ist:

— eine juristische Vorschrift, ohne eine adäquate Aufklärung des Patienten liegt im Sinne des § 223 StGB der Tatbestand der Körperverletzung vor;

— eine ärztlich-therapeutische Aufgabe;

— ein Postulat der Gesellschaft und dient der Informationsvermittlung um der aufgeklärten, mündigen Patientin das Recht auf Selbstbestimmung zu gewährleisten;

— ein ethisches Problem und verbunden mit einem sehr wichtigen Aspekt der kommunikativen oder Gefühlsarbeit (Köhle, Raspe 1982), dass zur Verbesserung bzw. dem Aufbau eines vertrauensvollen Arzt-Patientenverhältnisses dienen sollte.

Aufklärung zur Verbesserung des Arzt-Patientenverhältnisses

Dem ärztlichen Gespräch fällt bei der Behandlung eine besondere Rolle zu. Neben der reinen Informationssammlung zu diagnostischen und therapeutischen Zwecken ist dabei der Aufbau der therapeutischen Arzt-Patienten-Beziehung von zentraler Bedeutung. Dies führt zu einer verbesserten Compliance vonseiten des Patienten, was sich positiv auf den Erfolg der Behandlung auswirkt. Es geht im Gespräch zunächst darum, ein Vertrauensverhältnis herzustellen, das als notwendige Voraussetzung für ein effektives Bündnis zwischen Arzt und Patient im Hinblick auf die weitere Behandlung anzusehen ist. Anders als in der haus- oder fachärztlichen Praxis kennt der Arzt in der Spezialsprechstunde seine Patientinnen und ihre Vorgeschichte nicht, wie auch umgekehrt die Patientin den Gynäkologen/die Gynäkologin nicht kennt. Die Patientin ist zunächst verunsichert über ihren pathologischen Abstrich und sucht Orientierungshilfen. Der Arzt muss innerhalb eines bestimmten Zeitraums einerseits eine umfassende Anamnese erheben, andererseits eine sorgfältige Untersuchung durchführen und ein Vertrauensverhältnis zu der Patientin aufbauen. Die Schwierigkeit die Effizienz des Aufklärungsgesprächs zu verbessern, hängt nicht zuletzt von der Persönlichkeitsstruktur der einzelnen Patientin ab (psychopathologischem Bild). Dabei sind unterschiedliche Vorgehensweisen bezüglich der Strukturierung des Gesprächs sinnvoll. Schließlich handelt es sich um eine sehr sensible Situation, in der sie sich mit sehr intimen Themen auseinandersetzen muss und Fragen bezüglich ihrer eigenen Sexualität zu beantworten hat. Was wiederum Angst und auch Scham in ihr hervorrufen kann.

Psychoonkologische Gesichtspunkte bei der Aufklärung

Wenn Menschen an Krebs erkranken, nehmen sie dies oft als Wendepunkt in ihrem Leben wahr. Es entsteht für sie der Eindruck, dass sie zeitgleich mit der Diagnose die Kontrolle über ihr Leben verloren haben. Sie fühlen sich hilflos und gerade Frauen haben oft zusätzlich die Angst, dass die Krankheit und ihre Behandlung Spuren hinterlassen, dass sie sowohl in ihrem Aussehen als auch in ihren körperlichen Funktionen beeinträchtigt werden. Betroffene machen vielleicht zum ersten Mal in ihrem Leben die Erfahrung, dass Gesundheit nicht selbstverständlich ist. Betrifft die Tumorerkrankung ihre Geschlechtsorgane, haben sie Angst, dass sich ihr Verhältnis zum Körper und zu ihrer Sexualität verändern könnte (Linnehan, Groce 2000). Es bereitet ihnen Sorge, dass die anschließenden Therapien auch Auswirkungen auf ihr Sexualleben haben könnten. Sie haben Angst davor, in Zukunft von ihrem Partner „abgelehnt" zu werden, und vor Vorwürfen. Deswegen ist bei einer Tumorerkrankung eine zusätzliche psychoonkologische Betreuung ratsam. Denn insbesondere in der Psychoonkologie hat der Arzt zusätzlich eine stützende und ratgebende Haltung. Er ist nicht nur eine Form der „sozialen Unterstützung" von professionell-ärztlicher Seite, sondern hilft auch bei der weiteren Lebensgestaltung (Neises, Ploeger 2004). Dabei geht es insbesondere bei Tumorerkrankungen um Lebensziele, Lebensperspektiven und die Akzeptanz der neu aufgetretenen Lebenssituation. Es ist somit nicht nur die Genese der Erkrankung von Bedeutung, sondern auch die Aufarbeitung intrapsychischer Belastungen, die die Patientin selbst in Zusammenhang mit sich und ihrer Erkrankung bringt. Eine positive Krankheitsbewältigung kann darüber hinaus auch die Mitarbeit bei notwendigen Behandlungsmaßnahmen stärken und dadurch möglicherweise den körperlichen Krankheitsverlauf günstig beeinflussen.

Untersuchte Einflussfaktoren auf die Suffizienz des Aufklärungsgesprächs

1. Die Angst
   a) als Zustandsangst (State-Angst), als ein vorübergehendes emotionales Gefühl;
   b) als Eigenschaft (Trait-Angst), als ein stabiles interindividuelles Persönlichkeitsmerkmal.
2. Die Depression als eine Eigenschaft multifaktorieller Genese, die mit Interessenverlust, allgemeiner Freudlosigkeit, vermindertem Antrieb, Konzentrations- und Aufmerksamkeitsdefiziten einhergeht.
3. Die hypochondrische Störung als eine Fehlinterpretation körperlicher Symptome und somit eine dauerhafte Besorgnis krank zu sein oder krank zu werden.

Patientinnen und Methoden

Die Daten wurden vom 01.11.2002–01.05.2003 an 150 Frauen erhoben, die mit einer Auffälligkeit im Zervixabstrich von ihren niedergelassenen Gynäkologen an die Spezialsprechstunde der Medizinischen Hochschule Hannover am Oststadtkrankenhauses eingewiesen wurden. In der Studie gab es zwei Erhebungszeitpunkte. Einer war unmittelbar vor der Sprechstunde durch die Aushändigung von Fragebögen und der andere fand durch eine telefonische Nachbefragung einige Wochen später statt. Ob durch ein Aufklärungsgespräch eine Änderung im Krebsfrüherkennungsverhalten stattgefunden hat und es zu einem Informationszuwachs über die Infektionsproblematik gekommen sei, war Ziel der Studie. Die Probandinnen wurden anhand der ermittelten Daten in zwei Gruppen eingeteilt: diejenigen, die eine Verhaltensänderung vorgenommen haben, und diejenigen, die es nicht taten. Die Datenerhebung erfolgte über das computergestützte SPSS *(Statistical Package for the Social Sciences)* für Windows.

In der Studie wurden vor der Untersuchung sechs Fragebögen zur Erfassung von Angst (STAI-X1 und STAI-X2), Depressivität (ADS), Hysterie und Hypochondrie (HHI) und allgemeinen Anamnesedaten über Informiertheit,

Ausbildungsstand, Sozialstatus, gynäkologische Anamnese und allgemeines Gesundheits- und Früherkennungsverhalten ausgehändigt.

Bei der telefonischen Nachbefragung wurde erneut nach Angst, Depressivität, Informiertheit, Compliance, Hypochondrie und Partnerschaftsveränderungen gefragt.

Ergebnisse

In den Mittelpunkt der Studie rücken insbesondere die 81 der 150 Frauen, die ihr Verhalten nicht geändert haben und nicht regelmäßig zur Krebsfrüherkennung gehen.

Über den Übertragungsweg von HPV besitzen 100 der 150 Patientinnen keine Kenntnisse. Nach dem Aufklärungsgespräch ändern davon 46 ihr Krebsfrüherkennungsverhalten, 54 dagegen nicht. 50 Patientinnen besitzen Kenntnisse über den Übertragungsweg des Virus, von ihnen nehmen 23 eine Verhaltensänderung vor, 26 jedoch nicht.

Wissen Sie etwas über den Übertragungsweg?

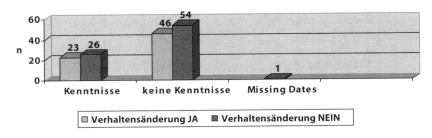

Abbildung 1: Kenntnisse über den Übertragungsweg von HPV
in den beiden Probandengruppen (N = 150)

Des Weiteren wurde gefragt, woher die Informationen der Patientinnen über HPV stammen. Von den 79 Patientinnen, die ihr Krebsfrüherkennungsverhalten ändern, hat ein Großteil der Frauen (N = 26) Informationen über die Infektion von einem Gynäkologen/einer Gynäkologin, elf aus anderer Quelle wie z. B. dem Internet oder Zeitschriften, und 22 berichten, Informationen sowohl vom Gynäkologen als auch aus anderen Quellen erhalten zu haben. Von den 81 Frauen, die keine Verhaltensänderung vorgenommen haben, hat ebenfalls der größte Teil (N = 37) die Informationen vom Gynäkologen, zwölf aus anderer Quelle und 13 von beiden.

Woher stammen Ihre Informationen über HPV?

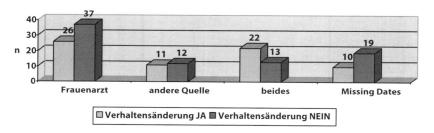

Abbildung 2: Informationsquellen in den beiden Probandengruppen (N = 150)

Abbildung 3 zeigt, dass sich 63 der Patientinnen, die eine Verhaltensänderung vornehmen, mehr Informationen wünschen, nur sechs wünschen sich dies nicht. Von den 81 Frauen, die keine Verhaltensänderung vornehmen, wünschen sich 79 mehr Informationen, und 11 brauchen keine weiteren Informationen.

Wünschen Sie mehr Informationen über HPV?

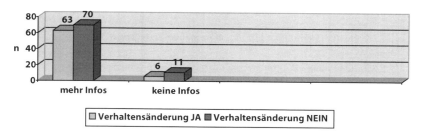

Abbildung 3: Wunsch nach mehr Informationen über die Infektionskrankheit in beiden Probandengruppen (N = 150)

Entsprechend fühlt sich ein Großteil der Patientinnen (N = 35) über das Humane Papilloma-Virus (HPV) nicht ausreichend informiert. Davon nehmen 73 Frauen keine und 62 Frauen eine Verhaltensänderung vor. Eine kleine Gruppe der Patientinnen, N = 8 von jenen Frauen, die ihr Krebsfrüherkennungsverhalten nicht ändern, und N = 7 von den Frauen, die es ändern, fühlen sich ausreichend über HPV informiert.

Fühlen Sie sich ausreichend über HPV informiert?

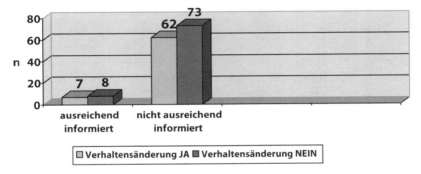

Abbildung 4: Informiertheit über HPV-Infektion (N = 150)

Zu den Anamnesedaten zeigt sich, dass hinsichtlich des Berufsabschlusses die größte Gruppe der Patientinnen sowohl solche, die ihr Krebsfrüherkennungsverhalten ändern, als auch solche, die dieses nicht verändern, Patientinnen bilden, deren höchster Abschluss eine Fachschulabschluss bzw. eine Lehre ist.

Berufsabschluss

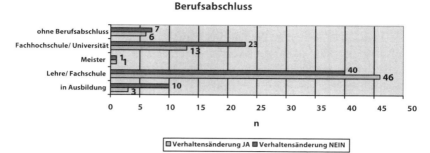

Abbildung 5: Berufsabschlüsse in den beiden Probandengruppen (N = 150)

Die zweitgrößte Gruppe bilden Patientinnen, die einen Abschluss an einer Fachhochschule/Universität erlangt haben. Von diesen nehmen 23 Frauen keine und nur 13 eine Verhaltensänderung bezüglich ihres Vorsorgeverhaltens vor. Bei den Patientinnen, die in der Ausbildung sind, behalten zehn von 13 ihr Früherkennungsverhalten bei. Kaum ein Unterschied diesbezüglich ist bei Patientinnen ohne Berufsabschluss feststellbar.

Zum Familienstand zeigt sich, dass die größte Gruppe der Patientinnen sowohl die, die ihr Früherkennungsverhalten ändern, als auch die, die ihr Vorsorgeverhalten nicht verändern, aus den ledigen Frauen gebildet wird (N = 86). Eine zweite große Gruppe bilden die verheirateten Frauen, wobei 20 Patientinnen von ihnen ihre Compliance ändern, 34 Frauen jedoch nicht. Die Gruppe der geschiedenen und verwitweten Frauen bilden lediglich einen kleinen Anteil von insgesamt zehn Frauen aus beiden Gruppen.

Familienstand

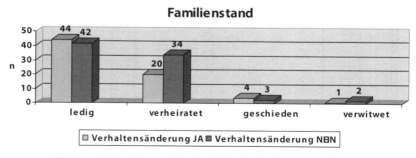

Abbildung 6: Familienstand in den beiden Probandengruppen (N= 150)

In der Nacherhebung zeigte sich bezüglich der Fragen zum Sexualverhalten, dass der Großteil der 150 Patientinnen ihr Sexualverhalten nicht verändert haben, und zwar 52 der Frauen, die eine Verhaltensänderung vorgenommen haben hinsichtlich des Früherkennungsverhalten, als auch 64 der Frauen, die keine Veränderung vorgenommen haben. Jeweils 17 Frauen aus beiden Gruppen haben ihr Sexualverhalten geändert.

Hat sich Ihr Sexualverhalten seither geändert?

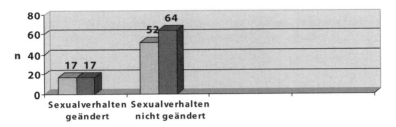

Abbildung 7: Veränderung des Sexualverhaltens nach Kenntnisnahme eines positiven Abstrichergebnisses (N = 150)

Weiterhin wurde gefragt: „Wissen Sie etwas über den Übertragungsweg"? Dazu wurden folgende Angaben gemacht: 100 der 150 Patientinnen hatten keine Kenntnisse über den Übertragungsweg von HPV. Nach dem Aufklärungsgespräch ändern davon 46 ihr Früherkennungsverhalten, 54 nicht. 50 Patientinnen besitzen Kenntnisse über den Übertragungsweg des Virus, von ihnen nehmen 23 eine Verhaltensänderung vor, 26 jedoch nicht.

Wissen Sie etwas über den Übertragungsweg?

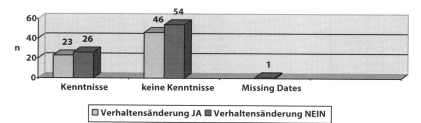

Abbildung 8: Kenntnisse über den Übertragungsweg von HPV
in den beiden Probandengruppen (N = 150)

Des Weiteren wurde aufgezeigt, dass ein hohes Maß an Angst, Depressivität und Hypochondrie mit einer schlechteren, ein niedrigeres Maß an Ausprägung dieser Persönlichkeitsmerkmale eher mit einer besseren Compliance korreliert. Andererseits wurde festgestellt, dass der Informationsgrad der untersuchten Patientinnen unabhängig von der Ausprägung ihrer Persönlichkeitsmerkmale war. Hat sich bei den untersuchten Frauen durch ein hohes Maß an Angst, Depression und Hypochondrie erst einmal ein bestimmtes Vermeidungsverhalten entwickelt, so setzen dann häufig weitere Mechanismen ein, um dieses zu erhärten. Das geht oft mit einer schlechteren Compliance einher. Bei den Patientinnen mit einem hohen Maß an Angst und Hypochondrie kommt es über ein Vermeidungsverhalten zur selteneren Teilnahme an Krebsfrüherkennungsuntersuchungen. Bei den depressiven Frauen kommt es vermutlich über einen Interessenverlust und eine allgemeine Antriebsminderung dazu. Sie fangen dann aufgrund dessen an, eigene Krankheitstheorien zu entwickeln, sich abzuschirmen und die belastende Situation zu verleugnen. Kann der Arzt dies bereits im Gespräch erkennen, sollte er ruhig und geduldig versuchen, der Patientin die Situation nochmals zu erläutern. In Anbetracht der Tatsache, dass der behandelnde Arzt in der Spezialsprechstunde zum einen wenig Zeit hat und zum anderen die Patientin nur dieses eine Mal sieht, ist das ein hoher Anspruch, der an ihn gestellt wird. Er kann somit nicht innerhalb kürzester Zeit ein Vertrauensverhältnis aufbauen, die Patientinnen untersuchen und beraten. Um die Suffizienz des Aufklärungsgesprächs zu verbessern und somit die verbesserte Compliance zu fördern, wäre zum Beispiel ein Zwei-Stufen-Konzept zu diskutieren. Dies würde bedeuten, dass zunächst wie bisher ein Aufklärungsgespräch, die Untersuchung und ein HPV-Test erfolgen würde und anschließend zusätzlich eine schriftliche Information mitgegeben wird. Somit könnte die Patientin sich in Ruhe noch einmal mit der Infektion beschäftigen und sie eventuell mit ihren Angehörigen oder Freunden besprechen, da oft nicht realisierbar ist, dass Angehörige der Patientin mit in die Sprechstunde kommen. Selbstverständlich wäre ein zweiter Termin zur Trennung von Aufklärungsgespräch, Untersuchung und Test weiterhin ideal. Denn weiterhin bleibt ein gut geführtes Gespräch unersetzbar und die Voraussetzung für den weiteren Verlauf der Infektion und zur Prävention einer malignen Entartung.

Diskussion

Ziel war es, über das Aufklärungsgespräch ein verbessertes Arzt-Patientinnen-Verhältnis herzustellen, um auf diesem Weg zu informieren und die Wichtigkeit der Krebsfrüherkennung deutlich zu machen.

Die Krebsfrüherkennung bedeutet, wie bereits erwähnt, dass es sich bei der Infektion um ein symptomarmes Stadium handelt und die weitere Teilnahme an den Untersuchungen ein Fortschreiten bzw. die mögliche Kanzerogenese erkennen und somit verhindern soll. Das Ziel war, die Patientinnen zu informieren und ihnen zu erläutern, dass Krebsfrüherkennung keine Erkrankung verhindern kann, sondern nur das Fortschreiten eines pathologischen Befundes. Sie ist somit die wichtigste präventive Maßnahme entgegen der Entstehung eines Zervixkarzinoms und trotz neuester Impfungen und Tests weiterhin die sicherste Möglichkeit und somit unerlässlich. In der Studie wurde aufgezeigt, dass wie erwartet ein Großteil der Patientinnen keine Verhaltensveränderung bezüglich ihres Krebsfrüherkennungsverhaltens vorgenommen hat.

Nur bei 69 der 150 Frauen hat sich nach dem Aufklärungsgespräch eine Änderung eingestellt. Betrachtet man die Altersverteilung der betroffenen Patientinnen liegt die größte Gruppe zwischen 20 und 34 Jahren. Auch bei ihnen besteht mit 47 von insgesamt 87 Frauen die größere Gruppe aus den Patientinnen, die ihr Krebsfrüherkennungsverhalten nicht verändert haben.

Der überwiegende Teil von ihnen ist ledig und lebt in Ein- bis Zwei-Personen-Haushalten. Erstaunlich ist ebenfalls, dass offensichtlich Bildung einen unerheblichen Einfluss auf das Krebsfrüherkennungsverhalten hat, wie aus Abbildung 1 ersichtlich ist.

Frauen mit eher höherem Bildungsabschluss von der Fachhochschule oder Universität scheinen durch das Aufklärungsgespräch ihre Compliance eher weniger zu ändern als Frauen mit niedrigerem Schulabschluss. Bildung scheint somit eine untergeordnete Rolle zu spielen, anders als aus Ergebnissen der Sozialisationsforschung bekannt. Diese wiesen darauf hin, dass in Bezug auf präventives Verhalten (Bandura 1985) schichtspezifische Sozialisationsfaktoren von großer Bedeutung sind. Mittelschicht- und oberschichtspezifische Erziehungsstile fördern eher eine Langfristigkeit in den Zielperspektiven, was bedeutet, dass ein positives Selbstkonzept vermittelt wird mit einem höheren Maß an Leistungsbereitschaft, Motivation und einer komplexeren und präziseren Informationsaufnahme. Wohingegen in den unteren sozialen Bevölkerungsschichten eher Kurzfristigkeit und Gegenwartsbezogenheit als Techniken der Situationsbewältigung weitergegeben werden (Schneewind 1982). Mit einem positiveren Selbstkonzept ist ein Selbstverantwortlichkeitshandeln gemeint, was über eine verbesserte Information die regelmäßigere Teilnahme an Krebsfrüherkennungsuntersuchungen implizieren könnte (Geisler 1987). Anhand der Studie wird außerdem klar, dass weiterhin 66 der 150 Patientinnen Humane Papillomaviren nicht einmal ein Begriff war und weiterhin 135 Patientinnen nicht ausreichend informiert sind und 133 von ihnen mehr Informationen wünschen. Die vermittelten Informationen sollten die Patientinnen zu einem positiven Selbstkonzept ermutigen. Sie sollten somit über die vermittelten Informationen „mündig" gemacht werden und somit aktiv und selbstverantwortlich mitentscheiden (Bandura 1985). Die Informationsvermittlung war zusammen mit der Compliance das zentrale Thema der Studie. Dass dabei die Persönlichkeitsmerkmale Angst, Depressivität und Hypochondrie keinen Einfluss auf den Informationsgrad haben, war ein Ergebnis der Studie. Woher die Diskrepanz zwischen dem Informationswunsch und dem mangelnden Informationsstand trotz des Aufklärungsgesprächs rührt, bleibt unklar. Es könnte auf eine unzureichende Gesprächsstruktur (Ripke 1994) zurückgeführt werden oder aber die Patientinnen fühlten sich aufgrund der Masse an Informationen und Untersuchungen, wie auch in einer anderen

Studie zu entnehmen war, überfordert (Langewitz 2001). Eine weitere Möglichkeit wäre, dass der behandelnde Arzt sich aufgrund des Zeitdrucks und der Routine seiner Arbeit nicht ausreichend bemüht hat, die entscheidenden Informationen zu vermitteln.

Dass sich das Sexualverhalten, das Rauchverhalten als sekundärer Risikofaktor sowie das Verhütungsverhalten nicht geändert hat, ist insgesamt auf den mangelnden Informationsfluss zurückzuführen. Dass eine hohe Ausprägung der Persönlichkeitsmerkmale Zustandsangst, allgemeine Ängstlichkeit und Hypochondrie die Compliance eher verschlechtern und eine niedrige Ausprägung sie verbessern, war ebenfalls Ergebnis der Studie.

Literatur

Arbyn, M., Buntinx, F., van Ranst, M., Paraskevaidis, E., Martin-Hirsch, P. (2004): Virologic versus cytologic triage of women with equivocal Pap smears: a meta-analysis of the accuracy to detect high-grade intraepithelial neoplasia. J Natl Cancer Inst, 96: 280–293

Bandura, A. (1985): Social foundations of thought and action: A social cognitive theory. Englewood Cliffs: Prentice Hall

Bauer, H., Thing, Y., Greer, C. (1991): Genital human papillomavirus infection in femal university students as determined by a PCR-based method. JAMA, 265: 472–477

Castellsague, X., Munoz, N. (2003): Cofactors in human papillomavirus carcinogenesis-role of parity, oral contrazeptives and tobacco smoking. J Natl Cancer Inst, 31: 20–28

Di Blasi, Z., Harkness, E., Ernst, E., Georgiou, A., Kleijnen, J. (2001): Influence of context effects on health outcomes: a systematic review. Lancet, 357: 757–762

Dörner. K. (2001): Der gute Arzt. Lehrbuch der ärztlichen Grundhaltung. Stuttgart: Schattauer

Geisler, L. (1987): Arzt und Patient, Begegnung im Gespräch. Frankfurt a. M.: Pharma-Verlag

Harper, D., Franco, E., Wheeler, C. (2006): Sustained efficacy up to 4,5 years of a bivalent L1 virus-like particle vaccine against human papillomavirus types 16 and 18: follow-up from a randomised controlled trial. Lancet, 367: 1247–1255

Kirschner, W. (1985): Die Bedeutung des Arztes für die Teilnahme an Krebsfrüherkennungsuntersuchungen. Dtsch Ärztebl, 23: 2007–2009

Langewitz, W. (2001): Arzt-Patienten Kommunikation, Mitteilen schlechter Nachrichten. Lehrbuch der medizinischen Psychologie und Soziologie. Göttingen: Hogrefe

Neises, M., Ploeger, A. (2004): Psychotherapeutische und psychosoziale Behandlung von Karzinompatientinnen. Gynäkol Prax., 28: 111–117

Ripke, T. (1994): Patient und Arzt im Dialog. Praxis der ärztlichen Gesprächsführung. Stuttgart: Thieme Verlag

Salomon, D. (2003): Role of triage testing in cervical cancer screening. J Natl Cancer Inst Monogr, 31: 97–101

Sandri, M., Lentati, P., Benini, E. (2006): Comparison of the Digene HC2 assay and the Roche AMPLICOR human papillomavirus (HPV)-test for detection of highrisk HPV genotypes in cervical samples. J Clin Microbiol, 44: 2141–2161

Sass, W. (2000): Pharmazeutische Betreuung. Patienten werden bessere „Manager" ihrer Erkrankung. Deutsches Ärztebl, 97: 122–124

Schiffmann, M., Herrero, R., Hildesheim, A. (2000): HPV DNA testing in cervical cancer screening: Results from women in a high-risk province of Costa Rica. JAMA, 283: 87–93

Kim, J., Wright, T., Goldie, S.(2002): Cost-effectiveness of alternative triage strategies for atypical squamous cells of undetermined significance. JAMA, 287: 2382–2390

Schneewind A. (1982): Persönlichkeitstheorien I. Darmstadt: Wissenschaftliche Buchgesellschaft

Schneider, A., Hoyer, H., Lotz, B. (2000): Screening for high-grade cervical intraepithelial neoplasia and cancer by testing for high-risk HPV, routine cytology or colposkopy. Int J Cancer, 9: 29–34

Wilker, F., Bischoff, C. (1994): Medizinische Psychologie und medizinische Soziologie. Stuttgart: Thieme Verlag

zur Hausen, H. (2003): Immortilization of human cells and their malignant conversion bei high-risks papillomavirus genotypes. Semin Cancer Biol, 9: 405–411

Valenka M. Dorsch, Aline Hüneburg, Andrea Prestien, Anke Rohde

Vater sein dagegen sehr …
Ergebnisse der Bonner Studie zu Geburtserleben und postpartaler Befindlichkeit von Vätern 2006–2008

Einleitung

Das Geburtserleben und seine Auswirkungen – oder wie es im angloamerikanischen Sprachraum vielleicht sogar treffender als *birth experience* bezeichnet wird, die Geburtserfahrung – ist in den letzten beiden Dekaden vielfach bei Frauen untersucht worden. Dass die Geburt eines Kindes, insbesondere auch die des ersten Kindes und der damit verbundene Übergang eines Paares zu einer Familie, auch im Leben eines Mannes eine einschneidende und nachhaltige Erfahrung im Sinne eines „*life event*" darstellt, ist Gegenstand zahlreicher sozialwissenschaftlicher Publikationen und Diskurse (www.familienhandbuch.de). Nur Fallstudien mit kleinen Fallzahlen haben dabei konkret das Geburtserleben des Mannes zum Thema gehabt.

Ziel der Bonner Studie war es daher, die Geburtserfahrung und die Auswirkungen auf die postpartale Befindlichkeit des Mannes und das Bindungsverhalten zum Kind im Rahmen einer wissenschaftlichen Erhebung zu untersuchen. Wie von Groß 2003 in einer umfangreichen Übersichtsarbeit zur Geburtserfahrung postuliert, darf es sich bei der Beschäftigung mit dieser Thematik nicht nur um eine rein retrospektive Betrachtung der Zufriedenheit handeln, sondern soll das Ziel einer „dynamisch angelegten Wohlbefindensforschung zur geburtshilflichen Gesundheitsförderung" erfüllen, um bei einer Geburt als physiologisches, also gesundes Ereignis, „intrapartales Wohlbefinden" für Mutter und Vater erreichen zu können.

Im Rahmen der Bonner Studie konnte die bisher nur bei Frauen eingesetzte Salmon's Item List (SIL 1992) in der deutschen Version von Stadlmayr (SIL-ger 2001) für die Abbildung der Geburtserfahrung des Mannes validiert werden.

Fragestellungen

— Wie lässt sich die Geburtserfahrung des Mannes qualitativ erfassen?

— Welche Einflussfaktoren auf die Geburtserfahrung des Mannes lassen sich identifizieren (soziodemografische, biografische, geburtshilfliche, persönlichkeitsbezogene)?

— Welchen Anteil hat der Entbindungsmodus am Geburtserleben des Mannes?

— Werden die Erwartungen an die Geburt erfüllt?

— Ist die Geburtserfahrung ein Prädiktor für postnatale Befindlichkeit bzw. Störungen bei jungen Vätern?

Methodik und Studienpopulation

In einer von 2006–2008 am Zentrum für Frauenheilkunde und Geburtshilfe des Universitätsklinikums Bonn durchgeführten prospektiven Studie wurden Paare zwei bis drei Tage post partum getrennt voneinander auf der Wöchnerinnenstation von zwei Doktorandinnen zu ihrer Teilnahmebereitschaft befragt. Sofern diese vorhanden war und die beiden Einschlusskriterien „Entbindung eines lebendgeborenen Säuglings" sowie „ausreichende Kenntnis der deutschen Sprache" zutrafen, wurden zu diesem ersten Befragungszeitpunkt drei Fragebögen ausgegeben: SIL-ger, EPDS (Edinburgh Postnatal Depression Scale, in der deutschen Übersetzung) und ein Fragebogen zur Erfassung soziodemografischer, anamnestischer und geburtshilflicher Faktoren.

Erstmals wurde hierbei die Salmon's Item List in der deutschen Version von Stadlmayr (SIL-ger) standardisiert an einem größeren Kollektiv von Männern zur Erfassung ihrer Geburtserfahrung eingesetzt. Die SIL-ger bildet das Geburtserleben als multidimensionales Geschehen ab: *Erfülltheit* (im Sinne einer als aktiv erlebten Einbindung in den Geburtsprozess, dem Vollbringen einer großartigen Leistung) und *Enttäuschtheit* sind als postnatale Erlebnisdimensionen definiert, während *Emotionale Adaptation* und *Schmerz/Erschöpfung* als intranatale Dimensionen die Geburtserfahrung selbst abbilden.

171 Männer konnten in die Studie eingeschlossen werden, wobei sich eine für ein Universitätsklinikum nicht untypische *demografische Struktur* zeigte:

ein mit 35,3 Jahren (23–52 Jahre) hoher Alterschnitt, gehobenes Bildungs-niveau (66,5 % Abitur und 59,2 % Akademiker) und mit 68,0 % ein sehr hoher Anteil von Risikoschwangerschaften. Bei 40,7 % (n = 92) der Väter handelte es sich um das erste Kind bzw. die erste miterlebte Entbindung. Von den Erst-vätern hatten 62,0 % (n = 57) einen Geburtsvorbereitungskurs besucht.

Bei etwas mehr als der Hälfte der Geburten handelte es sich um vaginale Entbindungen: Spontanpartus 47,5 % (n = 104) sowie vaginal-instrumentelle Entbindung (Forceps/Vacuumextraction) 5,9 % (n = 13), die andere Hälfte teilt sich auf primäre (27,9 %, n = 61) und sekundäre Kaiserschnitte (einschließlich Notfallsectio; 16,9 %, n = 37) auf.

Ergebnisse

Geburtserleben der Väter

SIL-ger als geeignetes Instrument validiert
Die *Salmon's Item List in der deutschen Version nach Stadlmayr – SIL-ger –* hat sich in der Bonner Studie als ein geeignetes Instrument zur Erfassung des Geburtserlebens auch beim Mann erwiesen. Mangels einer Validitäts- und Reliabilitätsprüfung des Instrumentes im Rahmen wissenschaftlicher Studien beim Mann wurden eigene über einen Anamnesefragebogen erhobene Daten zu Demografie, Biografie, Persönlichkeit sowie geburtshilflichen Parametern korreliert, es fanden sich signifikante Übereinstimmungen mit den Dimensi-onen des SIL-ger.

Einflussfaktoren auf die Geburtserfahrung

Geburtshilfliche Faktoren, Beziehungsfaktoren, Geburtserwartungen, intrapartale persönliche Erfahrung
Nach Stadlmayr, Gross, Lütje und Waldenström können für das Geburtserleben der Frau verschiedene Faktoren definiert werden. Diese wurden hinsichtlich ihres Einflusses auf die Geburtserfahrung des Mannes untersucht. Als signifi-kante Einflussfaktoren auf die Geburtserfahrung konnten dabei der *Geburts-modus* sowie die *Erwartungshaltung des Mannes* herausgefiltert werden.

Abhängigkeit vom Geburtsmodus

Spontanpartus > primäre Sectio > Forceps/VE > sekundäre Sectio
Wenn man eine Rangfolge der favorisierten Geburtsmodi des Mannes definieren würde, fände man diese Reihenfolge. Dieser absteigenden Rangfolge folgend, verschlechtert sich die Bewertung des gefühlsmäßigen Erlebens der Geburt bei den untersuchten Männern signifikant vom Spontanpartus zum sekundären Kaiserschnitt. Auch die Entsprechung der Erwartungen mit dem Erleben weicht in dieser Rangfolge zunehmend *auseinander*. Nach *Spontanpartus* erleben Männer signifikant stärker postnatale Erfülltheit als nach jedem anderen Entbindungsmodus und sind signifikant weniger postnatal enttäuscht. Dies spiegelt sich auch in der intrapartalen persönlichen Erfahrung wider: Intranatales Coping fällt Männern beim Spontanpartus am leichtesten.

Insgesamt zeigt sich, dass mit Zunahme von Komplikationen und/oder medizinisch notwendig gewordenen Interventionen das Geburtserleben des Mannes signifikant schlechter wird, insbesondere sub partu, doch wirkt diese Erfahrung auch noch in die Postpartalzeit hinein. Komplikationen haben Einfluss auf beide – intranatale wie postnatale – Erlebniszustände, intranatal auf einem höheren Signifikanzniveau. Das ist darauf zurückzuführen, dass die postnatalen Dimensionen die bereits kognitiv verarbeitete und bewertete Geburtserfahrung widerspiegeln, in die das Outcome von Mutter und Kind mit hineinspielt.

Mit der *Zunahme des Unplanbaren* unter der Geburt, also der Entscheidung zu operativen oder instrumentellen Interventionen, finden sich bei den untersuchten Männern zunehmend auch *unerfüllte Erwartungen*.

Erwartungshaltung als starker Einflussfaktor

Confirmation-Disconfirmation-Paradigma
In der Zufriedenheitsforschung ist das Confirmation-Disconfirmation-Paradigma (Homburg, Rudolph, 1998) ein häufig zitiertes Erklärungsmodell. Zufriedenheit kann verstanden werden als der Grad an Übereinstimmung der Erwartung mit dem tatsächlichen Erleben. Klaffen Erwartung und Erleben auseinander, können Enttäuschtheit – bei einem *„major life event"* wie einer Geburt – bis hin zu Traumatisierung resultieren. Bei deutlich über der Hälfte

der Männer (56,6 %, n = 97) wurden die Erwartungen an die Geburt nicht erfüllt. Nicht erfüllte Erwartungen führten bei den untersuchten Männern signifikant öfter zur Bewertung „eher schreckliches" Geburtserlebnis oder zu Indifferenz. Auch wenn von diesen Männern ein kleiner Teil angab, positiv vom Verlauf der Geburt überrascht worden zu sein, so gaben doch 86 % der Männer an, negativ überrascht worden zu sein von den unter der Geburt aufgetretenen Komplikationen (39 %), einer notwendig gewordenen Sectio (26 %) oder der Geburtsdauer (zu lange 13 %, zu schnell 9 %). Bei der Untersuchung der Frage, ob es sich dabei um einen grundsätzlichen Mangel an Vorinformationen unter den Männern handelt, zeigte sich jedoch, dass der *Besuch eines Geburtsvorbereitungskurses* bei den untersuchten Erstvätern keinen signifikanten Einfluss auf die Übereinstimmung von Erwartung und Erleben hat. Als einzige Ausnahme imponiert hier das subjektive Zeitempfinden: Väter, die einen Geburtsvorbereitungskurs besucht haben, empfanden signifikant häufiger, dass die Zeit schnell vergangen sei. Diese Ergebnisse legen die Vermutung nahe, dass sich die *Erwartungen an die Geburt* beim Mann weniger aus der Kenntnis von biologischen und medizinischen Fakten als überwiegend aus unbewussten Vorerfahrungen und Kontrollüberzeugungen, aber auch aus der Persönlichkeit und der generellen Haltung zu medizinischen Interventionen zusammensetzen.

Unerfüllte Erwartungen verschlechtern bei den untersuchten Männern signifikant das intranatale Coping sowie verstärken das Gefühl, die Situation nicht unter Kontrolle zu haben. Gleichzeitig erhöhen sie signifikant das Gefühl der Erschöpfung und die Ängstlichkeit in der Geburtssituation. Aber auch postnatal wirkt sich diese Diskrepanz noch deutlich aus: Bei den Männern, deren Erwartungen an die Geburt nicht erfüllt worden sind, zeigt sich signifikant häufiger postnatale Enttäuschtheit.

Postpartale Befindlichkeit

Erhöhter Depressivitätsscore in Folge negativer Geburtserfahrung
Im Mittel zeigten alle Männer, bei denen postpartal ein erhöhter Depressivitätsscore in der *Edinburgh Postnatal Depression Scale* in der deutschen Version (EPDS) auffiel, ein in allen Dimensionen schlechteres emotionales Erleben als die Gesamtgruppe. Signifikant häufiger traten hohe Depressivitätsscores bei

denjenigen Männern auf, deren Erwartungen an die Geburt nicht erfüllt wurden und die eine hohe postnatale Enttäuschung zeigten.

Schlussfolgerung

In der wissenschaftlichen Untersuchung zu Geburtserfahrung und postpartaler Befindlichkeit des Mannes konnte gezeigt werden, welche von den in Peripartalstudien für Frauen (Gross, Lütje, Stadlmayr, Waldenström) beschriebenen Faktoren einen Einfluss auch auf das Geburtserleben des Mannes haben. Wesentlichen Einfluss auf das emotionale Erleben der Entbindung beim Mann haben der *Entbindungsmodus* und damit verbunden das Auftreten von Komplikationen und die Wahrnehmung medizinisch notwendiger Interventionen intrapartal. Als entscheidender präpartaler Einflussfaktor auf Seiten des Mannes konnten das Vorliegen von als unrealistisch zu bewertenden *Erwartungshaltungen* und die daraus folgende Enttäuschung benannt werden. In der Anwendung der Salmon's Item List in der deutschen Version nach Stadlmayr SIL-ger hat sich die multidimensionale Messung des Geburtserfahrung des Mannes als reliabel und klinisch praktikabel erwiesen. Gleichzeitig hat sich gezeigt, dass die Erfassung des Geburtserlebens des Mannes geeignet ist, um unter jungen Vätern die Risikokandidaten für die Entwicklung akuter Stressreaktionen post partum und Anpassungsstörungen im Verlauf zu identifizieren und postpartal adäquat psychosomatisch betreuen zu können.

Literatur

1. Groß, M. M. (2003): Die Geburtserfahrung – eine Übersichtsarbeit. Geburtshilfe Frauenheilkd., 63: 321–325 Geburtserfahrung
2. Homburg, C., Rudolph, B. (1998): Theoretische Perspektiven zu Kundenzufriedenheit. In: Simon, H., Homburg, C. (Hrsg.): Kundenzufriedenheit. Wiesbaden: Gabler
3. Lütje, W. (2004): Einflussgrößen auf Zufriedenheit und Erleben in der Geburtshilfe. Eine empirische Zusammenhangsanalyse anhand einer erweiterten Perinatalerhebung. Zentralb Gynäkol,126

4. Salmon, P., Miller, R. (1990): Women's anticipation and experience of childbirth: the independence of fulfilment, unpleasantness and pain. Br J Med Psychol, 63: 255–259

5. Salmon, P., Drew, N. C. (1992): Multidimensional assessment of women's experience of childbirth: relationship to obstetric procedure, antenatal preparation and obstetric history. J Psychosom Res, 36: 317–327

6. Stadlmayr, W., Bitzer, J., Hösli, I., Amsler, F., Leupold, J., Schwendke-Kliem, A., Simoni, H., Bürgin, D. (2001): Birth as a multidimensional experience: comparison of the English- and German-language versions of Salmon's item List. J Psychosom Obstet Gynecol, 22: 205–214

7. Stadlmayr, W., Schneider, H., Amsler, F., Bürgin, D., Bitzer, J. (2004): How do obstetric variables influence the dimensions of the birth experience as assessed by Salmon's item list (SIL-Ger)? Eur J Obstet Gynecol Reprod Biol. 2004 Jul 15; 115 (1): 43–50

8. Waldenström, U. (1999): Experience of labor and birth in 1111 women. J Psychosom Res, 47: 471–482

9. www.familienhandbuch.de: Das Online-Familienhandbuch des Staatsinstituts für Frühpädagogik (IFP), Herausgeber: Prof. Dr. Dr. Dr. Wassilios E. Fthenakis und Dr. Martin R. Textor

Ilona Renner

Schutz von Kindern durch Frühe Hilfen und wirksame Vernetzung verbessern

In den letzten Jahren haben zahlreiche Fälle von Kindstötungen, schwerer Misshandlung und Vernachlässigung in Politik und Öffentlichkeit Bestürzung ausgelöst. Die Notwendigkeit eines effektiveren Kinderschutzes rückte ins Zentrum der politischen und öffentlichen Diskussion. Als Reaktion darauf wurde im Koalitionsvertrag 2005 vereinbart, Strukturen zu entwickeln, um Risikosituationen frühzeitig zu erkennen und die Erziehungskompetenzen hoch belasteter Eltern zu stärken. Beabsichtigt ist die Entwicklung „sozialer Frühwarnsysteme" durch die „Verzahnung gesundheitsbezogener Leistungen und Jugendhilfeleistungen sowie zivilgesellschaftlichem Engagement".[1] 2006 wurde daraufhin vom Bundesministerium für Familie, Senioren, Frauen und Jugend das Aktionsprogramm „Frühe Hilfen und soziale Frühwarnsysteme" auf den Weg gebracht. Im Rahmen dieses Programms wurde 2007 das Nationale Zentrum Frühe Hilfen (NZFH) eingerichtet.

Datenlage

In den letzten Jahren wurden durch die öffentliche Berichterstattung viele Einzelfälle von Kindesvernachlässigung und -misshandlung bekannt. Die Frage nach der Prävalenz von Kindeswohlgefährdung kann jedoch bis heute nicht zuverlässig beantwortet werden, da es in Deutschland keine verlässlichen, repräsentativen Daten über das gesamte Ausmaß an Kindesvernachlässigung und -misshandlung gibt. In der einzigen Dunkelfeldstudie[2] aus dem Jahre 1990 wird geschätzt, dass ungefähr 5–10 % aller Kinder bis zum Alter von sechs Jahren vernachlässigt werden. Da sich die gesellschaftlichen Rahmen-

---

1 Bundesregierung (2005): Gemeinsam für Deutschland. Mit Mut und Menschlichkeit. Koalitionsvertrag von CDU, CSU und SPD vom 11.11.2005. S. 115.
2 Esser, G., und Weinel, H. (1990): Vernachlässigende und ablehnende Mütter in Interaktion mit ihren Kindern. In: Martnius, J., und Frank, R. (Hg.): Vernachlässigung, Missbrauch und Misshandlung von Kindern. Erkennen, Bewusstmachen, Helfen. Bern: Huber.

bedingungen in den letzten zwei Jahrzehnten jedoch stark verändert haben, ist fraglich, ob diese Schätzung heute noch aussagekräftig ist.

Aus offiziellen Statistiken können außerdem folgende Informationen entnommen werden:

— Aus der Todesursachenstatistik geht hervor, dass jährlich zwischen zehn und 20 Kinder unter zehn Jahren durch Vernachlässigung und Misshandlung sterben (Statistisches Bundesamt).

— Angezeigte Fälle von Misshandlung von Kindern unter sechs Jahren haben sich seit 1990 von 600 auf 1.707 Fälle in 2007 erhöht (Polizeiliche Kriminalstatistik nach § 225 StGB).

— Von 1995 bis 2005 stieg die Zahl der vom Jugendamt in Obhut genommenen Kinder um 40 %. Von 2005 bis 2007 erhöhte sich diese Zahl für die Null- bis Sechsjährigen noch einmal um 30 % auf insgesamt 4.443 Kinder (Statistisches Bundesamt).

— Etwa 2.200 Eltern mit Kindern bis drei Jahren wird jährlich das Sorgerecht entzogen. Betrachtet man Kinder und Jugendliche aller Altersgruppen, so ist von 2004 bis 2007 ein sprunghafter Anstieg der gerichtlichen Sorgerechtsentzüge um mehr als 25 % von 8.060 auf 10.769 Fälle zu verzeichnen (Statistisches Bundesamt).

— 40.000 überforderten Eltern mit Kindern unter sechs Jahren wurden in 2005 „Familienunterstützende Maßnahmen" gewährt. Das entspricht einer Zunahme um 50 % seit 1995, bis 2006 stieg diese Rate nochmals um 22 %.[3]

Die hier aufgeführten Zahlen können nur grobe Anhaltspunkte für die Beschreibung der aktuellen Situation sein. Sie sagen eher etwas über die gesteigerte Sensibilität von Öffentlichkeit, Jugendämtern und Verfolgungsbehörden aus als über einen realen Anstieg von Kindesvernachlässigung und -misshandlung. Hierzu gibt es erheblichen Forschungsbedarf.

---

3 Dortmunder Arbeitsstelle Kinder- und Jugendhilfestatistik (2006), KOMDAT Jugendhilfe (Kommentierte Daten der Jugendhilfe, Informationsdienst der Dortmunder Arbeitsstelle Kinder- und Jugendhilfestatistik), 9. Jg. Sonderausgabe Oktober 2006.

Was sind Frühe Hilfen?

Frühe Hilfen sind gemäß dem Aktionsprogramm der Bundesregierung präventiv ausgerichtete Unterstützungs- und Hilfeangebote für Eltern ab Beginn einer Schwangerschaft bis etwa zum Ende des dritten Lebensjahres eines Kindes. Sie richten sich vorwiegend an Familien in belastenden Lebenslagen mit geringen Bewältigungsressourcen. Die aus diesen Bedingungen resultierenden (statistischen) Risiken für ein gesundes Aufwachsen der Kinder sollen frühzeitig erkannt werden. Außerdem gilt es, die Eltern zur Inanspruchnahme passender Angebote zur Stärkung ihrer Erziehungskompetenz zu motivieren. Auf diese Weise soll der präventive Schutz der Kinder vor einer möglichen späteren Vernachlässigung und/oder Misshandlung erhöht werden. Frühe Hilfen sind im Idealfall Bestandteil eines integrierten Kinderschutzkonzeptes, das sowohl präventive Angebote als auch Interventionen zum Schutz des Kindeswohls umfasst (Arbeitsdefinition des NZFH, 2008).

Säuglinge und Kleinkinder sind besonders verletzlich und deshalb in hohem Maße auf die Fürsorge ihrer Eltern oder anderer Pflegepersonen angewiesen. Untersuchungen haben ergeben, dass Kinder, die in den ersten drei Lebensjahren vernachlässigt oder misshandelt wurden, besonders häufig an gravierenden Folgen leiden.[4] Befunde aus der neurobiologischen Forschung zeigen zudem, dass gerade in den frühen Jahren die entscheidenden Grundlagen für die weitere Entwicklung gelegt werden.[5] Eine angemessene, feinfühlige Interaktion zwischen Mutter/Vater und Kind ist demnach Voraussetzung für den Aufbau einer sicheren Bindung, die wiederum die Grundlage für die Aneignung der Welt durch das Kind und die Entfaltung seiner motorischen, kognitiven und emotionalen Potenziale bildet.[6] Für ein frühzeitiges Hilfeangebot spricht nicht zuletzt die Tatsache, dass Eltern in der sensiblen Phase rund um die Geburt ihres Kindes besonders offen gegenüber Informationen und Hilfeangeboten sind.

---

4 Münder et al. (2000): Kindeswohl zwischen Jugendhilfe und Justiz. Professionelles Handeln in Kindeswohlverfahren. Münster: Votum. Wu, S., Ma, C.-X., Carter, R. L., Ariet, M., Feaver, E. A., et al. (2004): Risk factors for infant maltreatment. A population-based study. In: Child Abuse & Neglect, 28, 1253–1264.

5 Hüther, G., Adler, L., Rüther, E. (1999): Die neurobiologische Verankerung psychosozialer Erfahrungen. In: Zeitschrift für Psychosomatische Medizin und Psychotherapie (45), S. 2–17.

6 Suess, G. J., Scheuer-Englisch, H., Pfeifer, W. K.-P. (2001): Bindungstheorie und Familiendynamik. Gießen: Edition psychosozial.

Was sollen Frühe Hilfen leisten?

Im Aktionsprogramm „Frühe Hilfen für Eltern und Kinder und Soziale Frühwarnsysteme" wurden auf der Basis von Praxiserfahrungen Anforderungen
an Frühe Hilfen formuliert. Diese Anforderungen werden als Qualitätsdimensionen bezeichnet:

— systematisch und umfassend Zugang zur Zielgruppe finden;
— systematisch und objektiviert Risiken erkennen;
— Familien zur aktiven Teilnahme an Hilfen motivieren;
— Hilfen an den Bedarf der Familie anpassen;
— Monitoring des Verlaufs der Hilfeerbringung;
— Verankerung der Hilfe im Regelsystem.

Neben diesen Qualitätsdimensionen Früher Hilfen ist eine weitere Anforderung zu erfüllen, um einen möglichst effektiven Schutz von Kindern vor Misshandlung und Vernachlässigung zu erreichen: die Vernetzung und Kooperation wichtiger Akteure der Hilfe- und Unterstützungssysteme.

Vernetzung von Kinder- und Jugendhilfe, Gesundheitssystem und weiteren Hilfeerbringern

Um den Kinderschutz wirksamer zu gestalten, kommt der Verknüpfung
bereits bestehender Hilfen eine wichtige Funktion zu. In Deutschland gibt es
bereits ein weit verzweigtes, ausdifferenziertes Angebot von Hilfen und Unterstützungsmöglichkeiten für Kinder und Familien. Doch „einzelne Modelle
für sich alleine können keine gute Versorgung von Familien mit Unterstützungsangeboten gewährleisten. Dies gelingt nur in einem umfassenden und
differenzierten Netzwerk Früher Hilfen", so Helming und Kollegen/-innen in
ihrem Abschlussbericht der Kurzevaluation von Programmen Früher Hilfen
(2006).[7]

Tatsächlich stehen Hilfeangebote in Deutschland jedoch häufig unverbun-
den nebeneinander und bauen selten aufeinander auf. Insbesondere die Ange-

---

7 Helming, E., Sandmeir, G., Sann, A., Walter, M. (2007), Kurzevaluation von Programm-
men zu Frühen Hilfen für Eltern und Kinder und sozialen Frühwarnsystemen in den Bun-
desländern. Abschlussbericht. München: DJI

bote des Gesundheitswesens und der Kinder- und Jugendhilfe sind oftmals nicht miteinander vernetzt und systematisch aufeinander bezogen. Dabei bieten sich gerade hier viele Möglichkeiten synergetischen Handelns, um Kindesvernachlässigung und -misshandlung möglichst frühzeitig, also bevor es überhaupt dazu gekommen ist, wirksam zu begegnen. Das Gesundheitssystem bietet durch seine Angebotspalette (Gynäkologie, Schwangerenberatungsstellen, Hebammenhilfe, Geburtskliniken, Kinderkliniken, sozialpädiatrische Zentren, niedergelassene Pädiatrie) vielfältige Zugangswege zu hoch belasteten Familien. Es erfreut sich einer hohen Akzeptanz junger Eltern gerade in der Zeit rund um die Geburt eines Kindes und wird von ihnen im Gegensatz zur Kinder- und Jugendhilfe als nicht diskriminierend erlebt, wodurch ein frühzeitiger Zugang zu den Familien mit hohem Hilfebedarf ermöglicht wird. Eine besondere Rolle können hier die Geburtskliniken einnehmen, da über 98 % der Frauen ihre Kinder in den Geburtskliniken zur Welt bringen.

Die Unterstützung durch Hebammen wird aufgrund der Erfahrungen aus den bisher laufenden Projekten „Früher Hilfen" auch nach der Geburt gerne in Anspruch genommen und als hilfreich empfunden. Insbesondere durch die aufsuchende Arbeit der Familienhebammen kann stark belasteten Eltern in der ersten Zeit mit dem Kind (bis zu einem Jahr nach der Geburt) Unterstützung angeboten werden.

Den Früherkennungsuntersuchungen in den Kinderarztpraxen kommt ebenfalls eine besondere Bedeutung zu, den Zugang zu den Eltern herzustellen. Viele Bundesländer haben daher verbindliche Einladesysteme zur Erhöhung der Teilnahme an den Früherkennungsuntersuchungen und zur Identifizierung von nicht teilnehmenden Familien auf den Weg gebracht. Früherkennungsuntersuchungen sollen dazu beitragen, die gesundheitlichen Risiken und Entwicklungsverzögerungen von Kindern frühzeitig zu erkennen, um rechtzeitig auf Hilfe- und Unterstützungsangebote hinzuweisen und Eltern zur Inanspruchnahme dieser Hilfen zu motivieren. Auch die Familienhilfe mit ihren Schwangerschaftsberatungsstellen kann schon frühzeitig Kontakt zu Schwangeren in besonders belasteten Lebenssituationen herstellen.

Die Jugendhilfe dagegen verfügt über vielfältige Angebote, um gerade diesen Eltern passgenaue Hilfen zur Bewältigung ihrer Lebenssituation anzubieten. Durch Verknüpfung dieser Bereiche kann ein engeres Netz gespannt werden, damit Familien und insbesondere deren Kinder, die den besonderen Schutz der Gesellschaft benötigen, nicht durch das Raster fallen. Dabei kommt es darauf an, dass sichere Übergänge von einem System in das andere gewährleistet werden. Zusätzlich sollten auch weitere Akteure wie z. B. Polizei, Sozialämter und Justiz (Familiengerichte) in geeigneter Form in ein solches Netzwerk eingebunden werden.

Das Nationale Zentrum Frühe Hilfen (NZFH)

Im Rahmen des Aktionsprogramms „Frühe Hilfen für Eltern und Kinder und Soziale Frühwarnsysteme" des Bundesministeriums für Familie, Senioren, Frauen und Jugend wurde das Nationale Zentrum Frühe Hilfen eingerichtet. Seine Aufgabe ist die wissensbasierte Weiterentwicklung des Feldes und der Auf- und Ausbau von Unterstützungssystemen bundesweit. Träger sind die Bundeszentrale für gesundheitliche Aufklärung (BZgA) und das Deutsche Jugendinstitut (DJI). Der Sitz des Zentrums ist bei der BZgA in Köln. Die Kooperation von kompetenten Partnern im Gesundheitswesen (BZgA) und in der Kinder- und Jugendhilfe (DJI) ist eine Erfolg versprechende Basis und beispielgebend für die angestrebte Verzahnung der Systeme.

STRUKTUR UND AUFGABEN DES NZFH

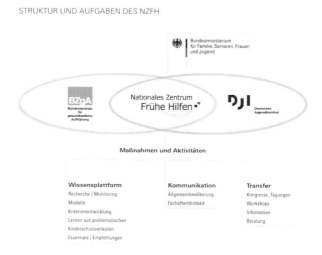

Folgende Aufgaben sind dem NZFH übertragen worden:

— Wissensplattform: Sammlung und Systematisierung von Informationen zu den bisher eingesetzten Modellen und zur ausgeübten Praxis, damit aus Erfahrungen wechselseitig gelernt werden kann.

— Kommunikation: Öffentlichkeitsarbeit sowohl für die Fachwelt als auch für die Allgemeinbevölkerung, um für die Bedeutung Früher Hilfen zu sensibilisieren, Eltern in ihrer Erziehungskompetenz zu stärken und die Hürden vor der Inanspruchnahme Früher Hilfen zu senken.

— Transfer: Anregung und Unterstützung der Akteure im Feld Früher Hilfen, insbesondere für politisch Tätige sowie Entscheidungsträgerinnen und -träger in Ländern und Kommunen.

Modellprojekte Frühe Hilfen

Anfang 2007 hat das Bundesfamilienministerium die Förderung von Modellprojekten für Frühe Hilfen und Soziale Frühwarnsysteme sowie deren wissenschaftliche Begleitung und Wirkungsevaluation bekannt gegeben. Die Nachhaltigkeit der vor Ort zum Teil neu entstehenden Angebote sollte nach Möglichkeit durch eine (Mit-)Finanzierung der beteiligten Länder und Gebietskörperschaften abgesichert sein. Interessierte Kommunen und Institutionen wurden gebeten, Angebote über die zuständigen Ressorts der Bundesländer einzureichen. Die von den Länderministerien empfohlenen Anträge wurden dann dem NZFH zur Prüfung vorgelegt. Dieses hat dem Bundesministerium für Familie, Senioren, Frauen und Jugend nach Maßgabe des Erkenntnisinteresses (orientiert an den oben geführten Qualitätsdimensionen Früher Hilfen) und der Qualität des Forschungsdesigns die Förderung von jeweils einem Modellprojektvorhaben pro Bundesland empfohlen. Die abschließende Auswahl wurde vom Bundesfamilienministerium getroffen.[8] Die zehn ausgewählten Modellprojekte decken ein breites Spektrum hinsichtlich des inhaltlichen Fokus der Modellvorhaben und der Methodik der wissenschaftlichen Begleitungen ab.

---

8 Die Förderung des Modellprojektes „Pro Kind" (heute in den Ländern Niedersachsen, Bremen und Sachsen) begann bereits vor der Einrichtung des NZFH und erfolgt daher direkt durch das Bundesministerium für Familie, Senioren, Frauen und Jugend. „Pro Kind" arbeitet in der Arbeitsgruppe der Modellprojekte mit dem NZFH inhaltlich eng zusammen.

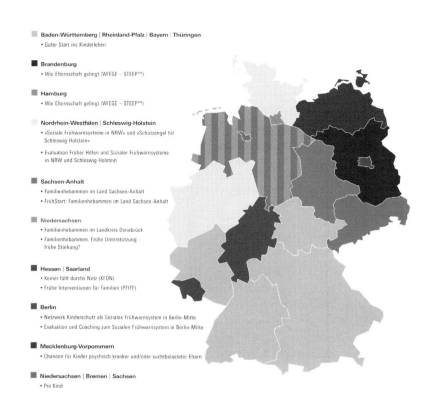

Baden-Württemberg | Rheinland-Pfalz | Bayern | Thüringen
- Guter Start ins Kinderleben

Brandenburg
- Wie Elternschaft gelingt (WIEGE – STEEP™)

Hamburg
- Wie Elternschaft gelingt (WIEGE – STEEP™)

Nordrhein-Westfalen | Schleswig-Holstein
- »Soziale Frühwarnsysteme in NRW« und »Schutzengel für Schleswig-Holstein«
- Evaluation Früher Hilfen und Sozialer Frühwarnsysteme in NRW und Schleswig-Holstein

Sachsen-Anhalt
- Familienhebammen im Land Sachsen-Anhalt
- FrühStart: Familienhebammen im Land Sachsen-Anhalt

Niedersachsen
- Familienhebammen im Landkreis Osnabrück
- Familienhebammen. Frühe Unterstützung – frühe Stärkung?

Hessen | Saarland
- Keiner fällt durchs Netz (KFDN)
- Frühe Interventionen für Familien (PFIFF)

Berlin
- Netzwerk Kinderschutz als Soziales Frühwarnsystem in Berlin-Mitte
- Evaluation und Coaching zum Sozialen Frühwarnsystem in Berlin-Mitte

Mecklenburg-Vorpommern
- Chancen für Kinder psychisch kranker und/oder suchtbelasteter Eltern

Niedersachsen | Bremen | Sachsen
- Pro Kind

Ausblick: Erfahrungen mit Vernetzung und Kooperation in den Modellprojekten

Wie Netzwerke zwischen verschiedenen Akteuren aus dem Gesundheitssystem und der Jugendhilfe an unterschiedlichen Standorten arbeiten, unter welchen Bedingungen Kooperation gelingt und wie Vernetzung vorangebracht werden kann, wird in mehreren Modellprojekten untersucht. Gesicherte Erkenntnisse werden in Kürze vorliegen, erste Tendenzen können jedoch auf der Grundlage von Erfahrungs- und Zwischenberichten bereits skizziert werden.

Unterstützung von Vernetzungsprozessen in den Modellprojekten

Vernetzungsprozesse werden in den einzelnen Modellprojekten durch unterschiedliche Aktivitäten unterstützt. In mehreren Projekten liegt ein Schwerpunkt auf der *Öffentlichkeitsarbeit:* das Frühe-Hilfen-Angebot wird relevanten Akteuren, z. B. dem Jugendamt, den Geburtsstationen und Kinderkliniken oder den Schwangerschaftsberatungsstellen, durch Informationsmaterial oder -veranstaltungen bekannt gemacht. In einigen Projekten wird das Erlernen von Vernetzungsstrategien in die *Aus- und Fortbildung „Früher Helferinnen"* integriert. *Arbeitskreise und Runde Tische* haben sich vielfach als geeignete Instrumente zur Unterstützung der Kooperation relevanter Akteure im Feld Frühe Hilfen erwiesen, insbesondere dann, wenn *verbindliche Absprachen* getroffen werden können. Eine dauerhafte Zusammenarbeit wird durch *vertragliche Regelungen* unterstützt. Als besonders effektiv bewerten die Modellprojekte die Einrichtung einer *Koordinations- oder Clearingstelle.*

Mit wem wird in den Projekten besonders gut und häufig kooperiert?

Aus Sicht der Modellprojekte ist das Jugendamt der zentrale Kooperationspartner im Feld Frühe Hilfen. Das Jugendamt ist auch am häufigsten an vertraglich geregelten Kooperationen mit anderen Akteuren beteiligt, was sowohl Ursache als auch Folge einer sehr hohen Kooperationsbereitschaft zu sein scheint. Besonders gut und häufig wird in vielen Projekten auch mit dem Gesundheitsamt und einigen freien Trägern kooperiert.

Mit wem funktioniert die Kooperation noch nicht so gut?

Schwierig gestaltet sich die Zusammenarbeit aus Sicht der Modellprojekte mit den niedergelassenen Kinderärzten/-innen und Gynäkologen/-innen. Auch die Kooperation mit Kliniken gelingt nur in Einzelfällen. Dies ist ein besonders kritischer Befund, da gerade die Einbindung der niedergelassenen Ärzte/ -innen und der Kliniken als besonders relevant für ein funktionierendes System Frühe Hilfen eingeschätzt wird. Denn die Zusammenarbeit mit niedergelassenen Ärzten/-innen und mit Kliniken eröffnet die Möglichkeit eines Zugangs zu hoch belasteten Familien, der nicht als stigmatisierend erlebt wird.

Ist der Kontakt hergestellt, kann den Familien, nach Abklärung der Risiken durch Institutionen der Jugendhilfe, ein Angebot passgenauer Hilfen unterbreitet werden.

Die wissenschaftliche Begleitung der Modellprojekte ist noch nicht abgeschlossen. Detaillierte Ergebnisse – nicht nur zur Frage nach der Effektivität unterschiedlicher Modelle von Vernetzung und Kooperation, sondern auch zu weiteren Fragestellungen zur Wirkungsweise Früher Hilfen – werden in Kürze erwartet.

IV Posterbeiträge

Anja Herrenbrück, Mechthild Neises, Karin Flaake[1]

Innerpsychische Repräsentanzen des weiblichen Körpers – eine empirische Studie zur Bedeutung der Menstruation

Einleitung

Die Regelblutung der Frau ist in unterschiedlichen Kulturen und durch alle historischen Epochen hindurch gekennzeichnet von einer Ambivalenz, die zwischen Verachtung, Tabuisierung und Verehrung changiert. Heute werden zunehmend Tendenzen deutlich, die die Regelblutung als überflüssig und sinnlos definieren. So sind seit Mitte der 1990er Jahre Verhütungsmethoden erhältlich, bei denen, als ein Nebeneffekt, die Regelblutung der Anwenderinnen ausbleibt. Die Autorinnen sind in einer qualitativen Studie der Frage nachgegangen, welche bewusste und unbewusste Bedeutung die Regelblutung im Erleben einzelner Frauen einnimmt, inwieweit innere Bilder über den eigenen weiblichen Körper mit eigenen und mit gesellschaftlichen Einstellungen zur Regelblutung im Zusammenhang stehen und welchen Stellenwert eine medikamentöse Kontrazeption, unter der die Frau amenorrhoeisch wird, dabei einnimmt.

Methode

Fünf Frauen, die auf diese Weise verhüteten, wurden in einem halbstrukturierten Interview befragt. Die Frauen waren Studentinnen und im Alter von 20, 22, 26, 27 und 30 Jahren.

Die Interviews wurden transkribiert und mittels psychoanalytischer Textinterpretation, angelehnt an die tiefenhermeneutische Textinterpretation von Lorenzer (1981, 1986, zitiert nach König 2003) in einer Gruppe ausgewer-

---

1 Medizinische Hochschule Hannover, Psychosomatische Frauenheilkunde: Dipl. Psych. A. Herrenbrück, Prof. Dr. Dr. M. Neises. Carl von Ossietzky Universität Oldenburg, Soziologie, Frauen- und Geschlechterforschung: Prof. Dr. K. Flaake.

tet. Dabei wird durch eine hermeneutische Rekonstruktion versucht, die auffindbaren subjektiven Erlebnisstrukturen der Interviewten zu fassen, wobei eines der wichtigsten Elemente das psychodynamische Verstehen von Konfliktstoffen ist. Den Interviews wird sich somit hypothesengenerierend genähert. Es wird keine vorher festgelegte Hypothese an der Stichprobe geprüft, sondern Hypothesen bilden sich während der Auswertung der Interviews und werden während der weiteren Bearbeitung am Text geprüft. Die im Folgenden beschriebenen Ergebnisse sind somit originär aus den Interviews extrahiert.

Der Bedeutung der Körperrepräsentanzen liegt eine Auffassung zugrunde, die den Körper nicht ausschließlich als Objekt – im Sinne einer rein wissenschaftlichen Physiologie – wahrnimmt, sondern ihn ebenso als psychisches Konstrukt und Quelle subjektiver Wahrnehmungen begreift. Das Körperselbst bildet sich nicht aus sich selbst heraus, sondern in Beziehungen. „Selbstvorstellungen und Objektvorstellungen entwickeln sich nur aneinander und in bezug aufeinander" (Plassmann 2000), wodurch gesellschaftliche Zuschreibungsprozesse eine Bedeutung erhalten. Bewusste und unbewusste Vorstellungen, Bilder und Sichtweisen von und auf den Körper haben somit Einfluss auf das Verhältnis zum eigenen Körper und zu seinen Körpervorgängen. Dabei ist eine libidinöse Besetzung des eigenen Körpers Voraussetzung für eine wertschätzende und überwiegend positive Aneignung (siehe dazu auch Schäfer 2003).

Der eigene weibliche Innenraum

Exemplarisch werden im Folgenden Ausschnitte aus dem Interview mit einer 22-jährigen Studentin, Frau V., dargestellt.

> „[Meine Frauenärztin] hat mir die [Hormonspirale Mirena] eigentlich gleich vorgestellt, als ich gesagt habe, dass ich die Pille nicht nehmen will (…). Weil ich einfach so paddelig bin, um daran zu denken, irgendwie, für mich wär das mehr als belastend gewesen."
>
> „[Meine Frauenärztin] hat mir dieses Infomaterial [über Mirena] mitgegeben, hat mir das dann so kurz erklärt, wie das funktioniert, weil ich das natürlich auch wieder vergessen hatte. (…) Also ich musste halt auch so'n ähm

Wisch unterschreiben, dass sie mich aufgeklärt hat. Da hatte ich dann schon so'n komisches Gefühl, oh Gott nein, ich bin selbst dafür verantwortlich, was ich jetzt hier mache und kann das dann niemand anders mehr zuschieben." „Ich glaub nicht, dass das [das Ausbleiben der Regelblutung] irgendwelche großen Auswirkungen hat, (…), nicht so als würd ich jetzt, und plötzlich wird mir die Gebärmutter rausgenommen, (…), meine Frauenärztin hat mir dann halt auch versichert, dass es wieder, wenn die gezogen wird, dann wieder sich einpendelt (…) oder gleich ist, ich weiß es jetzt nicht mehr genau."

Frau V. beschreibt sich selbst als unzuverlässig und chaotisch. Sie wünscht sich ein Kontrazeptivum, das ihr von außen jemand gibt, den sie als zuverlässiger empfindet als sich selbst. Die Hormonspirale erfüllt vor diesem Hintergrund für Frau V. ihre Bedürfnisse. In den Zitaten wird eine Orientierung im Außen deutlich. Eigene Fantasien und Befürchtungen über Nebenwirkungen durch das Ausbleiben der Regelblutung werden bedeutungslos, sobald die Ärztin Sicherheit vermittelt.

Aus diesen Hinweisen (und weiteren Analysen des Interviews, siehe hierzu Herrenbrück, erscheint 2009) lassen sich Rückschlüsse auf die psychische Besetzung ihres eigenen weiblichen Innenraumes ziehen. Frau V. scheint ihre eigene Innergenitalität unbewusst als nicht ausreichend, uneindeutig, nicht greifbar und nicht erkennbar besetzt zu haben. Aus dem Interview geht hervor, dass Frau V. die Hormonspirale kurz nach ihrer Menarche hat einsetzen lassen. Ein Erspüren und Erfahren ihrer Innergenitalität mit Hilfe der Regelblutung war dadurch nicht möglich. Zusätzlich haben sich Vorstellungen ihrer Mutter über einen bedrohlichen, zu kontrollierenden weiblichen Innenraum im psychischen Erleben der Tochter tradiert (siehe hierzu auch Herrenbrück, erscheint 2009). Die Hormonspirale, so wie sie von Frau V. genutzt und erlebt wird, schließt sich an diese Abwehrstruktur an. Eine sich nicht erschlossene, daher als bedrohlich erlebte Innergenitalität soll mittels der Hormonspirale und der Frauenärztin einer äußeren Kontrolle unterzogen werden. Dass die Regelblutung dabei auch ausbleibt, kommt ebenfalls der Abwehrstruktur entgegen, da sie als Anzeichen und als Verbindung zum eigenen weiblichen Innenraum verstanden werden kann.

Das Erleben der Regelblutung

Folgende Zitate zur Menarche und zur Regelblutung finden sich in allen fünf Interviews.

> „Ich fand das nie so wichtig." – „total Alltag" – „Da gab's nie einen Grund großartig zu reden." – „Das war nie so was Besonderes, an das man sich unbedingt erinnern muss." – „Ich hab das nicht so wirklich wahrgenommen."

Die Zitate machen deutlich, dass es kaum möglich scheint, Erlebnisse in Worte zu fassen. Die Erfahrungen bleiben diffus, vielleicht auch noch überwältigend. Es bedarf einer Umwelt, eines Außen, einer Mutter (im Sinne einer symbolischen Mutter), die versichert, dass das, was innen passiert, gut ist, dass es normal ist, dazugehört und eine Bedeutung hat. In ihrer Entwicklung sind Mädchen auf eine benennende Umwelt angewiesen, die hilft, Diffuses und Unsichtbares greifbar zu machen, um eine zunächst überwältigende Erfahrung nicht abwehren zu müssen, sondern sich das Diffusionsvermögen und die Innergenitalität des weiblichen Körpers erschließen zu können. Das Mädchen steht vor der Aufgabe „das, was außerhalb des Gesichts- und Tastsinns sowie außerhalb der Aufmerksamkeit und der Kontrolle liegt, verstehen, integrieren und lokalisieren" zu müssen (Bernstein 1993).

Weiterhin verweisen die Zitate auf eine große Scham. Die Regelblutung erinnert so sehr an Ausscheidungsprozesse, dass sie auf keinen Fall mit Sexualität und mit der weiblichen Identität in Verbindung gebracht werden soll. Dabei vermischen sich unbewusste Fantasien von Analität und Genitalität (siehe hierzu auch Eicke-Spengler 2002).

Auffallend ist zusätzlich, dass die Bedeutungslosigkeit, mit der diese Frauen ihrer Regelblutung begegnen, ebenso in Teilen der gynäkologischen Forschung zu finden ist. Die Regelblutung wird gemeinsam als überflüssig definiert.

Diskussion

In der Studie zeigten sich Belege für eine psychische Funktion der Regelblutung. Sie unterstützt die Inanspruchnahme der weiblichen Innergenitalität, hilft das eigene Körperbild zu ergänzen und ist somit identitätsstiftend. Die hermeneutisch erhobenen Ergebnisse bestätigen zentrale Aussagen entwicklungspsychologischer Literatur über die Entwicklung weiblicher Identität.

Vor dem Hintergrund bedrohlich erlebter Aspekte eigener Weiblichkeit können besagte Verhütungsmethoden als Entlastung empfunden werden. Sie unterstützen dann jedoch intrapsychische Abwehrvorgänge gegen die Aneignung des weiblichen Körpers. Damit zeigt sich eine Verbindung und Tradierung der gesellschaftlichen und individuellen Abwehrprozesse gegen eine Annäherung und eigene Inanspruchnahme der Innergenitalität. Hat sich eine vormals soziale Tabuisierung der Menstruation auf diese Weise in den psychischen Binnenraum der Beziehung der Frau zu ihrem eigenen Körper verschoben? Möglicherweise können diese und weitere zukünftige Studien in diesem Feld Behandler und Behandlerinnen und Patientinnen für die Möglichkeit einer solchen wechselseitigen Beeinflussung sensibilisieren.

Literatur

Bernstein, Doris (1993): Weibliche genitale Ängste und Konflikte und die typischen Formen ihrer Bewältigung. Psyche, 47, 530–559

Eicke-Spengler, Martha (2002): Über Analität bei Frauen. Zeitschrift für psychoanalytische Theorie und Praxis (keine Band- und Seitenangaben vorhanden)

Herrenbrück, Anja (2009). Innerpsychische Repräsentanzen des weiblichen Körpers – Bedeutungen der Menstruation. In: Neises, Mechthild (Hrsg.): Qualitative Forschung in der Frauenheilkunde. Pabst Publishers (erscheint 2009)

König, Hans-Dieter (2003): Tiefenhermeneutik. In: Flick, Uwe, von Kardorff, Ernst, und Steinke, Ines (Hrsg.): Qualitative Forschung. Reinbek: Rowohlt, S. 556–569

Plassmann, Reinhard (2000): Körperbild, Körperschema, Körperselbst. In: Mertens, W., und Waldvogel, B. (Hrsg.): Handbuch psychoanalytischer Grundbegriffe. Stuttgart: Kohlhammer, S. 382–385

Schäfer, Johanna (2003): Körperspuren: Psychoanalytische Texte zu Körper und Geschlecht. Göttingen: Vandenhoeck & Ruprecht

A. Borkenhagen, E. Brähler, H. Kentenich[1]

Die „kosmetische Labienreduktion" – Forschungsstand zum psychologischen, ästhetischen und funktionellen Outcome und Empfehlungen zu einer wissenschaftlich begründeten Indikationsstellung

Problem

Die Reduktion der Labien zählt auch in Deutschland zu den häufigsten genitalen Schönheitsoperationen. Die steigende Medienpräsenz kosmetischer Genitalkorrekturen besonders durch die gerade in Deutschland angelaufene US-amerikanische Kultsendung „Californication" wird den Nachfragedruck nach kosmetischen Labienkorrekturen weiter erhöhen. Aufgrund der gestiegenen Nachfrage nach kosmetischen Genitalkorrekturen sah sich das *American College of Obstetricians and Gynecologists* gezwungen, Empfehlungen zum Umgang mit kosmetischen Genitalkorrekturen auszusprechen. Bisher fehlen Übersichten zum psychologischen, ästhetischen und funktionellen Outcome der Labienreduktion sowie zur Prävalenz dieses Eingriffs. Basierend auf der Auswertung der Literatur werden Empfehlungen für eine wissenschaftlich begründete Indikation zur Labienreduktion gegeben.

Material und Methode

Anhand einer Recherche in Medline, Pubmed und ausgewählten deutschsprachigen Zeitschriften werden anhand von neun Studien, die zwischen 1998 und 2008 publiziert wurden, die Ergebnisse zum psychologischen, ästhetischen und funktionellen Outcome der Labienreduktion vergleichend dargestellt. Zudem wird eine Studie zur Erscheinungsvarianz von 50 prämenopausalen Frauen präsentiert, aus der Indizien für eine wissenschaftlich begründete Indikationsstellung abgeleitet werden können.

---

1 Abteilung für Medizinische Psychologie und Medizinische Soziologie, Universität Leipzig: A. Borkenhagen, E. Brähler. DRK Kliniken Berlin I Westend, Klinik für Gynäkologie und Geburtshilfe, Spandauer Damm 130, 14050 Berlin: A. Borkenhagen, H. Kentenich.

Ergebnisse

Insgesamt wurden neun Studien zu den Resultaten einer Labienreduktion gefunden, wobei Medline und Pubmed sämtliche englischsprachigen Studien identifizierte [Alter 1998; Choi und Kim 2000; Giraldo et al. 2004; Maas und Hage 2000; Munhoz 2006; Rouzier et al. 2000; Pardo et al. 2006; Miklos und Moore 2008]. Aus dem deutschsprachigen Sprachraum lagen bis Mitte 2008 nur zwei Studien zu dieser Thematik vor [Gress 2007; Heidenreich und Probst 2008]. Lediglich vier der gefundenen Studien haben größere Stichproben N ≥ 20 untersucht [Gress 2007; Rouzier et al. 2000; Pardo et al. 2006; Miklos und Moore 2008]. Die Stichprobengröße der untersuchten Studien liegt zwischen vier und 443 Befragten. Nach Abschluss der Recherche erschien im Journal of Psychosomatic Obstetrics & Gynecology ein Artikel von Paarlberg and Weijenborg (2008), in dem die Autorinnen erstmals einen Leitlinienvorschlag zum Umgang mit dem Wunsch nach einer Labienreduktion unterbreiteten. Auf diesen wichtigen Artikel soll daher an dieser Stelle ausdrücklich hingewiesen werden.

Wissenschaftliche Aussagekraft der Studien

Wissenschaftliche Aussagekraft der Studien ist sehr begrenzt, da:

— die Studien aufgrund unterschiedlicher Operationsmethoden nicht vergleichbar sind;
— bei den berichteten klinisch-anatomischen Ergebnissen und den Angaben zur postoperativen Komplikationsraten es sich in der Mehrzahl um Selbsteinschätzungen der Behandler handelt;
— Studien zum psychologischen, ästhetischen und funktionellen Benefit der Labienreduktion mittels standardisierter Fragebögen bisher nur vereinzelt vorliegen [Rouzier et al. 2000; Miklos und Moore 2008].

Gründe für die Labienreduktion

Übereinstimmend werden in den Studien [Alter 1998; Choi und Kim 2000; Maas und Hage 2000] folgende Gründe als ausschlaggebend für den Wunsch nach einer Labienreduktion genannt (geordnet nach der Wichtigkeit):

1. Größe.
2. Asymmetrie.
3. Schamgefühle.
4. Einschränkung bei der Kleiderwahl (störend in enger Kleidung).
5. Einschränkungen beim Geschlechtsverkehr bzw. Urinieren (Schmerzen).
6. Einschränkungen bei Sport- und Freizeitaktivitäten (Schmerzen beim Radfahren, Wandern u. a.).

Standardisierte Studien

Rouzier et al. (2000), die erstmals eine standardisierte Studie zur Labienreduktionsplastik vorlegten, identifizierten eindeutig ästhetische Motive als Hauptgrund für die Labienreduktion: So gaben 87 % ästhetischen Motive als ausschlaggebend für den Operationswunsch an, 64 % nannten Unannehmlichkeiten beim Tragen von Kleidern, 43 % gaben Schmerzen beim Geschlechtsverkehr an und 26 % nannten Schwierigkeiten bei sportlicher Betätigung.

Auch in der standardisierten Studie von Miklos und Moore (2008), die restrospektiv die Motive von 131 Labienreduktionspatientinnen erfragt haben, standen die ästhetischen Gründe bei der Entscheidung zur Labienreduktion im Vordergrund: 37 % (N = 49) unterzogen sich der Labienreduktion ausschließlich aus ästhetischen Gründen, 32 % (N = 42) gaben ausschließlich funktionelle Beeinträchtigungen als Grund für die Reduktionsplastik an und 31 % (N = 40) nannten sowohl ästhetische als auch funktionelle Beeinträchtigungen als Grund für den Eingriff.

Erscheinungsvariationen der Vulva

Von Kliniker ist wiederholt auf die Unwissenheit und Unsicherheit hinsichtlich der Erscheinungsvariationen der Vulva bei Patientinnen mit dem Wunsch nach einer kosmetischen Labienkorrektur hingewiesen worden. So ist eine wirkliche Hypertrophie der Labien recht selten (Rouzier et al. 2000). Gerade weil es bei der schönheitschirurgischen Körperoptimierung nur sehr bedingt um Normalität und natürliche Normabweichungen geht, kommen wissenschaftlichen Untersuchungen wie der von Lloyd et al. (2005), die die Erscheinungsvariationen der weiblichen Vulva bei 50 prämenopausalen Frauen untersucht haben, eine erhebliche Bedeutung zu. Solche Untersuchungen können die Basis für eine begründete Indikationsstellung bilden und sollten als Informationsquelle operationswilligen Frauen vom Gynäkologen zur Verfügung gestellt werden.

Schwankungsbreite		Mittel (Standardabweichung, SD)	
Klitorislänge (mm)	5–35	19,1	(8,7)
Glans Breite (mm)	3–10	5,5	(1.7)
Distanz Klitoris-Urethra (mm)	16–45	28,5	(7.1)
Länge Lab. majora (cm)	7.0–12.0	9,3	(1.3)
Länge Lab. minora (mm)	20–100	60,6	(17.2)
Breite Lab. minora (mm)	7–50	21,8	(9.4)
Länge Perineum (mm)	15–55	31.3	(8.5)
Länge Vagina (cm)	6,5–12,5	9,6	(1.5)

Farbe Genitale im Vergleich gleich:	9
zur umgebenden Haut dunkler:	41
Faltung der Labien glatt:	14
mässig:	34
ausgeprägt:	2

Tabelle 1: Genitalmaße (aus Lloyd J et al. BJOG 2007; 112: 643)

Empfehlungen des American College of Obstetricians and Gynecologists (ACOG 2007)

Die Nachfrage nach kosmetischen Genitalkorrekturen steigt an (vgl. Borkenhagen, Kentenich 2009). Ein Grund ist die Herausbildung einer für breite Bevölkerungsschichten verbindlichen Intimästhetik und Intimnorm. Abweichungen von dem massenmedial propagierten Intimideal werden vor allem von jungen Frauen als Stigma erlebt. Anbieter und Medien propagieren die kosmetische Genitalchirurgie als Mittel der Wahl zur Verbesserung des weiblichen Lustempfindens. Die Risiken dieser Eingriffe werden dabei in der Regel bagatellisiert. Besonders die Verkleinerung der Labien wird häufig als „kleiner Eingriff" dargestellt. Komplikationen können aber auch hier schwerwiegende Funktions- und Empfindungseinschränkungen zur Folge haben. Zudem liegen keine wissenschaftlichen Daten vor, die nachweisen, dass diese Eingriffe zu anhaltenden psychischen oder funktionellen Verbesserungen führen. Der medial geschürten Unzufriedenheit von Frauen und Mädchen mit ihren Genitalien kann nur durch eine vermehrte Information und Bewusstseinsbildung bzgl. des vielfältigen Erscheinungsbildes der weiblichen Genitalien entgegengetreten werden. Vor jeglichen chirurgischen Eingriffen im Genitalbereich – insbesondere aber bei Verkleinerungen der Schamlippen – sollte ein ärztliches Gespräch im Rahmen der psychosomatischen Grundversorgung geführt werden. Der Gynäkologe sollte hierbei abwägen, ob eine zusätzliche psychologische Einschätzung sinnvoll ist, die besonders, wenn sich Hinweise auf depressive Verstimmungen, Sexualstörungen, Selbstwertstörungen oder Reifungskonflikte finden, indiziert ist.

1. Das American College of Obstetricians and Gynecologists (ACOG 2007) stellt bzgl. der „vaginal rejuvenation", „designer vaginoplasty", „revirgination", and „Gspot amplification" fest: Diese Interventionen sind medizinisch nicht indiziert und ihre Wirksamkeit ist nicht wissenschaftlich belegt.

2. Vor einem solchen Eingriff sollten die Motive für eine Operation genau abgeklärt werden.

3. Es sollte ein medizinische Indikation (körperlicher Befund) für den Eingriff vorliegen.

4. Die Patientinnen sind darüber aufzuklären, dass bisher keine wissenschaftlichen Daten darüber vorliegen, dass diese Eingriffe zu anhaltenden psychischen oder funktionellen Verbesserungen führen.
5. Über die Risiken der Eingriffe wie Infektionen, veränderte Sensibilität, Dyspareunie, Verwachsungen und Narben muss detailliert aufgeklärt werden.

Fazit

Die Genitalregion sollte kein Areal für kosmetische Korrekturen werden!

Literatur

Alter, G. J. (1998): A new technique for aesthetic labia minora reduction. Ann Plast Surg., 40: 287–290

Borkenhagen, A. (2008). Designervagina – Enhancement des weiblichen Lustempfindens mittels kosmetischer Chirurgie. Zur sozialen Konstruktion weiblicher kosmetischer Genitalchirurgie. In: Ada Borkenhagen und Elmar Brähler (Hrsg.): Psychosozial 112: Intimmodifikationen; 31, 23–30.

Borkenhagen, A., Kentenich, H. (2009): Labienreduktion – Neuester Trend der kosmetischen Genitalkorrektur – Übersichtsarbeit. Geburtsh Frauenheilk, 69, 1–5

Choi, H. Y., Kim, K. T. (2000): A new method for aesthetic reduction of the labia minora. Plastic Reconstr Surg, 105: 419–422

Giraldo, F., González, C., Fabiola de Haro, M. D. (2004): Central Wedge Nymphectomy with a 90-Degree Z-Plasty for Aesthetic Reduction of the Labia Minora. Plast Reconstr Surg, 113: 1820–1825

Gress S. (2007): Aesthetic and functional corrections of the female genital area. Gynäkologisch Geburtshilfliche Rundschau, 47: 23–32

Lloyd, J., Crouch, N. S., Minto, C. L., Liao, L.-M, Creighton, S, M. (2005): Female genital appearance: 'normality' unfolds. BJOG, 112: 643–645

Maas, S. M., Hage, J. J. (2000): Functional and aesthetic labia minora reduction. Plast Reconstr Surg., 105: 1453–1456

Miklos, J. R., und Moore, R. D. (2008): Labiaplasty of the Labia Minora: Patients' Indications for Pursuing Surgery. The Journal of Sexual Medicine, 5, 1492–1495

Munhoz, A. M. (2006): Aesthetic labia minora reduction with. inferior wedge resection and superior pedicle Flap Reconstruction. Plast Reconstr Surg, 118: 1237–1247

Rouzier, R., Louis-Sylvestre, C., Paniel, B. J., Haddad, B. (2000): Hypertrophy of labia minora: Experience with 163 reductions. Am. J Obstet Gynecol; 182: 35–40

Paarlberg, K. M., und Weijenborg, P. Th. M. (2008): Request for operative reduction of the labia minora; a proposal for a practiacal guideline for gynecologists. Journal of Psychosomatic Obstetrics & Gynecology, 29: 230–234

Pardo, J., Sola, V., Ricci, P., Guilloff, E. (2006): Laser labioplasty of the labia minora. Int J Gynaecol Obstet, 93: 38–43

J. H. Stupin, I. Utz-Billing, H. Kentenich, M. David[1]

Prätherapeutische Ängste, Erwartungen, Wünsche und Informiertheit von Frauen mit Uterus myomatosus – Vergleich von Befragungsergebnissen 2002 versus 2008

Hintergrund und Fragestellung

Myome sind mit einer Prävalenz zwischen 20 bis 50 % der Frauen über 40 Jahre die häufigsten gutartigen Raumforderungen des weiblichen Genitales [1]. Zur Therapie des Uterus myomatosus stehen eine Vielzahl von Behandlungsmethoden zur Verfügung, wobei aus heutiger Sicht vor allem die Indikation zur Hysterektomie wegen des ungünstigen Einflusses auf die Psyche der Frau kritisch gestellt werden sollte [2].

Durch unsere Studie sollen folgende Fragen beantwortet werden:

— Wie gut sind Patientinnen prätherapeutisch über Myome und Myomtherapien informiert?

— Welches sind dabei die wichtigsten Informationsquellen, welche Rolle spielt die/der Frauenärztin/-arzt?

— Welchen Einfluss haben Myome auf die Lebensqualität der Patientinnen?

— Welche Therapie wünschen sich die Frauen selbst und welche Faktoren beeinflussen ihre Entscheidung für ein Therapieverfahren?

Durch den Vergleich von Antworten auf diese Fragen in einem Zeitabstand von 6 Jahren soll geklärt werden, ob sich Ängste, Erwartungen, Wünsche und Informiertheit in Bezug auf Myome verändert haben. Außerdem sollte der zu erwartende Einfluss neuer Informationsquellen wie des Internets dokumentiert werden [3].

1 Klinik für Geburtsmedizin: J. H. Stupin. Klinik für Frauenheilkunde und Geburtshilfe, Campus Virchow-Klinikum, Charité-Universitätsmedizin Berlin: J. H. Stupin, M. David. Frauenklinik, DRK-Kliniken Westend, Berlin: I. Utz-Billing, H. Kentenich.

Patientinnenkollektiv und Methoden

Grundlage der Untersuchung war ein anonymer zweiseitiger Fragebogen „Myome und Myombehandlung – Lebensqualität und Informiertheit", modifiziert nach Nevadunsky [4], der in der Myomsprechstunde der Klinik für Frauenheilkunde und Geburtshilfe der Charité vor dem Arztgespräch von den Patientinnen in den Jahren 2002 und 2008 ausgefüllt wurde. Der Bogen enthielt 13 Fragen, bei einem Teil der Antworten waren Mehrfachnennungen möglich. Neben soziodemografischen Angaben wurden die Patientinnen nach den Informationsquellen über Myome und Myomtherapien sowie der Rolle der/des Frauenärztin/-arztes im Informationsprozess befragt. Weiterhin wurde nach dem Wissensstand über den eigenen Körper sowie über Myome und Myomtherapien gefragt. Mehrfachantworten waren möglich bei der Frage nach dem Einfluss der Myome auf die Lebensqualität, dem Therapiewunsch sowie den zugrunde liegenden Einflussfaktoren.

Die statistische Auswertung der Daten erfolgte mit Hilfe des SPSS-Programms 17.0. Der Zusammenhang zwischen zwei kategorialen Merkmalen wurde mit Hilfe des χ^2-Tests analysiert. Als Signifikanzniveau wurde ein p-Wert < 0,05 festgelegt.

Ergebnisse

Der Fragebogen wurde 2002 von 544 Patientinnen und 2008 von 196 Patientinnen beantwortet. Der Median des Alters der Patientinnen hatte sich nur um ein Jahr verschoben (42 vs. 43 Jahre.). In den soziodemografischen Daten (Tab. 1) traten keine signifikanten Unterschiede auf.

Die überwiegende Mehrheit der Frauen hatte sich bereits im Vorfeld über Myome und Myomtherapien informiert (98 vs. 96 %). Die wichtigste Informationsquelle war 2008 immer noch die/der Frauenärztin/-arzt, wenn auch in geringerem Maße (82 vs. 73 %, p = 0,01). Das Internet wird inzwischen signifikant stärker genutzt (45 vs. 65 %, p < 0,001), während die Verwendung von Zeitschriften und Büchern rückläufig war (Tab. 2). Auch 2008 fühlte sich nur eine Minderheit der Patientinnen (19 vs. 22 %) ausreichend von ihrer/ihrem Frauenärztin/-arzt über die verschiedenen operativen und nichtoperativen Myomtherapien informiert. Speziell zu den nichtoperativen Behandlungen hatten signifikant mehr Frauenärztinnen/-ärzte keine Empfehlung gegeben (38 vs. 50 %, p = 0,01), 13 % hatten 2002 als auch 2008 davon abgeraten.

Insgesamt sahen unverändert viele Patientinnen (88 %) einen Einfluss der Myome auf ihre Lebensqualität, wobei immer noch Sorgen um die Gesundheit (49 vs. 47 %) dominieren, während Ängste/Depressionen signifikant zugenommen haben (30 vs. 38 %, p = 0,04) (Tab. 3).

Insgesamt hat sich die Zahl der Patientinnen, die sich mit einem Therapiewunsch vorstellten, leicht verringert (94 vs. 90 %), ebenso die Zahl der Patientinnen, die hinsichtlich der Wahl des konkreten Therapieverfahrens unentschieden waren (48 vs. 44 %). Eine nichtoperative Behandlungsmethode wünschte sich nur noch eine knappe Mehrheit der Frauen (61 vs. 51 %, p = 0,02) (Tab. 4). Dementsprechend beeinflusste die Patientinnen bei der Therapieentscheidung signifikant weniger häufig der Wunsch, jegliche Operation (45 vs. 36 %, p = 0,04) zu vermeiden.

	2002	2008
Alter, Median (Spannweite)	42 (23–75)	43 (22–66)
deutsche Herkunft	89 %	85 %
türkische Herkunft (größte Migrantinnen-Gruppe)	2 %	4 %
Abitur	55 %	53 %
Realschul- bzw. Abschluss 10. Klasse	40 %	40 %
berufstätig	79 %	83 %
arbeitslos	9 %	7 %

Tabelle 1: Soziodemografische Daten

	2002	2008	p
Frauenärztin/-arzt	82 %	73 %	0,01
Internet	45 %	65 %	< 0,001
Zeitschriften	34 %	22 %	0,02
Bücher	25 %	15 %	n. s.

Tabelle 2: Informationsquellen

	2002	2008	p
Sorgen um Gesundheit	49 %	47 %	n. s.
Ängste/Depressionen	30 %	38 %	0,04
Einschränkung Alltagsaktivitäten	28 %	25 %	n. s.
negativer Einfluss auf Sexualität	23 %	24 %	n. s.
tägliche Beschwerden	20 %	24 %	n. s.
Einschränkung sozialer Aktivität	14 %	13 %	n. s.

Tabelle 3: Einflüsse auf die Lebensqualität

	2002	2008	p
nichtoperative Verfahren	61 %	51 %	0,02
Myomenukleation	21 %	27 %	n. s.
med./hormon. Therapie	14 %	15 %	n. s.
Hysterektomie	2 %	4 %	n. s.
unentschieden	48 %	44 %	n. s.

Tabelle 4: Gewünschtes Therapieverfahren

Schlussfolgerungen

Im Vergleich zu 2002 zeigt sich auch 2008 weiterhin eine deutliche Einschränkung der Lebensqualität der von Myomen betroffenen Frauen mit verstärktem Auftreten von Ängsten und Depressionen [5].

Die/der Gynäkologin/Gynäkologe hat bei der Information der Patientinnen nach wie vor eine wesentliche Bedeutung, wobei das Internet eine zunehmend größere Rolle spielt [3, 4].

Ebenso groß ist die Bedeutung der/des Frauenärztin/-arztes für die Therapieentscheidung. Über die nichtoperativen Therapieverfahren wird nach wie vor unzureichend informiert. Leicht zugenommen hat der Wunsch nach Beratung ohne konkreten Therapiewunsch. Möglicherweise trägt eine mangelnde Aufklärung über Myome und Myomtherapien zu der beobachteten Zunahme von Ängsten und Depressionen bei.

Literatur

1. Gupta, S., Jose, J., Manyonda, I. (2008): Clinical presentation of fibroids. Best Practice & Research Clin Obstet Gynaecol, 22: 615–622

2. Nathorst-Boos, J., von Schoultz, B. (1992): Psychological reactions and sexual life after hysterectomy with and without oophorectomy. Gynecol Obstet Invest, 34: 97–101

3. Kummervold, P. E., Chronaki, C., Lausen, B., Prokosch, H. U., Rasmussen, J., Santana, S., Staniszewski, A., Wangberg, S. C. (2008): ehealth trends in Europe 2005–2007. A population-based survey. J Med Internet Res, 10: e42

4. Nevadunsky, N., Bachmann, G., Nosher, J., Yu, T. (2001): Women's decision-making determinants in choosing uterine artery embolization for symptomatic fibroids. J Reprod Med, 46: 870–874

5. Nicholls, C., Glover, L., Pistrang, N. (2004): The illness experiences of women with fibroids: an exploratory qualitative study. J Psychosom Obstet Gynaecol, 25: 295–304

Sabine Gairing, Friederike Siedentopf, Isabell Utz-Billing,
Astrid Deingruber, Karin Gadischke, Ingrid Kollak[1]

Yoga für Patientinnen mit Mammakarzinom: Vorläufige Daten einer Studie zur Wirkung von Yoga auf körperliche Fitness und psychisches Wohlergehen

Einführung

Yoga verbessert die psychische Befindlichkeit sowie Beweglichkeit, Dehnbarkeit, Kraft und die körperliche Fitness. Des Weiteren fördern Yoga-Übungen Konzentration, Achtsamkeit und Entspannung. In der vorliegenden Studie soll untersucht werden, ob und wann sich das Angebot von Yoga an Frauen nach einer Mammakarzinomoperation positiv auf psychische Befindlichkeit und körperliche Fitness auswirkt. Es handelt sich um vorläufige Daten, da die Rekrutierung noch nicht abgeschlossen ist. Zur Wirkung von Yoga bei Mammakarzinompatientinnen gibt es wenig wissenschaftliche Untersuchungen.

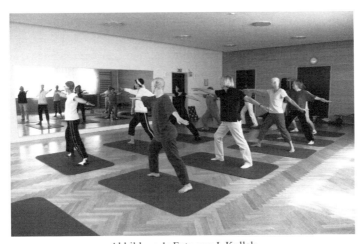

Abbildung 1: Foto von I. Kollak

1 Frauenklinik der DRK Kliniken Westend, Berlin, Germany: S. Gairing, I. Utz-Billing, A. Deingruber, F. Siedentopf, Ingrid Kollak. Alice-Salomon-Fachhochschule, Berlin, Germany: Ingrid Kollak.

Methodik

Die vorliegende Studie ist eine Fall-Kontrollstudie. Eingeschlossen werden Patientinnen in der frühpostoperativen Phase nach einer Mammakarzinom-OP im Brustzentrum Westend. Vor und nach dem zehnmaligen Üben werden die Teilnehmerinnen mittels der standardisierten Fragebögen FACT-B, Version 4 zum Wirkungsnachweis sowie EORTC QLQ-C23 zur Lebensqualität befragt. Die Beweglichkeit der oberen Extremität wird anhand des DASH-Fragebogens „Disability of Arm, Shoulder, Hand" bezüglich der subjektiven Wahrnehmung der Funktion/Symptomatik der oberen Extremität erfasst. Als Kontrollgruppe dienen Patientinnen der Wartegruppe.

Eine Hypothese ist, dass die Einschränkung der körperlichen Beweglichkeit bei axillärer Dissektion (AD) ausgeprägter ist als bei Sentinelnodebiopsie (SLN). Aus diesem Grund erfolgte vor und nach dem Yoga-Training eine Statuserhebung der Schultergürtelbeweglichkeit (siehe Abb. 2).

Kollektiv: Bisher wurden stationär 86 Patientinnen nach einer Mammakarzinom-OP im Brustzentrum der DRK-Kliniken Westend randomisiert (1 : 1 ratio): in eine Interventionsgruppe (n = 45) mit einem direkt an die Mammakarzinom-OP anschließenden fünfwöchigen Yogakurs oder in die Kontrollgruppe (n = 41). Zwei Yogalehrerinnen betreuten den Kurs, der zweimal wöchentlich 75 Minuten lang stattfand. Bei den kräftigenden und entspannenden Übungen wurde darauf geachtet, dass jede Frau ihren eigenen optimalen Schwierigkeitsgrad fand.

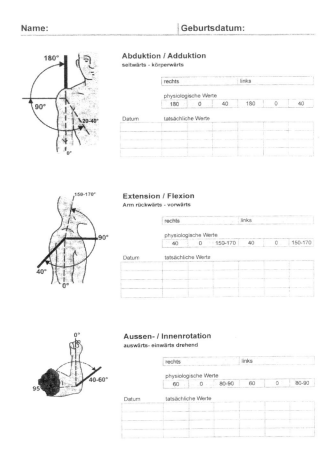

Abbildung 2: Messblatt obere Extremität
(Quelle: Bundesanstalt für Arbeit, Ärztlicher Dienst, ÄD 14-BA-SH 541-05.05)

Zur statistischen Auswertung wurde SPSS 17.0 for Windows verwendet. Vorgestellt werden hier erste Auswertungen zu soziodemografischen und medizinischen Daten sowie die Assessmentevaluation.

Methode

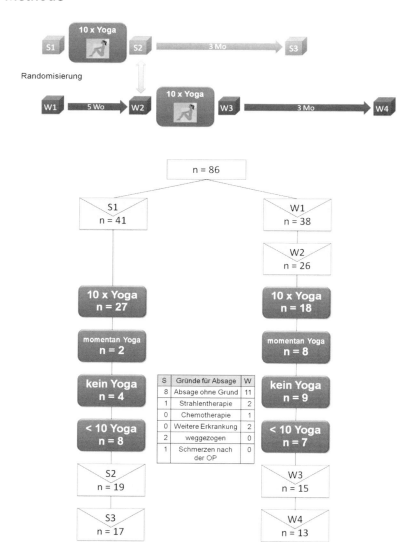

Ergebnisse

Soziodemografische Parameter

Parameter	Total	Interventionsgruppe	Kontrollgruppe
Partnerschaft	65,2 %	61,1 %	69,7 %
Berufstätigkeit	69,6 %	71,4 %	67,6 %
Zuvor Psychotherapie	37,9 %	33,3 %	42,4 %

Tabelle 1: Partnerschaft, Berufstätigkeit, Psychotherapie

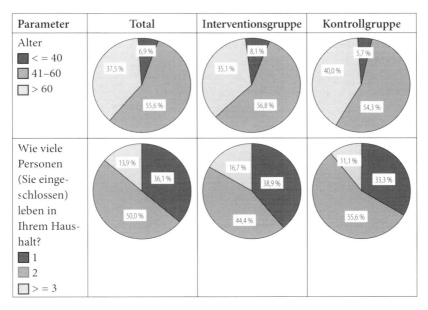

Tabelle 2: Alter, Personen im Haushalt

Medizinische Parameter

Parameter	Total	Interventionsgruppe	Kontrollgruppe
Mastektomie+Axilla	15	10	5
Mastektomie +SLN	20	7	13
BET+SLN	43	25	18
BET+Axilla	8	3	5

Tabelle 3: Art der Intervention vor der Rekrutierung

Zitate der Teilnehmerinnen

Können Sie sich vorstellen, Yoga auch nach Abschluss der Studie weiter zu machen?
Yoga hat mich eine andere Form der Bewegung gelehrt. Yoga erdet mich. Yoga entspannt mich. Yoga ist für mich eine Möglichkeit, anders mit Stress umzugehen. Yoga hat mich die gute Mischung aus Spannung und Entspannung gelehrt – das mag ich.

Haben Sie nach Abschluss der Studie noch weiter Yoga gemacht? (3 Monate nach Yogaende)
Ja, weil Yoga gute Körpergefühle weckt. Das verloren gegangene Vertrauen in den Körper (durch den „Überfall" Krebs) kann so langsam wieder aufgebaut werden. Das tut mir gut.

Hat sich Ihr Bewegungsverhalten durch die Teilnahme an der Yogastudie verändert?
Ich bin achtsamer geworden, aufmerksamer für Veränderungen. Außerdem bin ich neugierig geworden herauszufinden, wie z. T. kleine Bewegungsabläufe große Körperveränderungen auslösen können. Zu Hause probiere ich auf der Grundlage der erlernten Yogaübungen andere Bewegungsabläufe aus. Das macht Spaß.

Diskussion

Das Yoga-Angebot wird von den Patientinnen sehr positiv angenommen. Problematisch bei der Durchführung der Studie ist vor allem die parallel verlaufende adjuvante Therapie z. B. bei einer Chemotherapie, die teilweise eine kontinuierliche Teilnahme am Kurs erschwert. Festgelegt wird die adjuvante Therapie abhängig von Tumorstadium und Prognosefaktoren in der interdisziplinären Tumorkonferenz meist erst nach der Rekrutierung der Patientin.

Yoga trägt dazu bei, mit der Brustkrebsdiagnose anders und positiv umgehen zu lernen. Die Teilnehmerinnen lernen ihre eigenen Bedürfnisse besser einzuschätzen, Enge loszuwerden und sich innerhalb ihrer eigenen Grenzen zu bewegen. Sie lernen, sich mit sich selbst besser zu arrangieren, sei es für die adjuvante Therapie oder die Situation zu Hause.

Viele Teilnehmerinnen besuchen den Kurs weiterhin nach Ende des zehnmaligen Übens, auch um mit den anderen betroffenen Frauen in Kontakt zu bleiben.

Schlussfolgerung

Yoga ist einfach in die postoperative Phase nach einer Mamma-Karzinom-OP zu integrieren. Das niedrigschwellige Angebot wird von den Patientinnen sehr gut angenommen. Die weitere Auswertung der Daten wird zeigen, ob sich dies auch positiv auf Lebensqualität und körperliche Fitness auswirkt.

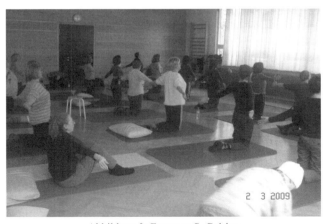

Abbildung 3: Foto von S. Gairing

Literatur

Danhauer, S. C., Mihalko, S. L., Russell, G. B., Campbell, C. R., Felder, L., Daley, K., Levine, E. A. (2009): Restorative yoga for women with breast cancer: findings from a randomized pilot study. Psychooncology. 2009 Feb 25

Germann, G., Harth, A., et al. (2003): „Standardisation and validation of the German version 2.0 of the Disability of Arm, Shoulder, Hand (DASH) questionnaire." Unfallchirurg 106 (1): 13–9

Moadel, A. B., Shah, C., Wylie-Rosett, J., Harris, M. S., Patel, S. R., Hall, C. B., Sparano, J. A. (2007): Randomized controlled trial of yoga among a multiethnic sample of breast cancer patients: effects on quality of life. J Clin Oncol. 2007 Oct 1; 25 (28): 4387–95

Fragebogen

Aaronson et al.: EORTC QLQ-C23. European Organization for Research and Treatment of Cancer.

Cella et al.: Functional Assessment of Cancer Therapy FACT, Version 4 for breast cancer patients (Fact B, Version 4)

Hudak, Amadio et al.: Disability of Arm, Shoulder, Hand (DASH), AAOS, CMSS and Institute for Work and Health, Toronto, 1996.

P. Georgiewa, A. Grimm, B. Voigt, C. Kranz, K.-J. Winzer, B. Schneider,
B. F. Klapp, M. Rauchfuß

Erfassung und Darstellung von Ergebnissen psychosomatischer Diagnostik und Therapie in einem interdisziplinären Brustzentrum

Zielstellung

Ziel unserer Arbeit ist die Umsetzung flächendeckender psychosozialer Diagnostik und Unterstützung als integrales Versorgungsmodul in der Behandlung von Brustkrebspatientinnen, um eine kontinuierliche psychoonkologische Betreuung aller Patientinnen im gesamten Behandlungsverlauf zu gewährleisten. Durch die professionelle psychoonkologische Diagnostik und Kommunikation relevanter Befunde mit den Patientinnen und den behandelnden Ärzten wird der Informationsaustausch auf allen Ebenen der medizinischen Versorgung gefördert. Die systematische Dokumentation psychoonkologischer Befunde sowie daraus resultierender Weiterbehandlungsempfehlungen an die Nachbehandler ermöglicht eine Optimierung der somatischen Behandlung unter Einbeziehung psychoonkologischer Aspekte. Gleichzeitig wird eine Analyse möglich, wie viele und welche Patientinnen die Unterstützung annehmen, welche Nebendiagnosen für den Behandlungsverlauf relevant sind und wie entlastet die Patientinnen durch die Mitbetreuung sind. Kompetenz und Compliance der Patientinnen wird so langfristig gestärkt und gefördert.

Psychoonkologische Arbeit im Brustzentrum

Die Diagnosestellung Brustkrebs und die nachfolgende medizinische Behandlung stellen für Frauen eine emotionale Herausforderung, vielfach eine Belastung dar. Aus verschiedenen Studien wird berichtet, dass 20–56 % der Mammakarzinompatientinnen im Verlauf der Behandlung an reaktiven psychischen Störungen leiden (Rauchfuß et al. 2004). Die häufigsten psychischen Symptome sind Ängste und Depressivität. Bei 20–39 % der Brustkrebspatientinnen konnten auffällige Angstwerte und bei 5–17 % erhöhte Depressionswerte festgestellt werden. Es wird beschrieben, dass ca. ein Drittel der Mammakarzinompatientinnen ein Bedürfnis nach psychoonkologischer Unterstützung aufweisen oder sie in Anspruch nehmen. Es ist anzunehmen, dass das Bedürfnis nach Unterstützung mit dem Behandlungszeitpunkt und dem Tumorstadium variiert.

Zur emotionalen Stützung und Entlastung, Reduktion von Stress und Verbesserung der Lebensqualität sollte über alle Behandlungszeitpunkte hinweg das Angebot einer kompetenten psychoonkologischen Versorgung gesichert sein. Zentrale Ziele psychosozialer Versorgung als integrales Versorgungsmodul sind die Optimierung der Krankheitsverarbeitungsstrategien, die emotionale Unterstützung und die Förderung der Compliance.

Von der medizinischen Klinik mit Schwerpunkt Psychosomatik wird ein kontinuierliches psychoonkologisches Versorgungsangebot im Brustzentrum der Charité bereitgestellt, beginnend mit dem Erstkontakt am Tag der Aufnahme auf der gynäkologischen Station. Schon zuvor sind die Psychoonkologen in Absprache mit den Behandlern im Brustzentrum im Sinne einer kriseninterventorischen Konsultation bei Notwendigkeit in die Behandlung integriert. Beim Erstkontakt werden die Patientinnen von psychoonkologisch tätigen Mitarbeitern der psychosomatischen Poliklinik über die psychosozialen Aspekte der Erkrankung sowie die psychoonkologischen Versorgungsmöglichkeiten informiert. Die Angebote wie Einzelgespräche, Vermittlung von Selbsthilfegruppen, Entspannungsverfahren und Gespräche mit Angehörigen beziehen sich sowohl auf die Zeit während des Klinikaufenthaltes als auch auf die ambulante Nachsorgezeit. Durch die Kooperation mit der im gleichen Haus befindlichen psychosomatischen Station besteht neben den anderen psychoonkologischen Behandlungsmodulen die Möglichkeit einer 24-Stunden-Versorgung (Rufbereitschaft) der Mammakarzinompatientinnen und im Krisenfall die Möglichkeit der Aufnahme auf die psychosomatische Station.

Systematische Erfassung von
Diagnostik und Therapie mit ODSeasy

Auf der Grundlage der psychosozialen Testdiagnostik und Gesprächen mit den Patientinnen erfolgt eine psychoonkologische Einschätzung der Patientinnen hinsichtlich Betreuungswunsch bzw. -bedarf, Stimmungslage, Krankheitsverarbeitung, psychosozialen Belastungsfaktoren und eventuellen psychischen Diagnosen. Diese Einschätzung und eine psychoonkologische Weiterbehandlungsempfehlung werden auf der wöchentlichen Tumorkonferenz vorgestellt, in den Arztbriefen festgehalten und in das Programm zur Erfassung von Daten zur Diagnostik und Behandlung von Brustkrebspatientinnen ODSeasy eingegeben. Damit gehen diese Einschätzungen unmittelbar in die auf der Tumorkonferenz gefassten Beschlüsse zu Weiterbehandlungsmaßnahmen ein. Die psychoonkologischen Ergebnisse sind an allen Arbeitsplätzen aller Fachrichtungen einsehbar und werden systematisiert erfasst. ODSeasy ist ein national anerkanntes, weit verbreitetes Programm und wird deshalb teilweise zum Benchmarking benutzt, z. B. vom Westdeutschen Brustcentrum (WBC).

Die psychoonkologischen Einschätzungen sind damit nicht nur innerhalb der Vernetzung verschiedener Brustzentren analysierbar, sondern auch (unter Berücksichtigung von Datenschutzgesichtspunkten) niedergelassenen Weiterbehandlern zugänglich. Dies schließt auch psychosoziale Weiterbehandlungsmaßnahmen (psychosomatische Grundversorgung, Sozialtherapie, Psychotherapie, Selbsthilfegruppen usw.) ein und bringt dem gesamtem nachsorgenden Netzwerk eine einheitliche Grundlage psychoonkologischer Bewertungen. Das Modul zur Erfassung psychoonkologischer Einschätzungen wurde von unserem Team in Zusammenarbeit mit anderen Mitarbeitern des Brustzentrums erarbeitet und von der Firma Asthenis (ODSeasy) softwaremäßig für unser Zentrum umgesetzt. Auf der Grundlage psychodiagnostischer Daten, die per Fragebogenerhebung erstmals während der stationären Behandlung erfasst werden, werden hier Aussagen zum Datum und zur Art des ersten Kontaktes, zur Stimmungslage (Befindlichkeitsskalen und klinische Einschätzung), zur Krankheitsverarbeitung (Copingstrategien werden über Fragebögen und klinisches Interview erfasst), zu psychosozialen Belastungsfaktoren und Ressourcen (Sozialdaten, Fragebogeninstrumente zu Bewältigungsmechanismen und Anamnese) erhoben. Diese werden über eine Maske in ODSeasy eingegeben und daraus Behandlungsempfehlungen abgeleitet, die zusammen mit einer Kurzeinschätzung ebenfalls dem gesamten Behandlungsteam zugänglich sind. Eine Weiterentwicklung ist dahingehend geplant, auch die der Einschätzung zugrunde liegenden Ergebnisse der Fragbogenerhebungen in ODSeasy zugänglich zu machen. Seit 2008 ist die Erfassung mehrmaliger Konsultationen und ihrer Ergebnisse möglich. Die Bedeutung dieses Vorgehens liegt in der einmaligen Möglichkeit, nicht nur somatische, sondern auch psychosoziale Parameter aller erkrankten Patientinnen prospektiv zu erfassen und zu verknüpfen (nicht nur auf retrospektiv ausgewählte Patientinnen zuzugreifen). Potenziell gefährdete Patientinnen werden erkannt und diese in den Behandlungsverlauf eingebracht, auch wenn die Patientinnen Schwierigkeiten haben, ihren Bedarf zu kommunizieren. Damit ist das gesamte Behandlungsteam jederzeit auch über psychoonkologische Aspekte informiert.

Unter weiterführenden Forschungsgesichtspunkten wird durch dieses Modul eine optimale Verlaufskontrolle auch unter psychoonkologischen Gesichtspunkten möglich. Die Funktionsweise von ODSeasy macht einen jederzeitigen Datenexport und somit u. a. eine Analyse im Zusammenhang mit Überlebensdaten möglich.

Zusammenfassung

Die systematisierte Erfassung psychoonkologischer Einschätzungen aller Patientinnen macht eine umfassende, prospektive Erhebung der psychischen Belastung möglich. Risikopatientinnen können herausgefiltert werden. Die Ergebnisse der Testdiagnostik belegen die starke emotionale Belastung bei Brustkrebspatientinnen (Grimm et al. 2006). Bei den betroffenen Frauen findet sich nach unseren Ergebnissen unmittelbar postoperativ ein hoher Bedarf an psychoonkologischen Angeboten. Durch frühe persönliche Kontaktaufnahme zu den Patientinnen bei der Aufnahme wird das Aufgreifen der Angebote gefördert (Schwellensenkung). Das flächendeckende Angebot mit strukturierten, gebahnten Kommunikationswegen und computergestützter Testdiagnostik machen eine zeitnahe psychoonkologische Intervention möglich und verbessern die patientinnen-bezogene Kommunikation im gesamten Behandlungsprozess.

Systematische, prospektive und umfassende Erfassung der Belastung von Patientinnen wird möglich, die Auswertungsmöglichkeiten sind entsprechend vielfältig. Über die Zugänglichkeit der psychoonkologischen Daten ist eine Förderung der Interaktion und Kommunikation zwischen allen Behandlern im gesamten Verlauf möglich, eine Risikofilterung kann rechtzeitig erfolgen. Bei den Patienten kommt es durch den flächendeckenden psychoonkologischen Kontakt zu einer Senkung der Hemmschwelle, diese Angebote anzunehmen, entsprechende Bedürfnisse werden geäußert und können befriedigt werden. Die Compliance und Kompetenz der Patientinnen wird gestärkt.

Literatur:

Rauchfuß, M., et al. (2004): Psychoonkologische Versorgung im Brustzentrum. Geburtsh Frauenheilk, 64: 1158–1166

Grimm, A., et al. (2006): Psychosoziale Befunde im Rahmen der psychoonkologischen Versorgung von Mammakarzinompatientinnen. Geburtsh Frauenheilk, 66: 51–58

http://www.brustzentrum-charite.de/

S. Glück, A. Wenger

Genetische Beratung – Chance für Nichtbetroffene?

Zusammenfassung

Von September 2001 bis März 2002 wurden in Zusammenarbeit der Landes-klinik für Spezielle Gynäkologie und der Psychosomatischen Abteilung des St. Johanns-Spitals Salzburg 17 Patientinnen genetisch beraten.

Acht Patientinnen waren bereits an Mammacarcinom erkrankt, zwei Patientinnen hatten eine auffällige Familiengeschichte und waren selbst nicht erkrankt.

Es kristallisierte sich eine Gruppe von sieben Patientinnen heraus, die die genetische Beratung aufsuchte, weil in ihrer Familie die Erkrankung oder der Tod eines Angehörigen vorlag, allerdings keine Häufung an Krebserkrankungen im Familienstammbaum zu finden war.

Diese Frauen führten dennoch ein ängstliches Vorsorgeprogramm durch, da sie dieses Ereignis als traumatisch erlebt hatten.

Die Anamnese dieser Patientinnen erfüllte die Kriterien zur molekular-genetischen Abklärung nicht. Die Konfrontation mit einer Erkrankung oder dem Tod eines Angehörigen lag jahrelang zurück. Eine mangelhafte psychische Verarbeitung führte zu einer verzögerten posttraumatischen Belastungsstörung. Schlüsselreize waren die Entwicklung einer Mastopathie oder eine funktionelle Zyklusstörung. Massive Brustkrebsängste, Konzentrationsstörungen, Albträume lagen vor.

Die genetische Beratung bietet die Möglichkeit, posttraumatische Belastungsstörungen zu erfahren und hilft bei der Verarbeitung von Krankheit und Tod eines Angehörigen durch die Stammbaumanalyse und Risikoberechnung. Die genetische Beratung trägt wesentlich zur Entängstigung dieser Patientengruppe bei.

Aus dieser Arbeit hat sich ein Konzept entwickelt.

Einleitung

In Österreich erkrankt etwa jede achte bis neunte Frau im Lauf ihres Lebens an Mamma-Ca. Bei ca. drei bis fünf Prozent (200 Frauen jährlich) ist eine genetische Veränderung die Ursache für den Ausbruch dieser Erkrankung (Narod, Ford, Deville et al. 1995; Ford 1998; Struewing et al. 1997; Thorlacius et al. 1998).

$BRCA_1$ wurde 1990 am Chromosom 17 erstmals lokalisiert und 1994 sequenziert, es besteht aus 22 funktionellen Einheiten und kodiert für ein Protein, das aus 1863 AS aufgebaut ist (Hall et al. 1990; Easton et al. 1993; Miki et al. 1994).

$BRCA_2$ wurde 1995 sequenziert, liegt auf Chromosom 13 q und besteht aus 10254 Basenpaaren, welche 26 Exons beinhalten (Wooster et al. 1994).

Eine Mutation in einem der beiden Gene wird mit einem Risiko von 50 % weitervererbt, sowohl weibliche als auch männliche Nachkommen können betroffen sein. Die weiblichen Träger von BRCA-Veränderungen erkranken im Lauf ihres Lebens zu etwa 85 % an einem Mamma-Ca. (Ford D. et al. 1994), die männlichen fungieren hauptsächlich als Überträger an die nächste Generation. Im Fall von $BRCA_2$-Mutationen haben auch Männer ein 6 % erhöhtes Risiko, selbst an Mamma-Ca. zu erkrankten (Breast Cancer Linkage Consortium 1999).

Ergebnisse von Untersuchungen über Unterschiede zwischen sporadischem BC (Brustcarcinom) und BC, der durch Mutationen im $BRCA_1$-Gen verursacht wurde (Lakhani et al. 1998; Breast Cancer Linkage Consortium 1997; Verhoog et al. 1998):

— $BRCA_1$-bedingter BC zeigt signifikant häufiger ein histopatholog. GIII;
— fast alle $BRCA_1$-bedingten BC-Fälle sind Östrogen- und Progesteronrezeptor neg.;
— nach dem invasiv ductalem Carcinom ist das medulläre Carcinom der zweithäufigste Typ bei $BRCA_1$-bedingtem BC;
— $BRCA_1$-bed. BC im Vergleich mit einer Gruppe von sporadischem BC (gl. Stadium, Alter, G., Rez. Status): gleiche Überlebensprognose!

Man findet bei BRCA-Mutationen ein deutlich erhöhtes Risiko, an kontralateralem BC zu erkranken (40 %–60 %; Chen, Y., et al. 1999), außerdem ein um 40 % erhöhtes Risiko für die Entstehung eines Ovarial-Carcinoms (Easton, D. F. et al. 1995).

In betroffenen Familien kamen Colon-Ca. viermal häufiger, Prostata-Ca. dreimal häufiger vor. Aus oben erwähnten Risiko könnten sich folgende Konsequenzen für die Frauen ergeben:

— prophylaktische Mastektomie (PM);
— prophylaktische Ovarektomie (PO) nach abgeschlossener Familienplanung.

Die Sinnhaftigkeit dieser drastischen Eingriffe in die Weiblichkeit wurde bereits durch mehrere prospektiv randomisierte kontrollierte Studien untermauert (Hartmann 1999; Hartmann 2000, Jan Klijn et al. 2001).

Durch eine PM kann das Risiko um 90 %, durch ein OE um 98 % gesenkt werden.

Um eine moluekulargenetische Blutuntersuchung durchführen zu lassen, sollte bei positiver Familienanamnese zumindest eines der folgenden Kriterien erfüllt sein:

— Erkrankung vor dem 35. Lebensjahr;
— Erkrankung von mindestens zwei Angehörigen einer Verwandtschaftslinie vor dem 50. Lebensjahr;
— Mindestens drei Erkrankungsfälle unter 60 Jahren;
— Familie mit männlichem und weiblichem BC;
— ≥ 2 Fälle von Ovarial-Ca. jeglichen Alters;
— ≥ 1 Eierstock-Ca. jeglichen Alters und ≥ 1 BC < 50 Jahre;
— ein Ovarial-Ca. < 50 Jahre.

Die Motivation, die Einrichtung einer genetischen Beratung aufzusuchen, ist vielfältig:

— Überweisung oder Hinweis durch den betreuenden Arzt;
— über behandelnde Abteilung einer erkrankten Patientin;
— Weitergabe der Informationen von Erkrankten an Angehörige;
— Information über Medien.

Immer aber ist ein Bezug der Informationssuchenden zu einer erkrankten Person vorhanden.

Erwähnenswert ist eine lange Wartezeit (mindestens ein Jahr) auf das Ergebnis der Blutuntersuchung. Für Betroffene bzw. bereits erkrankte Frauen stellt dies eine zusätzliche schwere Belastung dar. Einerseits muss die eigene körperliche Bedrohung verarbeitet werden, andererseits stehen sie oft vor dem Problem, evtl. den eigenen Kindern mitteilen zu müssen, dass es ein familiäres BC-Gen gibt.

Schon während dieser Zeit und zum Zeitpunkt der Ergebnismitteilung ist das Angebot einer psychologischen Begleitung nicht wegzudenken. Es geht darum, Ängste zu reduzieren und bei positivem Befund eine Neubewertung der Situation durchzuführen, damit das Wissen über die eigene genetische Veranlagung für Prävention genutzt werden kann. Das sichere Wissen über die Betroffenheit führt zu einem aktiveren Umgang mit der Situation, die Belastung durch die Unsicherheit entfällt.

BRCA-positive Patienten werden in ein enges Nach-/Vorsorgeprogramm aufgenommen:

— monatliche Selbstpalpation;
— halbjährliche Mammasonografie;
— halbjährliche Palpation durch den Arzt;
— jährliche MG;
— jährliche MRI-Untersuchung der Brust (derzeit nur im Rahmen einer Studie);
— halbjährliche Vaginosonografie;
— halbjährliche CA 12-5-Abnahme;
— genaueste Aufklärung über prophylaktische Operationen.

Für Angehörige (Geschwister, Kinder, …) kann ein negatives Ergebnis (50 %-Chance!) eine große Erleichterung bringen.

Anamnese und Beratungsgespräch der untersuchten Gruppe

Nicht immer sind die Kriterien für eine molekulargenetische Abklärung erfüllt, durch das Anamnese- und Beratungsgespräch im Beisein einer Psychologin wird es oftmals auch möglich, eine versteckte Ängstlichkeit aufzudecken und darauf einzugehen.

Krankheitsverläufe und Diagnosen beeinflussen die Familien. Besonders, wenn Kinder und Jugendliche Eltern in ihrer Krankheit begleiten, wenn sie sich um kranke Angehörige kümmern oder selbst erkranken, lässt dies tiefe Erinnerungsspuren zurück, die die Patientinnen auf ihrem Lebensweg begleiten und ängstigen.

Die genetische Beratung bietet die Möglichkeit, posttraumatische Bilder von Angehörigen zu erfahren und bei der Verarbeitung Hilfestellung zu leisten.

Im Zeitraum von September 2001 bis März 2002 wurden an der Abteilung für spezielle Gynäkologie 17 Patientinnen gemeinsam von einer Gynäkologin und Psychologin genetisch beraten. Die Beratung begann mit einer psychologischen Anamneseerhebung und Diagnostik im Vorfeld des gemeinsamen Gespräches. Die psychologischen Erkenntnisse wurden Teil des genetischen Beratungsgespräches.

Ablauf eines genetischen Beratungsgesprächs:

1. Anamneseerhebung.
2. Stammbaumerstellung.
3. Stammbaumanalyse.
4. Risikoabschätzung.

Bei Erfüllung bereits erwähnter Kriterien erfolgte eine Blutabnahme zur molekulargenetischen Abklärung.

Acht Patientinnen waren bereits an Mamma-Ca. erkrankt, zwei Patientinnen hatten eine auffällige Familiengeschichte und waren selbst nicht erkrankt.

Es kristallisierte sich eine Gruppe von sieben Patientinnen heraus, die die genetische Beratung aufsuchte, weil in ihrer Familie die Erkrankung oder der Tod eines Angehörigen vorlag, allerdings keine Häufung an Krebserkrankungen im Familienstammbaum zu finden war.

Diese Frauen führten dennoch ein ängstliches Vorsorgeprogramm durch, da sie dieses Ereignis als traumatisch erlebt hatten.

Kriterien dieser Patientengruppe:

— Die Motivation die genetische Beratung aufzusuchen, wurde aus den Medien bezogen.
— Das Durchschnittsalter lag bei 29 Jahren.
— Häufige Arztbesuche und eine zwanghaft ängstliche Körperbeobachtung konnten bei diesen Patientinnen gefunden werden.
— Sie hatten bereits ein bis drei Mammografien durchführen lassen.
— Sie sind genauestens informiert über eine vorbeugende Brustamputation.
— Der Lebensstil ist bereits auf Prävention ausgerichtet.

Das psychologische Konzept und die Hypothese lauten folgendermaßen:

1. Die Patientinnen sind in Bezug auf ihr Körperbewusstsein wesentlich ängstlicher als gesunde gleichaltrige Personen. Dies führt zu gehäuften ärztlichen Untersuchungen. Es liegt eine verzögerte posttraumatische Belastungsstörung vor.

2. Die genetische/psychologische Beratung trägt zu einer Entängstigung bei und hilft bei der Verarbeitung der Krankheit des Angehörigen.

Beschreibung des psychologischen Konzeptes

Im ICD-10 wird die posttraumatische Belastungsstörung als ein belastendes Ereignis oder eine Situation außergewöhnlicher Bedrohung beschrieben, kurz oder lang anhaltend (Dilling 1991).

	Kriterien
Stressor	1. Ereignis oder Situation außergewöhnlicher Bedrohung oder katastrophenartigen Ausmaßes
	2. würde bei fast jedem eine tiefe Verstörung hervorrufen
	Notwendige Symptome:
Symptome	1. Wiederholte unausweichliche Erinnerung oder Wiederinszenierung des Ereignisses in Gedächtnis, Tagträumen oder Träumen
	Andere typische Symptome::
	2. Andauerndes Gefühl von Betäubtsein und emotionaler Stumpfheit gegenüber anderen Menschen, Teilnahmslosigkeit gegenüber der Umgebung, Anhedonie
	3. Vermeidung von Aktivitäten und Situationen, die Erinnerungen an das Trauma wachrufen könnten
	Gewöhnliche Symptome:
	4. Vegetative Übererregtheit mit Vigilanzsteigerung, übermäßiger Schreckhaftigkeit und Schlaflosigkeit
	5. Angst und Depression
	Seltene Symptome:
	6. Dramatische, akute Ausbrüche von Angst, Panik oder Aggression
Zeitlicher Rahmen	Symptome treten üblicherweise innerhalb von sechs Monaten nach dem belastenden Ereignis auf.

Tabelle 1: Kriterien für die Posttraumatische Belastungsstörung;
nach ICD-10 klinisch diagostischen Leitlinien Dilling (1991)

Die außergewöhnliche Bedrohung, der hier beschriebenen Patientinnen-gruppe lag in der Konfrontation mit der Krankheit oder mit dem Tod eines Angehörigen als die Frauen noch Kinder oder Jugendliche waren. Das Alter der betroffenen Patientinnen lag zwischen 12 und 17 Jahren. Der körperliche Verfall der Angehörigen, die Verfärbung der Haut, der Kontakt mit dem Blut, die Zeit der Intensivpflege im Krankenhaus wurden als massive Bedrohung erlebt. Die Belastungen dauerten bei allen sieben Patientinnen über ein Jahr. Dies führte in der Folge auch zu einer Distanzierung der Frauen von ihren erkrankten Angehörigen. Die Abwehrreaktion wurde von den Patientinnen auch als Fehlverhalten erlebt und schuldhaft verarbeitet.

Ein plötzlicher oder unerwarteter Tod eines nahestehende Freundes oder Verwandten wird auch in der Risikotabelle von Zoha (1998) für das Auftreten einer posttraumatischen Belastungsstörung angeführt.

Traumatypen:	Risiko für das Auftreten von PTSD (Mittelwerte in %)
Vergewaltigung	49,0
Schwer verprügelt	31,9
Andere sexuelle Übergriffe	23,7
Schwerer Unfall oder Verletzung	16,8
Angeschossen oder niedergestochen	15,4
Plötzlicher unerwarteter Tod eines naheste-henden Freundes oder Verwandten	14,3
Überfallen, beraubt oder mit einer Waffe bedroht	8,0
Erfahren, dass ein enger Freund oder Ver-wandter ernsthaft physisch attackiert wurde	4,6
Feuer, Überflutung, Erdbeben oder andere Naturkatastrophen	3,8
Schwerer Auto- oder Kraftfahrzeugunfall	2,3

Tabelle 2: Zoha nach Breslau et al., 1998 (CNS Spectrum)

Die Symptome treten entweder sofort oder verzögert auf. Als erste Reaktion auf den Tod des Angehörigen ist oft eine Gedanken- und Gefühlsvermeidung in Bezug auf das Trauma vorhanden. Die typischen Symptome sind neben starker Furcht und Vermeidung von Reizen, die mit dem Trauma in Verbindung gebracht werden, vor allem das häufige und intensive Wiederdurchleben des Traumas in Form von Albträumen und Tagträumen. Die Betroffenen können nichts anderes mehr denken, sich von der Furcht nicht befreien. Diese Reaktion findet man entweder direkt im Anschluss an den Schockzustand des Verlustes oder verzögert.

Diese Verlusterlebnisse führen, wenn sie nicht adäquat verarbeitet werden zu Verdrängungsprozessen und werden durch *Hinweisreize* wieder hochgehoben.

Symptome der untersuchten Gruppe

Zum Beispiel führte die Veränderung der Brust, eine Mastopathie oder eine Regelzyklusstörung bei unseren Patientinnen zu massiven Ängsten. Obwohl das Ereignis Jahre zurücklag, erlebten die Patientinnen Ängste in der gleichen Intensität, als ob es gestern gewesen wäre. Es kam zu wiederholten unausweichlichen Erinnerungen an die Krankheit und Tod des Angehörigen. Das Erleben des körperlichen Verfalls der Mutter, die Pflege, der Tod erzeugten große Ängste. Die Konfrontation mit einer lebensbedrohlichen Situation lag bei der vorliegenden Gruppe vier bis siebzehn Jahre zurück.

Die Reaktion war intensive Furcht, Hilflosigkeit und Teilnahmslosigkeit gegenüber der Umgebung. Reizbarkeit, Schlaflosigkeit und Albträume begleiteten diese Frauen.

Angst und Panik führten auch zu längeren Krankenständen. Beispielhaft für die gesamte Gruppe soll die Anamnese, die Reaktion anhand einer Patientin aufgezeigt werden: Zum Beispiel erzählte eine junge Frau, 32 Jahre alt, dass sie im Alter von 14 Jahren ihre an Brustkrebs erkrankte Mutter gepflegt hatte. Sie erinnerte sich, dass sie große Furcht empfand den Körper zu berühren, mit Blut oder Harn in Berührung zu kommen. Sie hat heute noch Schuldgefühle, dass sie ihrer Mutter nicht mehr Nähe schenken konnte. Sie musste auch als 16-Jährige den Tod der Mutter feststellen, nachdem sie diese zwei Jahre intensiv gepflegt hatte.

Die Bedrohung des körperlichen Verfalls wurde nach dem Tod der Mutter so gut wie möglich verdrängt. Aktualisiert wurde diese verdrängte Angst in den letzten Monaten durch die Entwicklung einer Mastopathie (Schlüsselreiz). Im Zeitraum zwischen der Verdachtsdiagnose und der Rückmeldung des histologischen Befundes vergingen vier Wochen. In diesen vier Wochen erlebte die Patientin massive Angst und Panik. Sie konnte an nichts anderes mehr denken als an den Tod der Mutter und an die eigene Gefährdung. Sie entwickelte eine posttraumatische Belastungsstörung, durchlebte Albträume, sah die sterbende Mutter, litt unter Konzentrationsstörungen. Sie hatte keinerlei Interesse an ihrem sozialen Umfeld. Das intensive Wiederdurchleben der Krankheit der Mutter konnte von der eigenen Krankheit nicht mehr getrennt erlebt werden. Hilflos fühlte sie sich der Todesangst ausgesetzt.

Erst nach der Rückmeldung des negativen Befundes der Histologie trat Erleichterung auf. Die Angst entwickelte sich aber weiter zu einer allgemeinen Ängstlichkeit, die sich in ihrem weiteren Verhalten bezüglich Vorsorgeuntersuchungen äußerte.

Reaktionen der sieben Patientinnen

Neben dem Erleben der Angst entwickelten die Patientinnen eine

— zwanghaft ängstliche Beobachtung des eigenen Körpers.
— Jede Literatur zum Thema Krebs wurde verschlungen.
— Die Gedanken blieben eingeengt auf das Thema der Bedrohung und führten zu zahlreichen Arztbesuchen.
— Die Patientinnen waren durchschnittlich sehr jung und
— sie setzten sich mit sehr eingreifenden Maßnahmen, wie dem Thema Brustamputation, auseinander.

Schlussfolgerung

Die genetische Beratung stellt daher eine Chance dar, die Krankheit des Angehörigen nochmals zu bearbeiten. Befunde werden eingeholt, histologische Nachweise besprochen.

Die psychologische Wirkung liegt in der Stammbaumerhebung und -analyse und der daraus resultierenden Risikoberechnung. Durch die genaue Beschäftigung mit der Familie tritt ein ganzheitliches Bild zutage und die Betroffene erfährt sich als Teil einer größeren familiären Gruppe. Dabei gelingt es eine klare Distanz zu einem betroffenen Mitglied der Familie aufzubauen.

Zu den traumatischen Erfahrungen der frühen Jugend ergänzen sich kognitive Krankheitsbilder, die durch die Erfahrung des beratenden genetischen Arztes relativiert werden und durch psychologische Hilfe in Zusammenhang mit der Angst gebracht werden können.

Es braucht hier das psychologische Verständnis des die genetische Beratung durchführenden Arztes, damit die Patientinnen über einen längeren Zeitraum eine adäquate Führung erfahren. Einerseits sollten häufige Arztkontakte Sicherheit vermitteln, andererseits aber sollten die Ergebnisse der genetischen Beratung helfen, den Blick auf den gesamten Familienstammbaum zu richten, um die Angst zu mindern. Die Vorsorgeuntersuchungen könnten auf übliche Mammografiefrequenzen reduziert werden.

Der niedergelassene Arzt wird in die Ergebnisse der genetischen Beratung miteinbezogen, damit er in der Lage ist, die Stammbaumerhebung und Risikoberechnung zu verstehen und diese den Patientinnen immer wieder vor Augen zu führen.

Zusätzlich sollte eine psychologisch/psychotherapeutische Behandlung zur Verarbeitung des Traumas angeboten werden.

Literatur

American Psychiatric Association (1994): Diagnostik and Statistical Manual of Mental Disorders 4th ed., Washington D. C. : American Psychiatric Association, S. 427

Breast Cancer Linkage Consortium Pathology of familial breast cancer (1997): Differences between breast cancers in carriers of BRCA 1 or BRCA2 mutations and sporadic cases. Lancet (1997) 349: 1505–10

Breast Cancer Linkage Consortium (1999): Cancer risks in BRCA2 carriers. J Natl Cancer Inst. (1999); 91: 1310–16

Chen, Y., Thomson, W., Semenciw, R., Mao, Y. (1999): Epidemiology of contralateral breast cancer. Cancer Epidemiol. Biomakers Prev, 8: 855–62

CNS Spectrums (1998): Posttraumatic Stress Disorder: The Hidden Epidemic of Modern Tims. Adadomid Supplement 2, (1998); 7 (Suppl 2), 1–51

Dilling, H., Mombour W., Schmidt M. H. (1991): Internationale Klassifikation psychischer Störungen. ICD-10 Kapitel V, Klinisch diagnostische Richtlinien. Bern: Hans Huber Verlag, S. 157

Easton, D. F., et al. and the Breast Cancer Linkage Consortium (1993): Genetic Linkage analysis in familial breast cancer and ovarian cancer: results from 214 families. Am J Hum Genet 52, 678–701

Easten, D. F., Ford, D., Bishop, D. T., et al. (1995): Breast and ovarian cancer incidence in BRCA1 mutation carriers. Am J Hum Genet (1995); 56: 265–71

Ehlers, A. (1999): Posttraumatische Belastungsstörung. Göttingen: Hogrefe Verlag

Ford, D., Easton, D. F., Bishop, D. T., Narod, S. A., Goldgar, D. E. (1994): Risks of cancer in BRCA1-mutation carriers. Lancet (1994); 343: 692–95

Ford, D., Easton, D.F., Stratton, M., et. al. (1998): Genetic heterogeneity and penetrance analysis of the BRCA 1 and BRCA 2 genes in breast cancer families Am J Hum Genet (1998), 62: 676–89

Ganten, D., Ruckpaul, K. (2001): Hereditäre Tumorerkrankungen. Berlin, Heidelberg : Springer Verlag

Hartmann, L. C., Schaid, D. J., Woods, J. F., et al (1999): Efficacy of bilateral prophylactic mastectomy in women with a family history of breast cancer. N Engl J Med (1999); 340: 77–84

Hall, J., et al. (1990): Linkage of early onset familial breast cancer to chromosome 17 q21. Science 250 (1990), 1684–1689

Hartmann, L. C., Schaid, D. J., Sellers, T., et al. (2000): Bilateral prophylactic mastectomy (PM) in BRCA 1/2 mutation carriers. Proc Am Assoc Cancer Res (2000); 41: 222, abstract

Hudnall, Stamm, B. (2002): Sekundäre Traumastörungen. Paderborn: Junfermann Verlag

Jan, G. M. Klijn, M. D., PH. D. et al. (2001): Breast cancer after prophylactic bilateral mastectomy in women with a BRCA1 or BRCA2 Mutation. N Engl J Med (2001); 34

Kasper, S. (2000): Diagnose und Therapie der Posttraumatischen Belastungsstörung. Internationale Zeitschrift für ärztliche Fortbildung Impressum Nr. 3, Februar 2000

Lakhani, S. R., Jacquemier, J., Sloane, J. P., et al. (1998): Multifactorial analysis of differences between sporadic breast cancers and cancers involving BRCA1 and BRCA2 mutations. J Natl Cancer Inst 90: (1998) 1138–1145

Lipke, H. (2001): EMDR und andere Ansätze der Psychotherapie ein integratives Modell. Paderborn: Junfermann Verlag

Miki, Y., et al. (1994): A strong candidate for the breast and ovarian cancer susceptibility gene, BRCA1 Science 266, 66–71

Narod, S. A., Ford, D., Deville, P., et al. (1995): An evaluation of genetic heterogeneity in 145 breast – ovarian cancer families. Am J Hum Genet (1995); 56: 254–64

Maercker, A. (1997): Therapie der posttraumatischen Belastungsstörungen. Berlin: Springer Verlag

Pesendorfer, F. (1992): Angst und Schuld. In ärztliche Praxis und Psychotherapie. Band 5. Wien: Literas Verlag

Shapiro, F. (1998): EMDR (Eye Movement Desensitization and Reprocessing) Handbuch zur Behandlung traumatischer Menschen. Paderborn: Junfermann Verlag

Struewing, J. P., Hartge, P., Wacholder, S., et al. (1997): The risk of cancer associated with specific mutations of BRCA1 and BRCA2 among Ashkenazi Jews. N Engl J Med (1997); 336: 1401–01

Thorlacius, S., Struewing, J. P., Hartge, P., et al (1998): Population-based study of risk of breast cancer in carriers of BRCA2 mutation. Lancet (1998); 352: 1337–39

Verhoog, L. C., Brekelmans, C. T. M., Seynaeve, C., et al. (1998): Survival and tumour characteristics of breast-cancer patients with germline mutations of BRCA1. Lancet (1998); 251: 316–21

Wagner, T. M. U., Möslinger, R. A., Muhr, D., et al. (1998): BRCA1-related breast cancer in Austrian breast and ovarian cancer families: specific BRCA1 mutations and pathological characteristics. Int J Cancer 77; 354–360

Wagner, T., Möslinger, R., Langbauer, G., et al. (2000): Attitude towards prophylactic surgery and effects of genetic counselling in families with BRCA mutations. Br J Cancer 82: 1249–1253

Wagner, T. (2001): Hereditärer Brust- u. Eierstockkrebs. In: Ganten, Ruckpaul: Hereditäre Tumorerkrankungen. Berlin, Heidelberg: Springer Verlag

Wooster et al. (1994): Localization of a breast cancer susceptibility gene, BRCA 2 to chromosome 13 q 12 – 13. Science 265, 2088–2090

Katharina Paulmichl, Barbara Maier

Eine ethische Orientierung für die intensivmedizinische Betreuung von frühgeborenen Kindern an der Grenze der Lebensfähigkeit

Einleitung

In der Medizin sind wir sehr oft mit Grenzen konfrontiert – sei es mit zeitlichen, menschlichen oder auch ethischen Grenzen. Wir müssen lernen, in diesen Situationen adäquat zu reagieren und Verantwortung zu tragen.

In der neonatologischen Intensivmedizin geht es um Kinder, ihre Eltern und schließlich die Frage: „How bad is too bad to survive?" In einer gestressten Umgebung prallen verschiedene Welten von Wertvorstellungen, Ausbildung und Erfahrung aufeinander – die der Eltern, der Ärzte/-innen und der Pflegepersonen, die sich auf eine gemeinsame (Ver-)Antwort(-ung) einigen sollen. Dabei spielt natürlich auch die unterschiedliche Gewichtung der Werte durch die Personen, die mit einbezogen werden müssen, eine tragende Rolle bzw. auch, was jeder Wertbegriff inhaltlich bedeutet. Daraus ergibt sich eine weite Bandbreite von Bedeutung und Wertung dieser Begriffe („open context terms").

„How small is too small?" Was soll man tun, wenn der Patient selbst keine Autonomie hat/haben kann, weil er nicht fähig ist, sich zu äußern? Wer soll darum die Verantwortung tragen? Wie bewertet man die Kindesautonomie? Solche Fragen ergeben sich im Alltag an einer neonatologischen Intensivstation und man muss auch oft mit unvollständigem Wissen in einer Akutsituation entscheiden.

Sprache ist hierbei Mittel und Hindernis – und vor allem „personativ". Es ergeben sich Sprachbarrieren zwischen Eltern und Klinikpersonal – man versucht, Kommunikation zu schaffen, und lernt dabei, dass in solchen Entscheidungsprozessen ein kritisch überdachter Sprachgebrauch notwendig ist. Auch Sprache ist „Problem beladen" – es gilt sich dessen und der Notwendigkeit von „values clarification" bei divergierenden handlungsleitenden Prinzipien bewusst zu sein.

Die Betreuung von frühgeborenen Kindern ist eine Gratwanderung zwischen medizinisch Möglichem und menschlich Bewältigbarem. Es gibt keine

Pauschalantworten auf die oben gestellten Fragen, und man sollte (deshalb) versuchen gemeinsam kontextsensitive, an den Folgen für alle Betroffenen orientierte Entscheidungen zu treffen.

Material und Methode

Die Studienpopulation (n = 141) besteht aus unterschiedlichen Samples: Angestellte der Klinik (n_1 = 72), Eltern von frühgeborenen Kindern an der Neonatologie, der Neuropädiatrie und in der gynäkologischen Praxis (n_2 = 69).

Es wurde anonym mittels selbst erstellten, halboffenen Fragebögen (Klinikpersonal) und im halbstandardisierten Interview (Eltern) befragt. Man konnte nicht dieselben Bögen für die untersuchten Gruppen verwenden, da sich bezüglich Virulenz des Themas und besonders Vulnerabilität der Eltern in einer solchen Situation ein anderer Befragungszugang als notwendig erwies.

Die Ergebnisse wurden im Anschluss grafisch und statistisch beschreibend ausgewertet, interpretiert, verglichen und – besonders unter dem Aspekt einer sprachethisch kritischen Auseinandersetzung – diskutiert.

Ergebnisse

Die Studie ist *„work in progress"*. Die Ergebnisse sollen uns helfen, Sprache kritischer zu verwenden und im Umgang mit kontextoffenen Begriffen (= Wertbegriffen) sensibler zu werden.

In der Begleitung frühgeborener Kinder und ihrer Eltern bedarf es Empathie – sprachlicher Empathie. Jeder der Gesprächsteilnehmer hat einen von ihm/ihr und dem eigenen Umfeld geprägten Kontext; außerdem hat jeder in diesem Kontext definierte Begriff einen moralischen und/oder deskriptiven (sachlichen) Hintergrund, der mit einfließt.

In unmöglichen Entscheidungsprozessen wie diesen wird aber noch häufiger als sonst mit solchen vagen Definitionen gearbeitet. So sind auch die Menschen, die definieren, von Bindungseinflüssen aus ihrer (Um-)Welt geprägt – besonders intensiv bemerkt man das in einer Eltern-Kind-/Mutter-Kind-Beziehung.

Wenn solche Entscheidungen über Behandlung oder Behandlungsabbruch getroffen werden müssen, bedürfen sie der Bewältigung und Nachbereitung, der Diskussion und des Versuchs einer gemeinsamen Definition der verwendeten Begriffe, um Verständnis in Entscheidung und Folgenbewältigung einzubringen.

„Values Clarification" ist gleichzeitig eine Theorie und eine Interventionsmöglichkeit. Es handelt sich um einen Untersuchungsprozess, durch den die eigenen Werte und moralische Argumentationsweise klar zum Ausdruck kommen sollen. Einerseits versucht man sich, selbst dabei besser zu verstehen, andererseits ist es eine „technique for encouraging learners to relate their thoughts and their feelings in order to enrich their awareness of their own values" (UNESCO, 2002).

Nach welchen Werten/Prinzipien man in medizinischen Entscheidungen zu handeln versuchen sollte, wurde in einem Punkt der Fragebögen erhoben. Mögliche Antworten waren die Autonomie/Selbstbestimmtheit des Patienten bzw. der Eltern eines Kindes (Antwort a), das Nicht-Schadensprinzip/ Non-Malefizienz (b), das Fürsorgeprinzip/Benefizienz (c) und das Prinzip der Gerechtigkeit/Fairness (d).

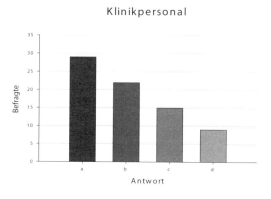

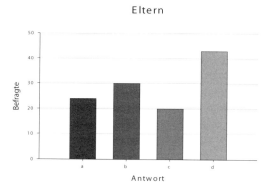

Abbildung 1 und 2: „Es gibt vier ethische Prinzipien, auf deren Basis medizinische Entscheidungen getroffen werden. Welches erscheint Ihnen das wichtigste zu sein?"

Conclusio: Für die Eltern (n1 = 69) ist die Gerechtigkeit/Fairness (= für jeden Patienten besteht die Möglichkeit und der Zugang zu notwendigen Behandlungen und Therapien/gerechte Ressourcenverteilung) das wichtigste Prinzip (mit 62,3 %), während von dem Klinikpersonal (n2 = 72) nur 12,5 % Fairness wählen und 40,3 % die Autonomie/Selbstbestimmtheit (= der Patient/ die Eltern eines Kindes haben das Recht, eigene Entscheidungen zu treffen, eine eigene Meinung zu vertreten und nach eigenen Wertvorstellungen zu handeln).

Zusammenfassung

Schwangerschaft und Geburt sind der Beginn einer Verbindung zwischen mehreren Menschen (Mutter, Vater und Kind) – einer Entwicklung, die man vorher und nachher nachhaltig beeinflussen kann.

Technik vermag viel, letzten Endes aber entscheiden die Menschen, wie viel sie wirklich verkraften können. Eine frühe Geburt ist eine zu frühe und oftmals problematische Entbindung – dies *kann* bedeuten, dass die Entwicklung einer Mutter-Kind-Beziehung nicht oder erschwert möglich ist. Da Sprache schließlich auch eine Form von Bindung darstellt, muss in der Interaktion zwischen Eltern, Kind und Klinikpersonal in solchen Situationen die Kommunikation einen zentralen Stellenwert haben.

Diese Arbeit versucht, eine Orientierung zu schaffen und Differenzen zwischen den „Verständnis-Realitäten" Eltern und Klinikpersonal aufzuzeigen, um schließlich zu verstehen, was Bindungs-/Entscheidungs- und Loslösungsprozesse beeinflusst und zu einer besseren Bewältigung beitragen kann.

Almut Dorn, Cathrin Grave

Eizellspende im Ausland –
psychosoziale Beratung in Deutschland?
Ein Fallbericht

Einleitung

2008 wurde durch das Beratungsnetzwerk Kinderwunsch Deutschland (BKiD) die BKiD-Leitlinie zur Beratung bei Gametenspende verabschiedet. Da in Deutschland die Eizellspende verboten ist, beziehen sich diese Beratungsaspekte auf die zugelassene Samenspende. Eine psychosoziale Beratung wird aufgrund der besonderen Familienzusammensetzung, die sich durch die genetische Abstammung nur von einem Elternteil ergibt, als besonders wichtig erachtet. Viele Betroffene machen sich darüber Gedanken, wie sie mit diesem Thema in Zukunft umgehen möchten. Gerade Paare, die solche problematischen Gedanken verdrängen und diese Art der Zeugung geheim halten möchten, sollten besonders gut über mögliche Folgen aufgeklärt werden.

Das Embryonenschutzgesetz stellt die Eizellspende in Deutschland unter Strafe (Freiheitsstrafe bis zu drei Jahre oder Geldstrafe). Auch vorbereitende Maßnahmen z. B. durch deutsche reproduktionsmedizinische Praxen sind verboten.

Ebenfalls verboten ist die Eizellspende in europäischen Ländern wie der Schweiz, Österreich, Italien und Schweden. In anderen europäischen Ländern, so auch in Nachbarländern von Deutschland, ist die Eizellspende zulässig und wird entsprechend beworben (siehe Tabelle 1).

Land	Eizellspende
Belgien	Möglich
Dänemark	Möglich
Deutschland	Verboten
Frankreich	Möglich
Großbritannien	Möglich
Italien	Verboten
Niederlande	Möglich
Österreich	Verboten
Spanien	Möglich
Schweden	Verboten
Schweiz	Verboten
Tschechien	Möglich

Tabelle 1: Übersicht über die Zulässigkeit der Eizellspende
in europäischen Ländern; nach [1]

Paare, die sich an ausländische Kliniken oder Institute wenden, die Eizellspenden anbieten, erhalten selten bis nie eine psychosoziale Beratung über diese Belastungen. Zweifel kommen manchmal erst nach dem Embryotransfer oder nach der Geburt eines Kindes auf und die Betroffenen trauen sich kaum, diese zu thematisieren. Manchmal wird der zuvor behandelnde Gynäkologe oder Reproduktionsmediziner eingeweiht und ins Vertrauen gezogen. Informationen zu diesen Maßnahmen suchen die Betroffenen vor allem über die Medien und das Internet. Bei der Eingabe des Begriffes „Eizellspende" bei Google erhalten die Suchenden 14.400 Einträge. Geben sie zusätzlich die Begriffe „psychosoziale Beratung" ein, gibt es dazu nicht mehr als 183 Ergebnisse.

Kasuistik

Frau A. ist 39 Jahre alt und leidet seit vier Jahren unter einem unerfüllten Kinderwunsch. Aufgrund einer eingeschränkten ovariellen Reserve können bei zwei IVF-Versuchen nur jeweils zwei Eizellen gewonnen werden, wovon sich keine befruchten lässt. Frau A. erkundigt sich über das Internet nach möglichen Behandlungsmaßnahmen im Ausland. Schnell wird ein Kontakt in eine tschechische Klinik hergestellt und eine Eizellspende geplant. Viel rascher als von Frau A. erwartet, findet sich eine passende Spenderin und der Spendezyklus wird eingeleitet. Auf der Fahrt in die Klinik zur Samenabgabe erlebt Frau A. sich noch als freudig aufgeregt und gespannt. Aber bereits auf dem Rückweg plagen sie extreme Zweifel an der Richtigkeit des Vorgehens.

> „Alles erschien mir in der Klinik so künstlich und unzuverlässig, die Papiere konnten wir gar nicht lesen, alles ging per Handschlag."
>
> „Auf dem Rückweg kamen wir an Prostituierten vorbei, ich bekomme den Gedanken nicht aus dem Kopf, dass eine von ihnen vielleicht die Eizellen gespendet hat – wer weiß das schon."

Nachdem sie die Information erhält, dass sieben Embryonen entstanden sind und eingefroren wurden, kommt es bei Frau A. zu einer akuten psychischen Krise im Sinne einer akuten Belastungsreaktion. Sie bekommt Weinkrämpfe, fühlt sich innerlich getrieben, panisch, mit dem Eindruck, nicht mehr klar denken zu können. Sie befindet sich in einer negativen „Gedankenspirale" und hat Angst, „verrückt zu werden", denkt darüber nach, sich stationär in einer Psychiatrie aufnehmen zu lassen, wovon ihr Partner sie abhält. Nach mehreren Nächten ohne Schlaf wendet sie sich an die Reproduktionsmedizinerin, von der sie zuvor behandelt wurde. Ihr wird eine psychosomatische Krisenintervention bei der zuständigen Psychotherapeutin angeboten. In den folgenden Gesprächen wird deutlich, dass Frau A. eine extreme Ambivalenz bezogen auf die entstandenen Embryonen und ihren Kinderwunsch erlebt.

> „Ich verstehe nicht, warum mir diese Gedanken nicht vorher gekommen sind, aber ich fühlte mich wie in einem Strudel."

Sie hat den Eindruck, dass es sich um „etwas Fremdes" handelt, was sie sich unter keinen Umständen einsetzen lassen möchte. Gleichzeitig plagt sie ein schlechtes Gewissen und Schuldgefühle.

> „Bin ich eine Mörderin, wenn wir die Embryonen verwerfen? Ich kann mir kaum vorstellen sie zu Forschungszwecken frei zu geben, obwohl sie dann wenigstens einen Sinn gehabt hätten."

„Obwohl ich nicht gläubig bin, höre ich all die frommen katholischen Sprüche meiner Mutter und fühle mich extrem schuldig."

Neben stabilisierenden Maßnahmen in der Krisenintervention sind folgende Beratungsinhalte wichtig, damit sich Frau A. mit dem eigenen Kinderwunsch und den Möglichkeiten, diesen zu realisieren oder abzuschließen, bewusst auseinandersetzen kann:

— detaillierte Besprechung aller Gedanken, Bedenken und Fantasien, die mit der Eizellspende als eine mögliche Zeugungsart und Familiengründung zusammenhängen;

— die Rolle der Spenderin in ihrer Bedeutung für das Paar und die zukünftige Familie klären;

— das Ungleichgewicht von einem biologischen Vater und einer nicht-biologischen Mutter in allen Facetten thematisieren;

— bewusste Entscheidung fördern, mit wem die Partner über ihre weiteren Behandlungen und wie sie mit potenziellen Kindern über deren Herkunft reden möchten;

— erst nach Abwägung all dieser Aspekte sollte eine Entscheidung über das weitere Vorgehen fallen.

Frau A. entscheidet sich bewusst gegen das Einsetzen der Embryonen, die sie in der Folge verwerfen lässt. Sie realisiert, dass sie überstürzt in ein Prozedere eingewilligt hat, bevor ein richtiger Entscheidungs- und Abwägungsprozess bei ihr eingesetzt hatte. Gemeinsam mit dem Partner wird die Entscheidung getroffen, keine weiteren reproduktionsmedizinischen Maßnahmen mehr in Anspruch zu nehmen, sich eher auf das Abschiednehmen von eigenen Kindern einzulassen. Es zeigt sich eine deutliche Erleichterung vor allem beim Partner, der sich ebenfalls in dieser Zeit wie in einem „turbulenten Strudel, der dauernd die Richtung ändert" erlebt habe. Das Paar denkt im Folgenden intensiv über die gemeinsame Zukunftsgestaltung ohne Kinder nach.

Schlussfolgerungen

Zur Realisierung ihres Kinderwunsches nehmen Betroffene unterschiedliche Hürden, Schwierigkeiten und Belastungen auch im Ausland auf sich. Die wenigsten möchten jedoch auf eine gute, professionelle und verständliche Unterstützung verzichten. Ist diese nicht verfügbar, kann es in Einzelfällen zu akuten psychischen Dekompensationen oder auch langfristigen psychischen Beeinträchtigungen wie Ängsten, Depressionen, aber auch Selbstzweifeln und Schuldgefühlen kommen. Obwohl die Eizellspende in Deutschland verboten ist, müssen sich Ärzte und Beraterinnen mit diesem Thema beschäftigen. Auch wenn in Deutschland vorbereitende Maßnahmen nicht erlaubt sind, werden Patientinnen und Paare um Rat fragen. Vor allem über die psychischen Auswirkungen sollten Interessentinnen informiert werden können.

Reproduktionsmedizinische Gesellschaften wie die *American Society for Reproductive Medicine* (ASRM) und die *European Society for Human Reproduction and Embryology* (ESHRE) haben Richtlinien für die psychosoziale Beratung bei Gametenspende erlassen. BKiD (www.bkid.de) hat als deutscher Fachverband Leitlinien zur Gametenspende veröffentlicht [2].

Literatur

1. Diedrich, K., Felberbaum, R., Griesinger, G., Hepp, H., Kreß, H., Riedel, U. (2008): Reproduktionsmedizin im internationalen Vergleich. Bonn: bub
2. Thorn, P., Wischmann, T. (2008): Leitlinien für die psychosoziale Beratung bei Gametenspende. J Reproduktionsmed Endokrinol. 2008; 3: 147–52

Melanie Wollenschein, Christiane Woopen, Anke Rohde

Wechselbad der Gefühle –
wenn bei Mehrlingen „einer zu viel" ist

Einleitung

In der Reproduktionsmedizin ist das Auftreten von Mehrlingsgraviditäten und den damit verbundenen Risiken für Mutter und Kind deutlich erhöht. Zwei unterschiedliche Konfliktlagen stellen Frauen vor eine schwierige Entscheidung. Zum einen die gesundheitlichen Risiken bei höhergradigen Mehrlingen, sodass über eine Reduktion gesunder Feten entschieden werden muss. Zum anderen kann ein Entscheidungskonflikt entstehen, wenn eines der Kinder einen pathologischen Befund aufweist und daher über einen selektiven Fetozid nachgedacht wird.

Methode

In dem Projekt „Wissenschaftliche Begleitung der Modellprojekte ‚Psychosoziale Beratung vor, während und nach Pränataldiagnostik' an den Standorten Bonn, Düsseldorf und Essen" (gefördert durch das BMFSFJ, s. auch Rohde und Woopen 2007) wurden zwischen Januar 2003 und Oktober 2005 512 Frauen in eine prospektive Verlaufuntersuchung über zwei Jahre eingeschlossen. Die befragten Frauen hatten eine psychosoziale Beratung im Rahmen von PND in Anspruch genommen.

Fragestellung

— Wie unterscheiden sich Frauen mit selektiver Reduktion (mit fetalem pathologischem Befund) von Frauen mit nicht-selektiver Reduktion (kein fetaler pathologischer Befund) hinsichtlich emotionaler Situation in der psychosozialen Beratung, psychischer Belastung und Trauer über den Verlauf von zwei Jahren?

— Welche Beratungsthemen stehen in der psychosozialen Beratung in den beiden Gruppen jeweils im Vordergrund?

Stichprobe

Bei 72 Frauen bestand eine Mehrlingsschwangerschaft, in 44 Fällen war die Schwangerschaft durch Reproduktionsmedizin entstanden. 17 Frauen entschieden sich für Austragen der Schwangerschaft, vier Frauen brachen die Schwangerschaft komplett ab, 51 Frauen entschieden sich für eine Reduktion. Bei diesen Frauen bestanden 22-mal eine Zwillings-SS, 22-mal eine Drillings-SS, fünfmal Vierlings-SS und zweimal Fünflings-SS. Bei *28 Frauen* wurde eine *nicht-selektive Reduktion* durchgeführt, *23 Frauen* hatten ein krankes/behindertes Kind und entschieden sich zur *selektiven Reduktion*. Zwillingsreduktionen wurden nur in dem Fall durchgeführt, wenn ein pathologischer fetaler Befund vorlag. Alle Frauen wurden hinsichtlich psychischem Befinden und Trauer befragt.

Untersuchungsdesign/Inventare

Die Frauen wurden zu vier Messzeitpunkten postalisch befragt, wenn eine Einverständniserklärung vorlag. Für die hier vorgestellte Fragestellung wurden folgende Fragebögen ausgewertet:
— Beratungsrückmeldung: Informationen über den Beratungsverlauf, erhobendurch die psychosoziale Beraterin.
— Brief Symptom Inventory (BSI; Franke 2000): Kurzform des Fragebogens Symptom Checkliste (SCL-90-R) von Derogatis, mit dem die aktuelle subjektive Beeinträchtigung durch körperliche und psychische Symptome erfasst wird. In dieser Untersuchung beschränkten wir uns auf die Verwendung des Globalwertes psychischer Belastung (GSI).
— Perinatal Grief Scale (PGS; Toedter et al. 1988, in einer eigenen deutschen Übersetzung). Die PGS erfasst Trauerreaktionen bei perinatalem Verlust eines Kindes in einer Gesamtskala und drei Subskalen (aktive Trauer, schwierige Bewältigung, Verzweiflung).

Ergebnisse

Die Frauen unterschieden sich kaum in ihrem *Alter* (selektive Reduktion M = 35 Jahre vs. nicht-selektive Reduktion M = 33 Jahre), jedoch erfolgte die Reduktion in sehr *unterschiedlichen Schwangerschaftswochen* (Range 7. bis 34. SSW; 19. SSW bei selektiver Reduktion; 11. SSW bei nicht-selektiver Reduktion, p < .01).

Die emotionale Situation der Frau in der psychosozialen Beratung

Schwangere vor einer Reduktion sind psychisch belastet. Sie erleben z. B. Grübeln, Niedergeschlagenheit, Ängste, Unwirklichkeitsgefühle und Schuldgefühle. Im Vergleich der beiden Gruppen (selektive Reduktion vs. nicht-selektive Reduktion) unterscheidet sich die emotionale Situation der Frauen in der psychosozialen Beratung kaum voneinander. Beide Gruppen zeigen ähnlich ausgeprägte Belastungssymptome. Im Mittel scheint jedoch trotz der Belastung eine differenzierte Auseinandersetzung möglich.

Psychische Belastung und Trauer im Vergleich

Die psychische Belastung der Frauen nach selektiver Reduktion unterscheidet sich zu keinem Zeitpunkt signifikant von der psychischen Belastung von Frauen nach nicht-selektiver Reduktion. Ebenso verhält es sich mit der Trauer, sowohl im Gesamtwert Trauer als auch in den einzelnen Skalen. Lediglich nach einem Jahr zeigt sich eine Tendenz zu größerer Trauer und psychischer Belastung der Frauen nach selektiver Reduktion. Über die Zeit lässt zwar die psychische Belastung nach, die Trauerwerte bleiben jedoch auf einem ähnlich hohen Niveau.

Beratungsthemen

Die Themen der *psychosozialen Beratung* unterschieden sich in Abhängigkeit von der Indikation zur Reduktion. Während bei Frauen vor Reduktion eines kranken/behinderten Kindes Themen wie Infos zur fetalen Diagnose, Abwägung zwischen Reduktion und Fortführung der Schwangerschaft, Trauer und Abschiedsrituale im Vordergrund standen, hatten Frauen vor nicht-selektiver Reduktion eher Fragen im Hinblick auf das Prozedere der Reduktion, wurden aber auch zu Trauer und zur Lebensperspektive nach der Reduktion beraten. In beiden Gruppen wurden Aspekte wie Umgang mit Schuld und Auswirkungen auf die Partnerschaft beleuchtet.

Fazit

Die Ergebnisse unserer Untersuchung zeigen: Entscheidungen zur Mehrlingsreduktion führen häufig zu psychischer Belastung. Unabhängig von der Indikation zur Reduktion (Reduktion bei höhergradigen Mehrlingen oder selektive Reduktion bei pränataldiagnostisch fetalem Befund eines Mehrlings) kam es in unserer Stichprobe zu vergleichbarer psychischer Belastung und zu Trauerreaktionen – auch über einen längeren Zeitraum von zwei Jahren. Dieses Ergebnis fiel entgegen unserer Erwartungen aus, da bei Frauen mit nicht-selektiver Reduktion aufgrund höhergradiger Mehrlinge zu einem deutlich früheren Zeitpunkt in der Schwangerschaft die Reduktion durchgeführt wurde als bei Frauen mit selektiver Reduktion.

Literatur

Franke, G. H. (2000): Brief Symptom Inventory von L. R. Derogatis. Göttingen: Beltz Test

Rohde, A., Woopen, C. (2007): Psychosoziale Beratung im Kontext von Pränataldiagnostik. Evaluation der Modellprojekte in Bonn, Düsseldorf und Essen. Köln: Ärzte-Verlag

Toedter, L., Lasker, J., und Alhadeff, J. (1988): The perinatal grief scale: Development and initial Validation. Amer. J. Orthopsychaitrie, 58 (3), 435–449

Angela Klein, Gabriele Roth, Anke Rohde

Psychisch besonders stabil und belastbar – mütterliche Persönlichkeitsmerkmale im Kontext der Entscheidung für einen fetalchirurgischen Eingriff

Einleitung

Seit Herbst 2002 werden im Deutschen Zentrum für Fetalchirurgie und minimal-invasive Therapie (DZFT) an der Universitätsfrauenklinik Bonn mittels minimal-invasiver fetoskopischer Operationstechniken lebensbedrohliche oder die nachgeburtliche Lebensqualität erheblich einschränkende Erkrankungen des Ungeborenen intrauterin behandelt (z. B. Spina bifida, Zwerchfellhernien, schwere Herzfehler). Diese fetalchirurgischen Eingriffe werden bundesweit nur im DZFT durchgeführt und haben in vielen Fällen noch experimentellen Charakter. Bislang wurden meistens mit Genehmigung der Ethikkommission ca. 250 derartige Operationen durchgeführt.

Vor dem Eingriff findet neben ausführlicher interdisziplinärer Aufklärung bei bestimmten Fragestellungen im Rahmen einer psychologischen Beratung auch eine psychische Diagnostik zur Einschätzung der Stabilität der Persönlichkeit, der psychischen Belastbarkeit sowie der Entscheidungsfreiheit statt. Wenn Patientinnen dies wünschten, fand auch eine perioperative Begleitung statt. Mittels Telefoninterview wurden die Patientinnen nach Abschluss der Schwangerschaft zu ihrer subjektiven psychischen Situation vor der Operation und zum Erleben während und nach der OP befragt.

Problemstellung

Wie stellt sich nun für die einzelne Frau die Situation vor einem fetalchirurgischen Eingriff dar? Sie ist schwanger und hat kürzlich von einem auffälligen pränataldiagnostischen Befund (z. B. Spina bifida) erfahren. Ihr wird die Möglichkeit zu einem Eingriff am Ungeborenen im Mutterleib eröffnet, verbunden mit der Hoffnung, die Entwicklungsmöglichkeiten des Kindes deutlich zu verbessern, aber auch verbunden mit zum Teil erheblichen potenziellen Risiken für das Ungeborene sowie auch mit Risiken für die Schwangere – also eine insgesamt belastende Situation, in der nicht nur die Risiko-Nutzen-Abwägung für das Ungeborene, sondern auch für die Mutter zu treffen ist.

Wir sind in diesem Zusammenhang der Frage nachgegangen, wie sich Frauen, die sich für einen fetalchirurgischen Eingriff entscheiden, hinsichtlich ihrer Persönlichkeit und ihrer psychischen Belastbarkeit beschreiben lassen.

Untersuchung

Den vorliegenden Ergebnissen liegen präoperative Daten von 52 Frauen zugrunde, welche im Zeitraum von 2002 bis 2008 am DZFT behandelt wurden. Die Persönlichkeit wurde über den FPI-R (Freiburger Persönlichkeitsinventar, Fahrenberg et. al. 1994) und die aktuelle Belastung durch die HADS-D (Hospital Anxiety and Depression Scale, Herrmann et. al. 1995), erfasst. Diese Daten wurden deskriptiv statistisch ausgewertet, indem für alle Persönlichkeitsfaktoren der Mittelwert über alle Probandinnen gebildet wurde und diese im Vergleich zur Normstichprobe dargestellt wurden. Die Daten zur psychischen Belastung, erfasst über die Scores für Angst und Depressivität der HADS-D, wurden hinsichtlich ihrer Häufigkeit über alle Patientinnen ausgewertet und im Vergleich zur Normalverteilungskurve dargestellt.

	Diagnose					
	Zwerchfellhernie	Herzfehler (Aortenklappenstenose)	Fetofetales-Transfusionssyndrom	Spina bifida aperta	Verschiedene Syndrome	Keine Angabe
SSW beim Eingriff	24.–35.	22.–29.	17.–26.	20.–29.	21.–29.	
Häufigkeit (N = 52)	20	9	3	12	4	4

Postoperative Ergebnisse					
Lebend	5	2	2**	10	1	0
Präpartal verstorben	0	6***	2**	1	0	0
Postpartal verstorben	11*	0	0	0	3	0
Unbekannt	4	1	1	1	0	0

* In vier Fällen erfolgreiche pränatale Behandlung, jedoch Verzicht auf weitere postpartale Therapie weil sich Hinweise für ein komplexes Fehlbildungssyndrom fanden.
** Je ein Zwilling.
*** Inklusive ein postoperativer Abbruch der Schwangerschaft.

Tabelle 1: Zusammensetzung der Stichprobe und postoperative Ergebnisse

Ergebnisse

Hinsichtlich der Persönlichkeitsmerkmale zeigte sich, dass bei den Frauen, die sich für eine fetalchirurgische Operation entschieden haben, die allgemeine Lebenszufriedenheit im Mittel überdurchschnittlich ausgeprägt ist. Dies äußert sich als gelassenes Selbstvertrauen, Ausgeglichenheit und Zuversichtlichkeit. Unterdurchschnittlich ausgeprägt im Mittel sind bei den betroffenen Frauen die Persönlichkeitsmerkmale „Emotionalität" und „Beanspruchung", d. h. sie sind eher sehr gelassen, wenig ängstlich und fühlen sich den Anforderungen des Lebens gewachsen. Außerdem leiden diese Frauen sehr wenig unter psychosomatischen Befindensstörungen, was in dem unterdurchschnittlichen Mittelwert für körperliche Beschwerden ersichtlich wird. Alle weiteren durch den FPI-R erhobenen Persönlichkeitsmerkmale (soziale Orientierung, Leistungsorientierung, Gehemmtheit, Erregbarkeit, Aggressivität, Gesundheitssorgen) liegen innerhalb des Normbereiches, d. h. in diesen Merkmalen unterscheiden sich Frauen, die sich für Fetalchirurgie entscheiden, im Mittel nicht von anderen Frauen vergleichbaren Alters.

Die psychische Belastbarkeit (HADS-D) betrachtend wird deutlich, dass auch hier die Mittelwerte für den Angst- und den Depressivitätsscore innerhalb der Normalverteilung liegen. Das bedeutet, dass die betroffenen Frauen in ihrer aktuell belastenden Lebenssituation (Sorgen um das ungeborene Kind kurz vor dem fetalchirurgischen Eingriff) nicht übermäßig depressiv oder ängstlich darauf reagieren, sondern im Gegenteil ausreichend belastbar zu sein scheinen.

Diskussion

Unsere Untersuchungen zeigen, dass sich Schwangere, die sich mit der Teilnahme an experimentellen fetalchirurgischen Behandlungsversuchen an ihrem schwer erkrankten Ungeborenen einverstanden erklären, mittels der verwendeten Testverfahren als besonders psychisch stabil und belastbar erweisen. Da die Diagnosen, Eingriffe und der Schwangerschaftsverlauf bis hin zur Geburt sehr hohe psychische Belastungen für die betroffene Schwangere und ihr soziales Umfeld mit sich bringen, ist es gewollt, dass sich diese als besonders stabil und belastbar darstellen. Es kann angenommen werden, dass Frauen mit einer hohen Lebenszufriedenheit, die sich prinzipiell den Anforderungen des Lebens gewachsen fühlen und wenig ängstlich, sondern eher gelassen sind, sich eher für eine Operation des Fetus im Mutterleib entscheiden. In diesem Zusammenhang sind aber auch Selektionseffekte zu diskutieren, z. B. zu der Frage, welcher von den Frauen mit den relevanten fetalen Diagnosen auf welche Art die Information über die Möglichkeit eines fetalchirurgischen Eingriffes zugänglich wird.

Fazit

Mit wachsendem Bekanntheitsgrad sowie in den letzten Jahren deutlich günstigeren Nutzen-Risiko-Profilen entscheiden sich immer mehr Schwangere für die Durchführung vorgeburtlicher Behandlungsverfahren in unserem Zentrum. Dabei ist zu berücksichtigen, dass diese Operationen unabhängig vom Ergebnis neben der großen Chance für Kinder und Eltern auch hohe körperliche wie psychische Belastungen für alle Beteiligten mit sich bringen. Insofern ist es auch gewollt und wichtig, dass Frauen präoperativ als ausreichend stabil und belastbar eingeschätzt werden können. Dadurch entstehen besondere Anforderungen an die psychologische Beratung und Begleitung der betroffenen Frauen, insbesondere auf die Belastbarkeit und die Stärkung nachhaltiger Bewältigungsstrategien bezogen. Letzteres betreffend wird es in Zukunft von Wichtigkeit sein, die langfristige postoperative Bewältigung eines fetalchirurgischen Eingriffs zu evaluieren.

Literatur

Fahrenberg, J., Hampel, R., und Selg, H. (1994): Das Freiburger Persönlichkeitsinventar. Göttingen: Hogrefe

Herrman, Ch., Buss, U., und Snaith, R. P. (1995). Hospital Anxiety and Depression Scale – Deutsche Version. Huber: Bern

S. Baumeister, M. Gustke, M. Wollenschein, C. Woopen, A. Rohde[1]

Kind und Kegel –
Beeinflussen bereits vorhandene Kinder die Entscheidung zum Schwangerschaftsabbruch und dessen Verarbeitung?

Modellprojekte und Studie

Gefördert vom Land NRW entstanden unabhängig voneinander in Bonn, Düsseldorf und Essen Modellprojekte zur psychosozialen Beratung vor, während und nach Pränataldiagnostik (PND). Aus allen drei Modellprojekten entstand ein Arbeitskreis, der Beratung und Dokumentation miteinander abstimmte. Ferner wurde ein Konzept zur wissenschaftlichen Evaluation der Modellprojekte entwickelt. Die Leitung der daraus entstandenen prospektiven Verlaufsuntersuchung „Psychosoziale Beratung vor, während und nach PND" über den Zeitraum von zwei Jahren übernahm die Gynäkologische Psychosomatik der Universitätsfrauenklinik Bonn, die das Projekt koordinierte, sowie das Institut für Geschichte und Ethik der Medizin der Universität Köln.

Von Januar (Standort Bonn) bzw. März 2003 (Standorte Düsseldorf und Essen) bis Oktober 2005 wurden in den in dem Arbeitskreis zusammengeschlossenen Beratungsstellen 726 psychosoziale Beratungen durchgeführt. 512 Schwangere erklärten sich mit der Teilnahme an der Studie einverstanden und erfüllten die Einschlusskriterien (schriftliche Einverständniserklärung zur Studienteilnahme, Volljährigkeit und hinreichende Deutschkenntnisse zur Beantwortung der Fragebögen). 356 Frauen stimmten der Teilnahme an der Verlaufsuntersuchung zu.

Neben soziodemografischen Daten wurden zum Zeitpunkt der Beratung die angesprochenen Beratungsthemen dokumentiert. Die Beratungsrückmeldung erfragte unter anderem den Einfluss der Beratung auf die getroffene Entscheidung. Studienteilnehmerinnen, bei denen nach pathologischem PND-

---

1 Gynäkologische Psychosomatik, Zentrum für Geburtshilfe und Frauenheilkunde Bonn: S. Baumeister, M. Gustke, M. Wollenschein, A. Rohde. Institut für Geschichte und Ethik der Medizin, Universität zu Köln: C. Woopen.

Befund ein Schwangerschaftsabbruch oder eine Reduktion bei höhergradigen Mehrlingen durchgeführt worden war, beantworteten zu den Messzeitpunkten t2 bis t5 (sechs bis acht Wochen, ein halbes, ein und zwei Jahre nach Beratung) die Perinatal Grief Scale (PGS Toedter et al. 1988), das Brief Symptom Inventory (BSI Derogatis 1993) und einen allgemeinen Katamnesefragebogen, der Fragen zu aktuellem Befinden, zu Unterstützung, emotionaler und gedanklicher Präsenz der vergangenen Schwangerschaft und PND sowie die Einstellung zu PND und der psychosozialen Beratung beinhaltet.

Fragestellung

Welche Rolle spielt Kinderlosigkeit bzw. spielen bereits vorhandene Kinder bei der Entscheidung und der Verarbeitung eines Schwangerschaftsabbruchs aus medizinischer Indikation?

Unterscheiden sich beide Gruppen („Kinder vorhanden" vs. „Kinderlosigkeit") hinsichtlich der Inhalte der psychosozialen Beratung nach Pränataldiagnostik und hinsichtlich der perinatalen Trauer sowie der psychischen Belastung über den Zeitraum eines Jahres?

Ergebnisse

Entschiedenheit zum Schwangerschaftsabbruch/zur Reduktion vor psychosozialer Beratung (n = 227) und Bewertung der Entscheidung nach einem Jahr (n = 161)

Insgesamt gaben 93,4 % der Frauen, die sich für einen Schwangerschaft bzw. eine Reduktion der Schwangerschaft nach einem pathologischen Befund entschieden haben an, sie hätten diese Entscheidung bereits vor psychosozialer Beratung getroffen.

Ein signifikanter Zusammenhang zwischen der Entschiedenheit zum Abbruch bzw. zur Reduktion und Kinderlosigkeit kann bei den untersuchten Studienteilnehmerinnen nicht nachgewiesen werden.

Ein Jahr nach Beratungsgespräch und Abbruch bzw. Reduktion der Schwangerschaft ist der Anteil der Frauen, die ihre Entscheidung zum Abbruch bzw.

zur Reduktion in der gleichen Weise noch einmal treffen würden, in beiden Gruppen (Kinder vs. Kinderlosigkeit) gleich groß (84 %). Ebenfalls gleich groß ist der Anteil jener, die ein Jahr nach der Beratung Unsicherheiten bezüglich ihrer Entscheidung geäußert haben (10 %) bzw. im Nachhinein anders entscheiden würden (6 %).

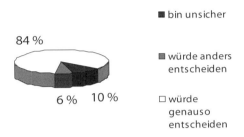

Abbildung 1: Würden Sie Ihre Entscheidung noch einmal in der gleichen Weise treffen? Frauen ohne Kinder (Schwangerschaftsabbruch bzw. Reduktion; n = 81, t3)

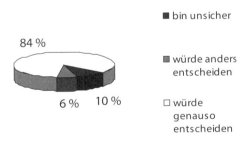

Abbildung 2: Würden Sie Ihre Entscheidung noch einmal in der gleichen Weise treffen? Frauen mit Kindern (Schwangerschaftsabbruch bzw. Reduktion; n = 80, t3)

Beratungsthemen

Kinderlose Frauen haben signifikant seltener den Themenbereich „Austragen des Kindes" mit der Beraterin besprochen (p < 0,05). Auch der Themenbereich „Mögliche Auswirkungen" (auf Familie, bereits vorhandene Kinder, Partnerschaft oder das soziales Umfeld) war signifikant seltener Thema in der psychosozialen Beratung kinderloser Frauen (p < 0,05).

In anderen Themenbereichen – wie „Pränataldiagnostik", „Konflikte", „Schwangerschaftsabbruch", „Unterstützungsangebote" – bestehen keine signifikanten Unterschiede zwischen Frauen mit Kindern und kinderlosen Frauen.

Trauer und psychische Belastung

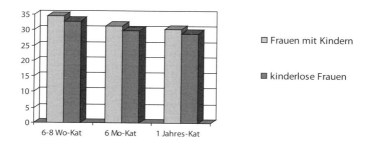

Abbildung 3: Perinatale Trauer bei Schwangerschaftsabbrüchen bzw. Reduktion (hier Subskala „aktive Trauer"); abgebildet sind die t-Normwerte für die Subskala „aktive Trauer" (auffällig > 34; n = 197 [6–8 Wo-Kat]; n = 162 [6 Mo-Kat]; n = 140 [1 Jahres-Kat]), Perinatal Grief Scale (PGS) Toedter et al. 1988

Zu jedem Messzeitpunkt haben die Studienteilnehmerinnen die Perinatal Grief Scale (Toedter et al. 1988) ausgefüllt.

Die PGS ist ein validiertes Messinstrument um Trauerstärke und -ausprägung einschätzen und über den gesamten Studienverlauf vergleichen zu können. Die hier betrachtete „aktive Trauer", eine Subskala der PGS, umfasst Items wie Traurigkeit, Sehnsucht und Weinen nach dem verlorenen Kind und verkörpert somit eine normale Trauerreaktion.

Abgebildet sind die t-Normwerte für die Subskala „aktive Trauer". Die Ergebnisse können sowohl untereinander als auch mit den Referenzangaben, gewonnen aus 19 Studien, die von Toedter et al. 1988 in einem Übersichtsartikel veröffentlicht worden sind, verglichen werden. Die Testautoren sprechen von einer starken Ausprägung der aktiven Trauer bei einem Mittelwert über 34.

Im Vergleich können keine signifikanten Unterschiede in der Ausprägung der aktiven Trauer bei Frauen mit Kindern und kinderlosen Frauen über einen Zeitraum von einem Jahr festgestellt werden. Auch insgesamt ist die Intensität der Trauer im Durchschnitt unterhalb des von den Testautoren als auffällig bezeichneten Wertes von 34.

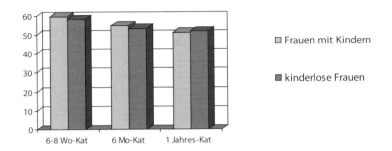

Abbildung 4: Psychische Belastung bei Schwangerschaftsabbrüchen bzw. Reduktion; abgebildet sind die t-Normwerte für den Globalen Kennwert GSI (auffällig bei > = 63; n = 197 [6–8 Wo-Kat]; n = 162 [6 Mo-Kat]; n = 140 [1 Jahres-Kat]), Brief Symptom Inventory (BSI) Derogatis 1993

Das „Brief Symptom Inventory" (BSI) ist eine Kurzform des Fragebogens „Symptom Checkliste" (SCL-90-R) von Derogatis, durch welchen Aussagen über die aktuelle subjektive Beeinträchtigung durch körperliche und psychische Symptome möglich sind. Die Autoren beschreiben einen auffälligen Wert und damit eine überdurchschnittliche psychische Belastung ab bzw. über einem t-Normwert von 63.

Auch in Bezug auf die psychische Belastung finden sich im Verlauf über ein Jahr keine signifikanten Unterschiede zwischen Frauen mit Kindern und kinderlosen Frauen. Auch hier liegen die durchschnittlichen t-Normwerte über den Verlauf eines Jahres unterhalb der als kritisch anzusehenden Grenze von 63.

Schlussfolgerungen

Auch wenn Frauen mit Kindern häufiger das „Austragen des Kindes" in der Beratung angesprochen haben, würden sie genauso häufig wie kinderlose Frauen ihre Entscheidung noch einmal in der gleichen Weise treffen. Kritisch zu betrachten ist der gleich hohe und nicht zu verkennende Anteil jener Frauen, die ihre Entscheidung ein Jahr nach Beratung anders oder möglicherweise anders treffen würden (16 %). Gerade dieser Anteil macht deutlich, dass weiterer Forschungsbedarf über die Entscheidungsprozesse besteht und die Konzepte psychosozialer Beratung, wie sie in Bonn, Düsseldorf und Essen etabliert sind, möglicherweise weiterentwickelt werden müssen. Gegebenenfalls können hier auch die aktuellen Bestrebungen, ein gesichertes Zeitfenster bis zum Schwangerschaftsabbruch zu garantieren, zur Verminderung dieses Anteils beitragen.

„Mögliche Auswirkungen" beziehen sich sowohl auf die Partnerschaft als auch das soziale Umfeld und bereits vorhandene Kinder. Dies könnte ein Hinweis darauf sein, dass Mütter häufiger einen negativen Einfluss des Abbruchs auf „Geschwisterkinder" fürchten und dieses in der Beratung thematisieren.

Da sich Trauer und psychische Belastung in beiden Gruppen nicht signifikant voneinander unterscheiden und die t-Normwerte über alle drei Messzeitpunkte unterhalb der kritischen Werte liegen, hat die psychosoziale Beratung gegebenenfalls dazu beitragen können, das Auftreten psychischer Probleme und die Entwicklung einer pathologischen Trauer zu vermeiden. Dies wird möglicherweise durch Bestrebungen der Beraterinnen, auf individuelle Lebenssituationen (hier Kind vs. Kinderlosigkeit) einzugehen, zusätzlich unterstützt.

Swetlana Philipp

Kommunikation im Kontext pränataler Diagnostik aus psychologischer Perspektive

Frauen und Paare kommen während der Schwangerschaft immer wieder in Situationen, in denen sie Entscheidungen fällen müssen, mit denen sie sich überfordert fühlen. Das gilt besonders bei pathologischem Befund in der Prä-nataldiagnostik (PND). Die zu treffende Entscheidung konfrontiert die Frau mit ethischen Zweifeln *(„Erlöse ich das Kind und verkürze ich Lebenszeit?")* und einer enormen Verantwortung für das ungeborene Kind. Dazu kommt begrenztes fachliches Wissen zu medizinischen Fragen *(„Empfindet das Kind jetzt, beim Fetozid oder nach der Geburt Schmerzen?")*. Welche Folgen diese Entscheidung für sie und ihre Familie hat, kann eine Frau nicht absehen, egal wie sie sich entscheidet *(„Was wird diese Entscheidung mit mir machen?")*. Dabei wird von vielen Seiten auf sie Einfluss genommen (Partner, Freunde, Ärzte, Eltern, Gesellschaft etc.).

Aus meiner Perspektive einer psychologischen Konsiliarin in der Geburts-hilfe berichte ich von Erfahrungen während der Begleitung von Frauen, die sich zum Spätabbruch entschieden haben. Anhand eines Fallberichtes wird illustriert, wie sich die Bindung zum Kind im Prozess der Pränataldiagnostik verändert – in Abhängigkeit davon, wie kritisch die pathologischen Befunde dargestellt werden bzw. tatsächlich sind. Die Beziehung zu dem Kind verän-dert sich, *„als ob man sich sicherheitshalber nicht mehr so freuen sollte, damit es dann weniger wehtut".* Was stimmt daran? Folgt größerer Freude mehr Trauer und stärkerer Schmerz? Ist weniger Freude auch weniger Bindung und Bezie-hung zum Kind? Wie verändert sich die emotionale Bindung des Vaters zum Kind während der Entscheidungsfindung? Welchen gesellschaftlichen Erwar-tungen sehen sich die werdenden Eltern ausgesetzt, wenn ein pathologischer PND-Befund bekannt wird? Mit der vorliegenden Kasuistik möchte ich darle-gen, wie komplex der Entscheidungsprozess ist und welche Bedürfnisse nach Beratung und Begleitung eine Patientin bzw. ein Paar in dieser Situation hat.

Kasuistik der Schwangeren L. M.

Situation: Die Frau L. M. ist auf der Station der Geburtshilfe in einem Einzelzimmer, ihr Partner ist an ihrer Seite. Bei der Schwangeren wurde vor drei Stunden mit der Einleitung zum Spätabbruch begonnen. *„Es ist unser erstes Kind, ein Wunschkind."* Die Patientin ist 26 Jahre alt, in der 17. SSW., Internistin. Seit der zwölften Woche wissen sie, dass das Kind einen Hydrocephalus hat. Später kam dazu, dass der Balken fehlte, es wurden ein Zwerchfellhochstand und die Verkleinerung anderer Organe diagnostiziert und es konnten keine Lungen und kein Kleinhirn dargestellt werden. Von den Ärzten wurden die Befunde als *„nicht mit dem Leben vereinbar"* bezeichnet.
Die Themen der Beratung von Frau L. M. waren:

— Mein **Partner** verliert auch sein Kind, ihm geht es schlecht. Abschied nehmen von der **Vater-** und **Mutterrolle**: *„Ich möchte mein Kind so gern kennen lernen."*

— Die **Bindung** zum Kind wird durch die Pränataldiagnostik deutlich nach vorne verlegt. *„Es ist so, als ob man sich sicherheitshalber nicht mehr so freuen sollte, damit es dann weniger wehtut",* (z. B. wenn das Kind vor der Geburt stirbt oder danach nicht lebensfähig ist).

— Die **Krankheit** des Kindes, die Diagnosemitteilung – ein Schock.

— *„Dann dachte ich, bei Hydrocephalus kann man auch noch abwarten, wie es sich entwickelt, aber nach und nach kam immer mehr dazu."* Psychischer und ethischer Konflikt bei Vorliegen des pathologischen Befunds; wie sicher ist dieser Befund?

— Die **Auswirkungen des Abbruchs**: Das Austragen der Schwangerschaft bedeutet zu wissen, dass das Kind mit der Geburt sterben wird. Auf der anderen Seite ist der Schwangerschaftsabbruch die Übernahme der Verantwortung für den Akt selbst und für den Zeitpunkt des Sterbens. Es bleibt die Frage, was „das Beste" für das Kind ist.

— Der Einfluss des **sozialen Umfelds** (die **„Beraterinnen"**): *„Spätabbruch als Eingriff in die Natur darf nicht sein"* (Freundin), *„gleich abtreiben bei Befund Hydrocephalus"* (Ärztin) und *„du versaust dir das ganze Leben"* (Mutter).

— Die **Entscheidung**: ein langer Weg gekennzeichnet durch viele Kämpfe und Zweifel, aber auch durch den Wunsch nach der inneren Überzeugung, aber auch das Richtige entschieden zu haben. *„Ich bin mir ganz sicher und fühle mich doch zerrissen."*

— Das **Kommunizieren**: Wie viel Wahrheit erfahren die „Beraterinnen" und andere Menschen aus dem sozialen Umfeld – und von wem?

— Der **Abbruch**: Schmerzen aushalten und Umgang mit Schmerzmitteln, die Anwesenheit des Partners.

— **Trauer**: *„Welchen Platz geben wir dem Kind in unserem Leben?"* Der Abschied vom Kind: ein Foto? *„Wollen wir das Kind noch mal sehen und es halten?"*

— Die nahe **Zukunft**: Was kommt danach? Wie geht es in den nächsten Tagen weiter? **Wer** ist **wo** mit **wem**?

Häufige Themen in der Begleitung nach der Entscheidung zum Spätabbruch

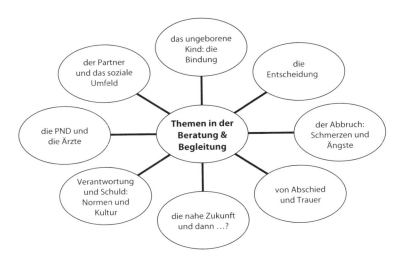

das ungeborene Kind: die Bindung

die Entscheidung

der Partner und das soziale Umfeld

Themen in der Beratung & Begleitung

die PND und die Ärzte

der Abbruch: Schmerzen und Ängste

Verantwortung und Schuld: Normen und Kultur

von Abschied und Trauer

die nahe Zukunft und dann …?

Entscheidungsfindung

— Entscheidungspräferenzen in der Arzt-Patient-Beziehung – Partizipative Entscheidungsfindung (gemeinsam), paternalistische Entscheidungsfindung (Arzt entscheidet) und Informed choice (nach Information entscheidet und verantwortet Patientin allein) – ändern sich während der Schwangerschaft mit der Verantwortungsübernahme für das ungeborene Kind. Das wird besonders deutlich beim Schwangerschaftsabbruch.

— Wer darf noch über das Schicksal von Mutter und Kind entscheiden? Wer entscheidet tatsächlich? Wer trägt die Verantwortung? Wer kann die Belastung für die werdende Mutter und deren Familie einschätzen?

Schlussfolgerung

Bei der Beratung und Begleitung in der **Phase des Spätabbruchs** ist eine supportive Gesprächsführung wichtig, d. h. die Stärkung und Unterstützung im Hier und Jetzt anzubieten, durch:

— **Mitteilen und Teilen** der Verzweiflung: Ansprechen und Aushalten aller Gedanken und Gefühle, z. B. der **Ängste** – der Patientin helfen, ihr Selbst zu bewahren, sich anzuerkennen und sich selbst **wertzuschätzen** im aktuellen Tun.

— **Dasein**: ein tragfähiges Arbeitsbündnis aufbauen, Einsamkeit nehmen, auch ungerechtfertigt erscheinende Gefühle und Gedanken akzeptieren, Abwehr zulassen, Partner einbeziehen

— **Zuhören**: präsent sein, Zwischentöne wahrnehmen, der Patientin den Raum offen halten – die **Entscheidung** nicht *mehr* hinterfragen, als die Patientin es selbst gerade tut; der Patientin helfen, die Entscheidung mit Mut, Würde und Verantwortung zu übernehmen.

— **Das Erkennen und Ansprechen der psychischen Verfassung**: innere Unruhe, Grübeln, Niedergeschlagenheit, Gefühl der Zerrissenheit, Verzweiflung, Angst und Panik.

— **Beratungsangebote** und Unterstützung für die Zeit nach dem Spätabbruch anbieten.

Ilona Renner

Schwangere Frauen ab 35.
Ergebnisse einer Sekundäranalyse des Datensatzes
„Pränataldiagnostik und Schwangerschaftserleben"

Ausgangslage

Späte Mutterschaft ist heute keine Ausnahmeerscheinung, sie markiert einen Wandel des reproduktiven Verhaltens, einen demografischen Trend. Zurückgeführt wird diese Entwicklung auf das steigende Bildungs- und Qualifikationsniveau der Frauen und ihre zunehmende Partizipation am Arbeitsmarkt.

Als „Spätgebärende" wird eine Frau bezeichnet, die ab einem Alter von 35 Jahren (erneut) Mutter wird. Seit Beginn der 1990er Jahre nimmt die „späte" Mutterschaft kontinuierlich zu (vgl. Abb. 1). Im Jahr 1991 waren 9,6 % aller Frauen, die ein Kind bekamen, älter als 34 Jahre. Innerhalb von nur neun Jahren verdoppelte sich dieser Anteil nahezu: Er betrug 19,2 % im Jahr 2000 und stieg bis 2006 nochmals auf fast ein Viertel aller Gebärenden (23,7 %). Es kann also eine starke Verlagerung von Familiengründungs- und Familienerweiterungsprozessen ins mittlere Lebensalter beobachtet werden.

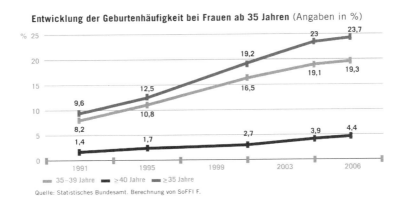

Abbildung 1

Fragen

Die Bundeszentrale für gesundheitliche Aufklärung (BZgA) entwickelt Medien und Maßnahmen, um Zielgruppen mit erhöhtem Informationsbedarf zu unterstützen. So gibt es seit Juni 2008 ein Online-Angebot, das speziell sehr junge Schwangere unter 20 Jahren anspricht (www.schwanger-unter-20.de), da diese aufgrund ihres Alters oftmals einen besonderen Informations- und Hilfebedarf haben. Inwieweit trifft das auch für die schnell wachsende Gruppe älterer Schwangerer zu? Gibt es Themen, die vor allem oder sogar ausschließlich Spätgebärende interessieren? In welchen Hinsichten unterscheidet sich ihre Lebenslage von der Lage jüngerer Frauen, und ergeben sich daraus spezifische Problematiken?

Wege zu den Antworten

Um einzuschätzen, ob es einen Bedarf für die gezielte Ansprache schwangerer Frauen ab 35 gibt, hat die BZgA eine Sekundäranalyse des Datensatzes „Schwangerschaftserleben und Pränataldiagnostik" (BZgA 2006) beauftragt. Bei turnusmäßigen Befragungen von 30.000 Haushalten wurde 2003 und 2004 in drei Wellen eine Screening-Frage nach schwangeren Haushaltsmitgliedern gestellt. In ca. zwei Prozent der Haushalte befand sich eine Schwangere, die auch den voraussichtlichen Geburtstermin angeben konnte. Diese Frauen wurden zwischen Januar und Oktober 2004 gezielt ab der 20. Schwangerschaftswoche angeschrieben und um die Beantwortung eines umfangreichen Fragebogens gebeten. Die Antwortbereitschaft war sehr groß. 791 rücklaufende Fragebogen wurden insgesamt ausgewertet. Davon stammen 559 von Schwangeren in der 20. bis 40. Schwangerschaftswoche und 38 von Schwangeren in der 13. bis 19. Schwangerschaftswoche. Diese Stichprobe ist hinsichtlich mehrerer Kriterien repräsentativ für die Gesamtheit der Schwangeren in Deutschland, z. B. hinsichtlich der Region, in der sie leben, des Alters, des Anteils der Erst- und Mehrgebärenden und des Anteils der berufstätigen Frauen. Feststellen lässt sich jedoch ein Mittelschichtbias: Frauen, die schlechter ausgebildet sind, haben den Fragebogen seltener beantwortet. Nicht berücksichtigt wurden in dieser Untersuchung Migrantinnen.

Das Forschungsinstitut SoFFI F. (Freiburg) hat im Auftrag der BZgA diesen Datensatz einer Sekundäranalyse unterzogen. Ziel der Analyse war die Ermittlung besonderer Lebensumstände und Unterstützungsbedarfe der älteren Schwangeren. Vor dem Hintergrund der Ergebnisse wird eine Entscheidung für oder gegen ein gesondertes Medienangebot für Spätgebärende getroffen. Eine kleine Auswahl der Ergebnisse wird im Folgenden vorgestellt. Eine ausführlichere Darstellung ist im Forum Sexualaufklärung und Familienplanung 3/2008 zu finden (Renner und Hendel-Kramer 2008, 28–34).

Ergebnisse

Soziale Lage

Hinsichtlich ihres Bildungsniveaus und ihrer finanziellen Situation befinden sich die Spätgebärenden in einer – verglichen mit jungen Schwangeren – sehr günstigen Lage: Je höher das Alter der Schwangeren in der Gruppe ist, desto höher ist der Anteil von Frauen mit höchstem Bildungsabschluss (vgl. Abb. 2). Ähnliches gilt auch für die finanzielle Situation der werdenden Mutter.

Bildungsniveau aus Schul- und Berufsausbildung
(in % der Befragten)

Bildungsniveau	Altersgruppen			
	18–24	25–29	30–34	>35
Niedrige Bildungsstufe	42,9	12,4	8,8	15,9
Mittlere Bildungsstufe	25,0	40,5	41,4	26,5
Höhere Bildungsstufe	28,6	31,4	28,0	23,0
Höchste Bildungsstufe	3,6	15,7	21,8	34,5
Insgesamt	100,0	100,0	100,0	100,0
	n=56	n=185	n=239	n=113

Datenbasis: Frauen ab der 13. Schwangerschaftswoche, n=593

Abbildung 2

Partnerschaft

Was für die allgemeine soziale Lage – gemessen an Bildung und Einkommen – gilt, kann auch für die Partnerschafts- und Familiensituation der älteren Schwangeren festgestellt werden: Sie ist besonders günstig, um ein (weiteres) Kind zu bekommen. Spätgebärende leben überwiegend in stabilen Partnerschaften. Sie leben mit dem Partner dauerhaft zusammen und beurteilen die Partnerschaftsqualität als gut oder sehr gut. Insbesondere beim ersten Kind zeigen die Partner der älteren Schwangeren den Angaben der Frauen zufolge ein hohes Engagement: Durch die Begleitung zur Schwangerenvorsorge und Geburtsvorbereitung oder die Lektüre von Ratgebern fühlen sich die werdenden Mütter unterstützt (vgl. Abb. 3).

Engagement des Partners bei Erstgebärenden nach Altersgruppen
(in % der Befragten)

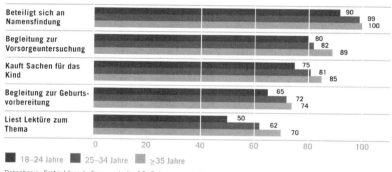

Datenbasis: Erstgebärende Frauen ab der 13. Schwangerschaftswoche mit Partner.

Abbildung 3

Schwangerschaftsbeschwerden

Die Daten geben keinen Hinweis auf eine höhere Prävalenz von gesundheitlichen Risiken in der Schwangerschaft bei Spätgebärenden bzw. keinen Hinweis auf ein ausgeprägteres Risikobewusstsein. Auch typische Schwangerschaftsbeschwerden treten in der ältesten Gruppe nicht durchgehend häufiger auf und werden, wenn sie auftreten, als weniger belastend erlebt (vgl. Abb. 4).

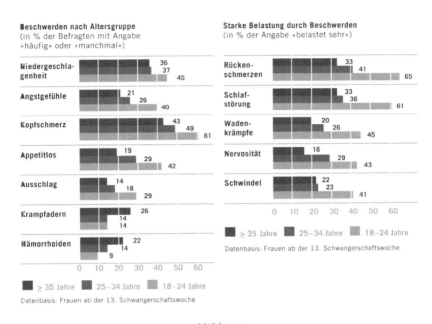

Abbildung 4

Fazit

Familiengründungs- und -erweiterungsprozesse verlagern sich immer stärker in das mittlere Lebensalter von Frauen und Männern. Inzwischen ist fast jede vierte Schwangere älter als 34 Jahre. Obwohl diese Altersgruppe damit unter den Schwangeren sehr viel stärker vertreten ist als zum Beispiel die unter 20-Jährigen, kann kein dringender Bedarf für eine speziell auf Spätgebärende zugeschnittene Informationskampagne festgestellt werden.

Aus der Analyse der Lebensumstände von Schwangeren ab 35 ergibt sich kein gesonderter Informations- und Beratungsbedarf: Spätgebärende verfügen über ein höheres Bildungsniveau und ein höheres Einkommen, sie leben in stabilen, dauerhaften Partnerschaften. Gesundheitliche Risiken werden von Frauen ab 35 nicht häufiger wahrgenommen als von jüngeren Schwangeren. Die typischen Schwangerschaftsbeschwerden werden als weniger belastend erlebt. Insgesamt wird dementsprechend von Spätgebärenden auch seltener Hilfe- und Unterstützungsbedarf formuliert.

Literatur

BZgA (Hrsg.) (2006): Schwangerschaftserleben und Pränataldiagnostik. Repräsentative Befragung Schwangerer zum Thema Pränataldiagnostik. 1. Aufl. Köln

Renner, I. (2005): Schwangerschaftserleben. Ergebnisse einer repräsentativen Befragung der BZgA 2004. In: BZgA Forum Sexualaufklärung und Familienplanung. 2/2005, S. 17–22

Renner, I. (2007): Pränataldiagnostik: eine repräsentative Befragung Schwangerer. In: BZgA Forum Sexualaufklärung und Familienplanung. 1/2007, S. 7–13

Renner, I. und A. Hendel-Kramer (2008): Schwangere Frauen ab 35. Eine Zielgruppe mit besonderem Unterstützungsbedarf? In: BZgA Forum Sexualaufklärung und Familienplanung. 3/2008, S. 28–34

K. I. Fertl, E. Geissner, R. Beyer, M. Rauchfuß

Subjektive Einschätzungen von Psychotherapeuten zu geburtshilflichen Vorerfahrungen ihrer Patientinnen

Einleitung

Nicht wenige Frauen sind zwischen Menarche und Menopause mit einem Schwangerschaftsverlust konfrontiert. Auch Schwangerschaftsabbrüche nach der Beratungsregelung stellen keine Seltenheit dar.

Bei einem Teil der betroffenen Frauen ziehen diese Erfahrungen psychische Probleme in Form von chronischen Trauerreaktionen, Depressivität, erhöhten Ängsten oder posttraumatischen Symptomen nach sich. Sowohl pathologische Trauerprozesse innerhalb eines Jahres nach einer Fehlgeburt [1,2] als auch ein erhöhtes Risiko, in diesem Zeitraum eine depressive Symptomatik zu entwickeln [3,4], wurden mittlerweile vielfach belegt. Darüber hinaus treten bei bis zu 42 % der Betroffenen innerhalb des ersten Jahres nach einem Schwangerschaftsverlust prominente Angstsymptome auf [5–8]. Drei Wochen nach einer Fehlgeburt zeigten 15 % der Frauen eine akute Belastungsreaktion [6]. Vier Wochen nach dem Verlust sind die Kriterien einer posttraumatischen Belastungsreaktion (PTSD) bei 25 % der Betroffenen erfüllt, vier Monate nach dem Kindverlust haben noch 7 % einen Leidensdruck [9, 10]. Auf das Risiko von anhaltenden psychischen Folgen nach medizinisch indizierten Schwangerschaftsabbrüchen weisen Kersting et al. [11] hin. 83 Frauen, welche zwei bis sieben Jahre zuvor einen medizinisch indizierten Abbruch durchführen lassen mussten, waren auch nach dieser Zeit ebenso stark trauernd und traumatisiert wie 60 Betroffene, welche 14 Tage nach der Operation befragt wurden.

Eine eigene Untersuchung [12] an 117 Patientinnen einer psychosomatischen Klinik weist darauf hin, dass auch in der stationären Psychosomatik knapp jede fünfte Patientin eine geburtshilfliche Vorbelastung in Form von Schwangerschaftsverlusten oder -abbrüchen aufweist, welche bei 43 % der Betroffenen mit einer anhaltenden psychischen Folgebelastung einhergeht. Diese Frauen fallen durch extrem hohe Werte im Beck-Depressions-Inventar (Hautzinger at al. 1995) sowie auf allen Skalen der Symptom-Checklist-90-R (Franke 2002) auf.

Fragestellung

Patientinnen mit geburtshilflicher Vorbelastung stellen demnach auch in der stationären Psychosomatik keine Seltenheit dar und die Betroffenen berichten teilweise von akut anhaltender psychischer Belastung durch diese Vorerfahrung. Bisher ungeklärt ist, inwieweit das therapeutische Fachpersonal diesen Themenbereich wahrnimmt und beachtet. Ziel der Untersuchung ist die Abbildung subjektiver Einschätzungen psychologischer und ärztlicher Psychotherapeuten zur Häufigkeit geburtshilflicher Vorbelastungen unter ihren Patientinnen sowie zum Ausmaß der Bedeutung dieser Vorbelastungen für die aktuelle Psychotherapie sowohl im stationären als auch im ambulanten Setting.

Methode

Befragt wurden 80 in einer psychosomatischen Akutklinik tätige Psychologen und Ärzte sowie ebenfalls 80 psychotherapeutisch tätige niedergelassene Ärzte und Psychologen. Unter den befragten Niedergelassenen befanden sich auch einige Fachärzte für Gynäkologie mit psychotherapeutischer Weiterbildung. Genauere Angaben zur Stichprobe sowie zur Rücklaufquote können Abbildung 1 entnommen werden.

	Therapeuten gesamt	Therapeuten ambulant	Therapeuten stationär
N	94	38	56
Altersdurchschnitt	40,6 (SD = 11,12)	50,4 (SD = 7,98)	33,3 (SD = 6,50)
Anteil weiblicher Therapeuten	74,7 %	80,0 %	70,8 %
Anteil Psychologen	63,6 %	40,0 %	78,7 %
Anteil weiblicher Patientinnen (geschätzt)	72,6 % (SD = 22,17)	72,6 % (SD = 27,28)	72,7 % (SD = 18,43)
Rücklaufquote	58,8 %	47,5 %	70,0 %

Abbildung 1: Angaben zu den befragten Therapeuten

Der eingesetzte Fragebogen wurde in Anlehnung an den von Rauchfuß et al. [13] konstruierten Patientinnenfragebogen gestaltet. Er erfasst neben Angaben zur eigenen Person subjektive Einschätzungen zur Häufigkeit geburtshilflicher Vorbelastungen, zum Ausmaß damit verbundener, aktuell anhaltender psychischer Belastung, zum eigenen Frageverhalten in der Anamneseerhebung sowie zu Faktoren, welche möglicherweise zur Herausbildung anhaltender psychischer Folgeerscheinungen führen.

Die Befragung der stationär tätigen Therapeuten erfolgte über die klinikinternen Kommunikationsstrukturen, die der Niedergelassenen über den Postweg. Die Datenauswertung wurde mit SPSS 11.0 über nonparametrische Verfahren vorgenommen.

Ergebnisse

Einschätzungen und Angaben aller befragten Therapeuten

Gemittelt über alle befragten Therapeuten wird der Anteil der Patientinnen, welche eine geburtshilfliche Vorbelastung in Form von Schwangerschaftsverlusten oder -abbrüchen aufweisen, auf 23,0 % (sd = 22,97) geschätzt. Die Aufteilung auf verschiedene Arten von geburtshilflichen Vorbelastungen wird im Durchschnitt wie folgt vorgenommen: 53,6 % Schwangerschaftsverluste (sd = 28,61), 36,9 % Abbrüche nach der Beratungsregelung (sd = 28,21) und 9,6 % Abbrüche bei medizinischer Indikation (sd = 11,88). Die Therapeuten vermuten, dass die Ereignisse durchschnittlich 11,4 Jahre (sd = 7,67) zurückliegen. Es wird angenommen, dass zum Zeitpunkt der Durchführung der Psychotherapie 40,0 % (sd = 31,81) der betroffenen Frauen nach wie vor psychisch belastet sind. Das Ausmaß der geschätzten aktuellen psychischen Belastung wird auf einer siebenstufigen Likert-Skala (1 = gar nicht, 7 = extrem) mit durchschnittlich 3,6 Punkten (sd = 1,29) angegeben.

54,3 % der Therapeuten (n = 51) fragen ihre Patientinnen explizit nach geburtshilflichen Vorbelastungen, während dies 45,7 % (n = 43) unterlassen.

Die offenen Angaben zur Begründung des Erfragens bzw. Nicht-Erfragens wurden von zwei unabhängigen Untersuchern zu Kategorien zusammengefasst. Begründungen für das Erfragen von geburtshilflichen Vorbelastungen wurden den Kategorien „Bestandteil der Anamnese" (52,3 % der Angaben) und „belastendes Lebensereignis" (36,4 %) und „Sonstiges" (11,4 %) zugeordnet. Gründe dafür, geburtshilfliche Vorbelastungen nicht explizit zu erfragen, wurden zusammengefasst zu den Kategorien „Annahme von Selbstbericht" (44,2 %), „Mangelnde Relevanz" (34,9 %) und „Sonstiges" (20,9 %).

Bei der Frage nach Faktoren, welche nach Einschätzung der Therapeuten für die Entwicklung von anhaltenden psychischen Belastungen relevant sind, wurden folgende Aspekte am häufigsten genannt: Ausmaß der Fähigkeit, den Verlust zu betrauern (86,8 %), Persönlichkeitsstruktur der Betroffenen (81,3 %), Art des Verlustes (73,6 %), Schwangerschaftswoche beim Verlust (72,5 %), Ausmaß des Kinderwunsches der Betroffenen (71,4 %), Ausmaß von Schuldgefühlen (71,4 %).

Unterschiede zwischen ambulanten und stationären Therapeuten/-innen

Bei der Gegenüberstellung der Angaben von ambulanten und stationären Psychotherapeuten wurden einige signifikante Unterschiede festgestellt. Zusätzlich wurden die Daten der zurückliegenden Patientinnenbefragung [12] mit den Angaben der stationär tätigen Therapeuten verglichen.

Während ambulante Therapeuten den Anteil ihrer Patientinnen mit geburtshilflicher Vorbelastung auf 37,6 % (sd = 23,23) schätzen, gehen die stationären Therapeuten durchschnittlich von 13,5 % (sd = 17,14) aus (U = 321,5; p < 0,001). In der stationären Patientinnenbefragung wurde ein Anteil von 17,9 % gefunden. Ambulante Therapeuten vermuten, dass die geburtshilflichen Vorbelastungen ihrer Patientinnen im Mittel 7,3 Jahre (sd = 4,91) zurückliegen, diejenigen im stationären Setting gehen von 14,0 Jahren (sd = 8,01) aus (U = 334,5; p < 0,001). Die Verluste und Abbrüche der stationären Patientinnen lagen durchschnittlich 16,3 Jahre zurück. Der Anteil der nach wie vor dadurch psychisch belasteten Betroffenen wird im ambulanten Setting auf 52,3 % (sd = 28,30) geschätzt, im stationären Setting auf 32,7 % (sd = 31,76) (U = 473,0, p = 0,004). Bei den befragten stationären Patientinnen lag der Anteil bei 42,9 %. Hinsichtlich des Ausmaßes der aktuellen psychischen Belastung durch die geburtshilfliche Vorerfahrung (siebenstufige Likert-Skala) steht der gemittelten Schätzung von 4,1 Punkten (sd = 1,73) aus dem ambulanten

Bereich ein Punktwert von 3,3 (sd = 1,16) von den stationär tätigen Therapeuten gegenüber (U = 576,0; p = 0,013). Die Patientinnenbefragung ergab eine gemittelte Belastung von 3,6 Punkten.

Im ambulanten Setting erfragen 78,9 % der Therapeuten die geburtshilfliche Vorbelastung, während dies stationär nur 37,5 % tun (Chi^2 = 15,67; p < 0,001).

Unterschiede zwischen ärztlichen und psychologischen Therapeuten/-innen

Ärztliche Psychotherapeuten vermuten unter ihren Patientinnen 28,4 % (sd = 25,45) mit geburtshilflicher Vorbelastung, während psychologische Psychotherapeuten von 15,9 % (sd = 16,35) ausgehen (U = 461,0; p = 0,022). Ärzte schätzen, dass die Ereignisse durchschnittlich 11,1 Jahre (sd = 13,11) zurückliegen, bei Psychologen liegt die Schätzung bei 12,3 Jahren (sd = 7,96; U = 426,0; p = 0,788). Die Mediziner schätzen den Anteil der nach wie vor dadurch psychisch Belasteten auf 46,0 % (sd = 27,81), Psychologen auf 34,0 % (sd = 33,62; U = 363,5; p = 0,080). Das Ausmaß der aktuellen psychischen Belastung stufen die Ärzte im Mittel bei 3,64 Punkten (sd = 1,25) ein, Psychologen bei 3,42 (sd = 1,30; U = 495,0; p = 0,578).

82,1 % der ärztlichen Psychotherapeuten und 36,7 % der Psychologen erfragen geburtshilfliche Vorbelastungen (Chi^2 = 14,79; p < 0,001).

Diskussion

Insgesamt erfragt die Hälfte der Therapeuten explizit geburtshilfliche Vorerfahrungen, während es die andere Hälfte nicht tut. Vermutlich erklärt dieser Unterschied einen Teil der breiten Streuungen der Schätzungen.

Einige nicht-fragende Therapeuten vermuten eine mangelnde Relevanz für die aktuelle Psychotherapie. Dies scheint nur für einen Teil der betroffenen Frauen zu gelten. Andere Therapeuten gehen davon aus, dass die betroffenen Frauen aktuell relevante geburtshilfliche Vorbelastungen von selbst ansprechen. Diese Annahme widerspricht den Berichten aus der vorangegangenen Patientinnenbefragung. Viele Frauen gaben an, aus zurückliegenden, teilweise bagatellisierenden Reaktionen aus dem Umfeld gelernt zu haben, nicht über ihren Schwangerschaftsverlust bzw. -abbruch zu sprechen („probiert es doch einfach wieder", „darüber spricht man doch nicht"). Demnach bedarf es der aktiven, expliziten Nachfrage.

In der stationären Psychosomatik tätige Ärzte und Psychologen schenken möglichen geburtshilflichen Vorbelastungen ihrer Patientinnen weniger Aufmerksamkeit als ihre ambulant psychotherapeutisch tätigen Kollegen.

Psychologische Psychotherapeuten beachten eventuelle geburtshilfliche Vorbelastungen ihrer Patientinnen in einem deutlich geringeren Ausmaß als ihre ärztlichen, psychotherapeutisch tätigen Kollegen.

Es empfehlen sich gezielte Fortbildungen in der stationären Psychosomatik und in den Weiterbildungscurricula für psychologische Psychotherapeuten.

Literatur

1. Bergner, A., Beyer, R., Klapp, B. F., et al. (2007): Pregnancy after early pregnancy loss: A prospective study of anxiety, depressive symptomatology and coping. J Psychosom Obstet Gynaecol 2007, 28: 1–9
2. Scheidt, C. E., Waller, N., Wangler, J., et al. (2007): Trauerverarbeitung nach Prä- und Perinatalverlust. Prävalenz, klinisches Bild und Behandlung – eine Übersicht über den aktuellen Forschungsstand. PPmP 2007, 57: 4–11
3. Klier, C. M., Geller, P. A., Ritsher, J. B. (2002): Affective disorders in the aftermath of miscarriage: A comprehensive review. Arch Womens Ment Health 2002, 5: 129–149
4. Neugebauer, R., Kline, J., Shrout, P., et al. (1997): Major depressive disorder in the six months after miscarriage. Journal of the American Medical Association 1997, 277: 383–388
5. Nikcevic, A. V., Kuczmierczyk, A. R., Nicolaides, K. H. (1998): Personal coping resources, responsibility, anxiety and depression after early pregnancy loss. J Psychosom Obstet Gynaecol 1998, 19: 145–154
6. Walker, T., Davidson, K. A. (2001): A preliminary investigation of psychological distress following surgical management of early pregnancy loss

detected at initial ultrasound scanning: a trauma perspective. J Reprod Infant Psychol 2001, 19: 7–16

7. Brier, N. (2004): Anxiety after miscarriage: A review of the empirical literature and implications for clinical practice. Birth 2004, 31: 138–142

8. Geller, P. A., Kerns, D., Klier, C. M. (2004): Anxiety following miscarriage and the subsequent pregnancy: A review of the literature and future directions. J Psychosom Res 2004, 56: 35–45

9. Engelhard, I. M., van den Hout, M. A., Arntz, A. (2001): Posttraumatic stress disorder after pregnancy loss. Gen Hosp Psychiatry 2001, 23: 62–66

10. Engelhard, I. M. (2004): Miscarriage as a traumatic event. Clin Obstet Gynecol 2004, 47 (3): 547–551

11. Kersting, A., Dorsch, M., Kreulich, C., et al. (2005): Trauma and grief 2–7 years after termination of pregnancy because of fetal anomalies – a pilot study. J Psychosom Obstet Gynaecol 2005, 26: 9–14

12. Fertl, K. I., Beyer, R., Rauchfuß, M., et al. (2008): Frauen mit belasteter geburtshilflicher Anamnese in der stationären psychosomatischen Versorgung. Kongressband der DGPFG-Jahrestagung (in Druck)

13. Rauchfuß, M., Begenau, J., Bodnar, I. et al. (1996): Soziopsychosomatisch orientierte Begleitung in der Schwangerschaft. Berliner Forschungsverbund Public Health, unveröffentlichter Forschungsbericht

Silke Röhl, Beate A. Schücking

Ergebnisse einer multizentrischen Studie mit 1.128 Wöchnerinnen

1. Jodbedarf in der Schwangerschaft

Der Jodbedarf steigt graviditätsbedingt ab SSW 10/12 auf 230 µg pro Tag. Die Ursache für den physiologisch erhöhten Bedarf in der Schwangerschaft ist die gesteigerte glomeruläre Filtrationsrate, die Zunahme des Blutvolumens, der vergrößerte Verteilungsraum sowie die plazentar bedingte Umsatzsteigerung der Schilddrüsenhormone Trijodthyronin (T3) und Thyroxin (T4) (Federlin und Schatz 2002; Leitich und Husslein 2000). Von gesundheitlicher Bedeutung ist eine bedarfsgerechte Jodversorgung in der Schwangerschaft vor dem Hintergrund des Einflusses auf den Schwangerschaftsverlauf, die fetale Entwicklung sowie die mütterliche und kindliche Schilddrüsengesundheit. Bei Neugeborenen von Müttern mit einer Schilddrüsenunterfunktion kann es zu einem vermehrten Auftreten von geistigen und körperlichen Beeinträchtigungen kommen. Je ausgeprägter der Mangel an Schilddrüsenhormonen ist, desto geringer fällt der später gemessene Intelligenzquotient der Kinder aus (Torremante 2002; Gärtner et al. 2001). Reifungsstörungen des Skelettsystems werden in diesem Zusammenhang ebenfalls beschrieben (Delange 2001).

2. Jodversorgung in der Schwangerschaft, Versorgungsmängel

Bei der in den letzten Jahren oft beschriebenen verbesserten Jod-Versorgungslage der Gesamtbevölkerung, die sich vor allem an steigenden Werten in der Jodurie bei Kindern und Jugendlichen zeigt (vgl. KIGGS-Daten Völzke und Thamm 2007), ist zu berücksichtigen, dass die Versorgungslage von Schwangeren und Stillenden oft in einem hohem Maße Versorgungsdefizite aufweist.

Mit der Änderung der Mutterschaftsrichtlinien vom 24. März 2003 wird auf die Notwenigkeit der zusätzlichen täglichen Zufuhr von 100 bis 200 µg Jodid für Schwangere und Stillende verwiesen:

> „Die medizinische Notwendigkeit einer Supplementation mit 100 bis 200 μg
> Jodid während der Schwangerschaft und Stillzeit ist hinreichend durch epi-
> demiologische Studien belegt. Nationale wie internationale Einrichtungen
> empfehlen deshalb die regelmäßige Jodeinnahme in Schwangerschaft und
> Stillzeit." (Deutsches Ärzteblatt 2003, S. 426)

Hintergrund ist hier auch die schwierige rein alimentäre, bedarfsgerechte Versorgung aufgrund des geringen Spektrums jodidhaltiger Lebensmittel.

Nach eigenen Marktanalysen differieren die Preise für jodidhaltige Präparate erheblich; diese Kosten trägt die Schwangere selbst, da seit dem 01.01.2004
die Verordnung von Jodid mit einer rein präventiven Indikation nicht mehr
möglich ist.

3. Studie zur Jodversorgung und Beratung von Schwangeren und Stillenden – Osnabrücker Jod-Studie

Aus einer Vielzahl kleinerer Untersuchungen ist bekannt, dass vor allem
Schwangere und Stillende eine mangelhafte Jodversorgung aufweisen – dies
mit den entsprechenden gesundheitlichen Risiken für Mutter und Kind.

Ziel der vorliegenden Untersuchung war es daher, an einem großen
Sample in unterschiedlichen Regionen Deutschland, die Beratung sowie die
Umsetzung der Jodprophylaxe zu untersuchen. In der BMBF-geförderten
Studie wurden 1.128 Wöchnerinnen hinsichtlich der Beratung zur Jodversorgung und Jodid-Substitution sowie der tatsächlichen Jodzufuhr während
der Schwangerschaft befragt. Die erste Erhebung (t1) erfolgte im Wochenbett; ein zweiter Erhebungszeitpunkt (t2) wurde ein Jahr post partum durchgeführt.

3.1 Beratung zur Jodid-Substitution

Die Ergebnisse der vorliegenden Studie zeigen, dass ein erhebliches Verbes-
serungspotenzial in der Aufklärung sowie der Substitutionsempfehlung von
Schwangeren besteht. Eine direkte Substitutionsempfehlung – entsprechend

der Mutterschafts-Richtlinien – wurde bei 60 % der befragten Frauen aus-gesprochen. Von den Frauen, die eine Empfehlung zur Einnahme von Jodid erhalten haben, substituieren 92 %.

Ein alarmierendes Ergebnis zeigte sich bei der Betrachtung des Empfeh-lungsumfanges nach Bildungsabschlüssen. Die Einnahme von jodhaltigen Präparaten wurde 43,8 % der Frauen mit dem niedrigsten und 65,7 % der Frauen mit dem höchsten Bildungsabschluss empfohlen (n = 879). Der Chi-Quadrat-Test ergibt einen höchst signifikanten Zusammenhang zwischen Bil-dungsstand und ärztlicher Empfehlung der Jodid-Substitution.

3.2 Zeitpunkt der Information über den gravidititätsbedingt erhöhten Jodbedarf

Bei der Frage, inwieweit die Frauen über einen erhöhten Jodbedarf in der Schwangerschaft informiert wurden, zeigte sich, dass 25 % der befragten Frauen gar keine Information erhielten oder erst im letzten Trimenon darü-ber informiert bzw. durch die Studienteilnahme darauf aufmerksam wurden. Vor dem Hintergrund, dass die gravidititätsbedingte Erhöhung im ersten Tri-menon physiologisch wirksam wird (Leitich und Husslein 2000), ist die hier abzuleitende Zeitdauer der mangelhaften Jodversorgung für Mutter und Kind erheblich.

Bei den Frauen mit dem niedrigsten Bildungsabschluss liegt der Anteil der nicht- bzw. spätinformierten Frauen bei 44,2 %. Auch hier zeigt sich eine deut-liche Benachteiligung von Frauen mit geringem Bildungsstand. Den in dieser Gruppe, in signifikant geringerem Umfang ausgesprochen Empfehlungen zur Jodid-Substitution sowie dem späteren Zeitpunkt bzw. dem gänzlichen Feh-len der Information über den erhöhten Jodbedarf in der Schwangerschaft ent-spricht der deutlich geringere Substitutionsanteil in dieser Gruppe.

3.3 Jodid-Substitution in der Schwangerschaft

In der Gesamtgruppe geben 68,5 % der Wöchnerinnen an, jodidhaltige Prä-parate einzunehmen. Die hinsichtlich der Beratung zur Jodid-Substitution bestehen Bildungsunterschiede setzen sich in der tatsächlichen Einnahme von Jodid-Präparaten fort.

Bei der bildungsdifferenzierten Betrachtung der tatsächlichen Einnahme von jodidhaltigen Präparaten stehen 37,1 % der Frauen mit niedrigem Bildungsstand 78,6 % der Frauen mit dem höchsten Bildungsabschluss gegenüber.

3.4 Wesentliche Einflussfaktoren auf die maternale Jodid-Substitution

Die Risikogruppe der Nicht-Einnehmerinnen weist im Vergleich zu den Jodid substituierenden Frauen folgende signifikante Unterschiede auf. Die Gruppe der Nicht-Einnehmerinnen sind Frauen mit einem geringeren Durchschnittsalter, einem höheren BMI und niedrigerer Schulbildung (vgl. Tabelle 1). Darüber hinaus bestehen signifikante Unterschiede in der Ausprägung gesundheitlicher Ressourcen, hier gemessen am Kohärenzgefühl (SOC). Frauen, die in der Schwangerschaft Jodid einnahmen, liegen im Mittel bei einem Wert von 50,76, gegenüber 48,24 bei der Gruppe der nicht substituierenden (vgl. Tabelle 1).

Merkmal	Mittelwert (SD) Jodid		Signifikanz-niveau p	df	t
	substituierend	nicht substituierend			
Alter	31,75 (5,05)	29,79 (5,76)	0,000	488	4,899
BMI	23,15 (4,42)	24,10 (5,27)	0,010	461	2,602
Schulabschluss (1 niedrig bis 3 sehr hoch)	2,55 (0,61)	2,13 (0,77)	0,000	436	7,939
SOC Kohärenzgefühl	50,76 (7,09)	49,24 (8,10)	0,008	464	2,662

Tabelle 1: Während der Schwangerschaft Jodid substituierende vs. nicht-substituierende Frauen

In der logistischen Regression zur Frage nach den Einflussfaktoren auf die Jodid-Substitution zeigte sich jedoch, dass der mit Abstand wichtigste Einflussfaktor die direkte Substitutionsempfehlung der Frauenärztin/des Frauenarztes (B = 2,532; p = 0,000) ist. Darüber hinaus ist der Zeitpunkt, zu dem die schwangeren Frauen die Information über eine graviditätsbedingte Erhöhung des Jodbedarfs erhalten (B = 0,523; p = 0,000) nachvollziehbar einflussreich. Beide Merkmale klären in der logistischen Regression 48 % der Varianz auf (n = 880).

Die Beratung zur Jodid-Substitution ist, wenn sie durchgeführt wird, sehr effektiv. Neun von zehn Frauen nehmen bei erfolgter frauenärztlicher Empfehlung jodidhaltige Präparate während der Schwangerschaft ein. Problematisch ist der signifikant geringere Anteil frauenärztlicher Empfehlungen einer Jodid-Substitution – mit der Folge einer geringeren Umsetzung – für Frauen mit niedrigem Bildungsstand.

4. Schlussfolgerungen

Aufgrund des erhöhten Jodbedarfs in der Schwangerschaft und der im begrenzten Umfang möglichen alimentären Jodaufnahme ergeben sich bei nicht umgesetzter Jodid-Substitution unter Umständen erhebliche Zeitspannen einer mangelhaften Jodversorgung für Mutter und Kind mit den entsprechenden gesundheitlichen Risiken.

Neun von zehn Schwangeren nehmen bei erfolgter frauenärztlicher Empfehlung jodidhaltige Präparate ein. Daher kann die Erhöhung des Empfehlungsumfangs im Rahmen der Schwangerschaftsvorsorge wesentlich zur Verbesserung der Jodversorgung von Schwangeren beitragen. Dabei sind Frauen mit niedrigem Bildungsstand, aufgrund der hier festgestellten Benachteiligung, besonders zu berücksichtigen.

Literatur

Delange, F. (2002): Iodine deficiency in Europe and its consequences: an update. Eur J Nucl Med Mol Imaging (2002) Suppl 2: S. 404–416

Deutsches Ärzteblatt (2003): Änderung der Mutterschafts-Richtlinien des Bundesausschusses der Ärzte und Krankenkassen. Heft 9: 426

Federlin, K., Schatz, H. (2002): Funktionsänderungen endokriner Organe in der Schwangerschaft. In: Künzel, W. (Hrsg) (2002): Klinik der Frauenheilkunde und Geburtshilfe. Bd. 5. 142–156

Gärtner, R., Manz, F., Grossklaus, R. (2001): Representative data of iodine intake and urinary excretion in Germany. In: Exp Clin Endocrinol Diabetes 2001; 109: 2

Leitich, H., Husslein, P. (2000): Erkrankung in der Schwangerschaft: Schilddrüsenerkrankungen. In: Schneider, H., Husslein, P., Schneider, K. T. M. (Hrsg) (2000): Geburtshilfe. 321–324

Völzke, H., Thamm, M. (2007): Epidemiologie von Schilddrüsenerkrankungen in Deutschland. In: Prävention und Gesundheitsförderung. Band 2, Heft 3: 149–152

R. Kästner, S. Wagner, I. Alba-Alejandre, M. Müller, K. Härtl, F. Kainer

Erleben der äußeren Wendung bei BEL – Vorerwartungen und subjektive Erfolgsaussichten

Einleitung

In einer Zeit, in der vaginale Geburten bei BEL immer seltener begleitet werden, ist die äußere Wendung eine erfolgversprechende Alternative zur primären Sectio.

Befürworter sprechen von einer sanften Wendung ohne relevante Risiken, Gegner von einem dramatischen, schmerzhaften und hochriskanten Eingriff. Diese Haltung fließt in die Beratung der Schwangeren mit ein.

Neben den bereits etablierten somatischen Prognosefaktoren [1] für ein Gelingen der äußeren Wendung tragen wahrscheinlich auch die Einstellungen und Vorinformationen und die Motivation der Schwangeren dazu bei.

Die subjektive Erfolgsaussicht der Schwangeren variiert dabei sehr, unbekannt ist auch, wie die Schwangeren die Wendung oder den Wendungsversuch letztlich erleben.

Ziel der vorliegenden Untersuchung ist, psychosomatische Einflussfaktoren vor einer äußeren Wendung sowie das subjektive Erleben der Schwangeren zu erfassen.

Methodik

Schwangeren mit persistierender BEL und abgeschlossener 37. SSW wird bei Fehlen von Kontraindikationen (Uterusfehlbildung, Plazenta prävia u. a.) der Vorschlag zur äußeren Wendung gemacht.

In einer prospektiven Untersuchung wird ein kurzer psychosomatischer Fragebogen mit insgesamt elf Fragen verwendet (siehe Abb. 1). Die Schwangeren werden zunächst vor dem Beginn der Wendung zu ihren Erwartungen und Einstellungen befragt.

Pat. Etikette   Datum:

_____

1.   Motivation

Hab' mich schon auf die Sectio eingestellt --- möchte Kaiserschnitt unbedingt vermeiden

1 - 2 - 3 - 4 - 5

2.   bisherige Information über äußere Wendung

ist schmerzhaft	kaum	1 - 2 - 3 - 4 - 5	sehr
ist gefährlich fürs Kind	kaum	1 - 2 - 3 - 4 - 5	sehr
führt zur Notsectio	kaum	1 - 2 - 3 - 4 - 5	sehr

3.   subjektive Erfolgsaussicht

Wendung wird gelingen	eher nicht	1 - 2 - 3 - 4 - 5	bestimmt

4.   Gewalterfahrung   (nur fragen, wenn Teil A fehlt, Beantwortung freigestellt)

Mußten Sie in ihrem bisherigen Leben körperliche oder sexuelle Gewalt erfahren ?

nein   ja   möchte dazu nichts sagen

Teil C
5.   Erleben der äußeren Wendung   erfolgreich   nicht erfolgreich

war schmerzhaft	kaum	1 - 2 - 3 - 4 - 5	sehr
hatte Sorge ums Kind	kaum	1 - 2 - 3 - 4 - 5	sehr
hat mir Angst gemacht	kaum	1 - 2 - 3 - 4 - 5	sehr
hat lange gedauert	kaum	1 - 2 - 3 - 4 - 5	sehr
würde ich wieder machen	nie / kaum	1 - 2 - 3 - 4 - 5	sehr

Abbildung 1: Psychosomatischer Fragebogen zu Erwartungen bei der äußeren Wendung

Nach erfolgter Wendung bzw. Wendungsversuch werden nochmals Fragen zum tatsächlichen Erleben gestellt. Im Blickpunkt sind hierbei die subjektive Schmerzhaftigkeit, Ängste, Erleben der Dauer sowie der Sorge ums Kind.

Das Ausfüllen des gesamten Fragebogens benötigt nur wenige Minuten.

Motivation und subjektive Prognose werden zu einem Score A addiert, Vorinformationen zu einem Score B. Ein Gesamtscore C ergibt sich aus der Addition von Score A und dem umgepolten Score B. Score D beschreibt das Erleben der Wendung.

Ergebnisse

Derzeit liegen von n = 303 Frauen somatische Daten vor, von n = 205 zusätzlich psychosomatische. 133 Wendungen (44 %) waren erfolgreich.

N = 170 Frauen machten Angaben zum Erleben der äußeren Wendung.

Motivation und Vorinformation

Motivation: 55 % der Schwangeren waren eher oder sehr motiviert, den Kaiserschnitt zu vermeiden, 32 % waren unentschieden und 13 % hatten sich eher auf den Kaiserschnitt eingestellt (siehe Abb. 2).

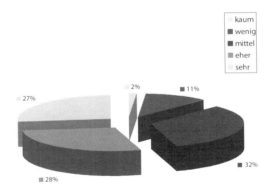

Abbildung 2: Motivation zur äußeren Wendung (in %)

Subjektive Prognose

16 % der Schwangeren glaubten eher nicht an eine erfolgreiche Wendung, gut 15 % waren völlig, 30 % eher überzeugt von einem Gelingen. 39 % waren unentschieden.

Vorinformationen

35 % aller Teilnehmerinnen waren unsicher, ob die Wendung schmerzhaft werden würde, 15 % rechneten nicht mit Schmerzen. Knapp 10 % hielten eine Gefährdung ihres Kindes eher für möglich, 5 % hielten es für eher möglich, dass eine Notsectio resultieren würde.

Nur sieben (3,6 %) von 188 Frauen gaben an, bereits Gewalt gegen sich im Leben erfahren zu haben, elf weitere wollten zu dieser Frage keine Angaben machen

Erfolg der Wendung

Abbildung 3 zeigt je nach Score A die Anzahl der späteren Wendungserfolge. Tabelle 1 zeigt Mittelwertunterschiede der verschiedenen Fragen und Scores je nach späterem Erfolg der Wendung.

Bei einem Score A < 7 sind später nur 29 % der Wendungen erfolgreich, bei einem Score A > 7 jedoch 52 %.

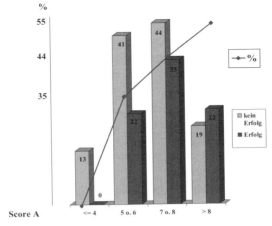

Abbildung 3: Wendungserfolg in Abh. von Score A

Erfolg	ja	nein	p =
Motivation *	4,0	3,47	0.000
Prognose*	3,70	3,24	0.001
Schmerz	2,74	2,66	
Gefahr	2,13	2,23	
Notsectio	1,65	1,73	
Score A *	7,61	6,69	0.000
Score B	6,49	6,60	
Score C *	19,15	18,08	0.014
Score D *	21,81	19,98	0.001
Somat. Score *	11,27	9,34	0.000
Steiß fix *	1,16	0,55	0.000

Tabelle 1: Mittelwertvergleich verschiedener Parameter je nach Wendungserfolg

Abbildung 4 demonstriert die subjektive Erfolgsaussicht je nach somatischem Hauptprognosefaktor, nämlich der Fixiertheit des kindlichen Steißes.

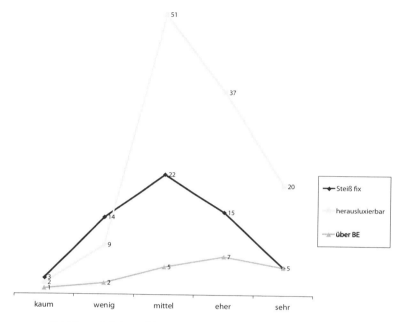

Abbildung 4: Subj. Erfolgsaussicht je nach Fixiertheit des Steißes (n =)

Subjektives Erleben der Wendung

Sieben Frauen (4 %) erlebten die Wendung als sehr schmerzhaft, 37 weitere (22 %) als eher schmerzhaft, jedoch 53 % als kaum bzw. weniger schmerzhaft. 83 % berichteten kaum Ängste während der Wendung, nur fünf Schwangere (2,9 %) hatte starke Ängste. 10,6 % der Frauen waren eher um ihr Kind besorgt, 78 % jedoch kaum oder weniger. 87 % erlebten die Wendung als kaum bzw. weniger lange andauernd. Die sieben Frauen mit Gewalterfahrung gaben eher hohe Belastung, d. h. Schmerzhaftigkeit, Ängste und das Gefühl von langer Dauer an. Nur zwei der Teilnehmerinnen würden nicht wieder eine Wendung durchführen lassen, 12 % wären eher, 71 % sehr zu einer neuerlichen Wendung bereit.

Diskussion

Bei Schwangeren mit höherer Motivation und höherer subjektiver Erfolgs-aussicht gelang die äußere Wendung wesentlich häufiger, bei erfolgreichen Wendungen lagen erwartungsgemäß auch höhere somatische Scores vor. Die somatischen und psychischen Scores korrelierten jedoch nicht signifikant.

Die subjektive Einschätzung gestattet ähnlich wie der somatische Score eine Prognose für den Wendungserfolg und sollte daher mit beachtet werden.

Vor allem bei Frauen mit Gewalterfahrung sollte die subjektive Einstellung sehr sensibel erfragt und berücksichtigt werden, um die Grenzen der Patientin nicht erneut zu verletzen.

Da nur sieben Frauen Gewalterfahrung bejahten, obwohl dies statistisch häufiger zu erwarten wäre, bleibt unklar, ob diese eine äußere Wendung eher negativ erleben als Frauen, die keine Gewalt erfahren haben.

Unabhängig vom Erfolg erleben die Schwangeren die äußere Wendung als nicht sehr belastend und würden sich wieder zu einer Wendung entschließen.

Die Einzelfallanalyse zeigt auch Fälle mit ungünstiger somatischer oder psychischer Prognose für eine äußere Wendung, jedoch mit günstiger Prognose bezüglich einer vaginalen Geburt aus BEL, sodass immer auch diese Option im Blickpunkt bleiben sollte.

Literatur

Guyer, H., Heard, C. (2001): A prospective audit of external cephalic version at term: are ultrasoundparameters predictive of outcome? J Obstet Gynaecol 2001(6): 580–582

H. M. Schuckall, C. Merten, B. Maier, A. Wenger, G. Pollheimer, M. R. Kurz

Schmerzen und Analgetikagebrauch in der Schwangerschaft

Einleitung

Schmerzen stellen ein normales Ereignis in der Schwangerschaft dar. Mehr als die Hälfte aller schwangeren Frauen klagen im Verlauf der Schwangerschaft über tiefe Rücken- und Beckenschmerzen[1]. Von diesen Schmerzpatientinnen leiden noch 5 bis 43 Prozent sechs Monate nach der Entbindung unter diesen Schmerzen[2]. Oftmals werden die Beschwerden medizinisch zwar zur Kenntnis genommen, jedoch fehlt meist die Erfassung der Schmerzintensität, z. B. mittels der Visuellen Analogskala (VAS). Hier bedeutet „0" keinen Schmerz und „10" stärkster vorstellbarer Schmerz. In der Schmerztherapie indiziert ein Wert über „3" eine Schmerzbehandlung. Bei unbehandelten persistierenden Schmerzen hoher Intensität besteht die Möglichkeit zur Chronifizierung.

Heutzutage weiß man auch über die Notwendigkeit der Schmerztherapie bei Kindern und Neugeborenen Bescheid, die unter insuffizienter Schmerzbehandlung eine permanente pathologisch neuroplastische Veränderung ausbilden können [3].

Schmerzen führen zu Stressreaktion [4] und können in der Schwangerschaft und im Geburtsverlauf zu vielen Veränderungen führen:

— erhöhte Spontanabortrate [5];
— Frühgeburtlichkeit [6];
— fetale Wachstumsverzögerung [7];
— protrahierter Geburtsverlauf [8, 9];
— postpartal persistierende Schmerzen der Mutter [2];
— ggf. neuroplastische Veränderungen beim Fötus.

In unserer Studie wollten wir evaluieren, welcher Prozentanteil von Schwangeren unter behandlungsbedürftigen Schmerzen leidet und ob Analgetika eingenommen wurden.

Methodik

Prospektive Studie „Schmerz in der Schwangerschaft"

In Zusammenarbeit von:

— Abteilung der interdisziplinären Schmerzambulanz der Universitätsklinik für Anästhesiologie;
— Universitätsklinik für Frauenheilkunde und Geburtshilfe;
— Universitätsinstitut für klinische Psychologie.

Es wurde ein standardisierter Fragebogen zum Thema „Schmerz und Schwangerschaft" entwickelt.

Im Zeitraum November 2007 bis Juli 2008 wurden 236 Patientinnen ausgewertet. Die Beantwortung erfolgte freiwillig und anonym.

Der Fragebogen war folgendermaßen aufgebaut:

— Teil I: ca. zwei Wochen vor der Geburt in der Schwangerenambulanz;
— Teil II: während der Geburt drei Fragen an die Gebärende, Hebammenbewertung gleich nach der Geburt;
— Teil III: während des stationären Wochenbettaufenthaltes;
— Teil IV: Telefoninterview nach ca. drei Monaten.

Ergebnisse

Von 236 Patientinnen gaben 45 % (106 Patientinnen) an, unter Schmerzen in der Schwangerschaft zu leiden. Nur drei Prozent aus dieser Schmerzgruppe haben ein Schmerzmittel eingenommen, obwohl 73 Prozent einen VAS-Wert größer 3 angaben. 31 % litten zudem häufig unter Schmerzen.

In einer genaueren Untergliederung haben 75 Schwangere stärkste Schmerzen mit VAS-Werten von 8 bis 10 angegeben, 10 moderate bis starke Schmerzen (VAS 5–7) und 2 mittlere bis geringe (VAS 4–5). Die restlichen 19 Patientinnen hatten einen VAS-Wert kleiner 3 oder machten keine Angabe.

Die Schmerzen änderten bzw. verstärkten sich unter körperlicher Belastung bei 74,7 %und unter psychischer Belastung bei 34,5 % der Schwangeren.

Des Weiteren wurde die Lokalisation der Schmerzen bestimmt. Hier bestätigten sich bereits bekannte Orte wie:

— untere LWS mit 30,1 %;
— Unterbauch mit 15,7 %;
— ca. 10 % hatten Schmerzen im Brustkorbbereich;
— 7 % am Fußrücken (Spannung/Ödeme);
— 6 % am Übergang BWS/LWS;
— 6,4 % HWS/Kopfschmerzen.

Diskussion

Schwangerschaft ist eine vulnerable Phase für Ausbildung von Schmerzen aufgrund psychologischer und physiologischer Veränderungen. Dazu gehören Gewichtszunahme wie auch Hypermobilität der Gelenke. Beide Faktoren sind neben Schmerzintensität und Schmerzbeginn wichtige Determinanten für die Ausbildung permanenter oder intermittierender Rückenschmerzen [10].

In unserer Befragung haben von 236 Patientinnen immerhin 75 (31 %) stärkste Schmerzen angegeben. Das Risiko nach einer Schwangerschaft chronische Schmerzen auszubilden, ist nicht zu vernachlässigen. Aber dies ist nur ein kleiner Teil der Komplikationen von Schmerzen in der Schwangerschaft. Wie oben bereits angeführt, kann es auch zu Spontanaborten, Frühgeburtlichkeit und anderen Problemen kommen. Eine Schmerztherapie bei Schwangeren kann und muss durchgeführt werden (bei paralleler Abklärung der Ursachen wie z. B. Wehentätigkeit, Infektionen, HELLP-Syndrom etc.), wenn diese über nicht tolerable Schmerzen klagen.

Für die Schwangere wie für den Arzt stellt sich die Frage nach der „Schmerzerduldung" und der Sicherheit des Kindes. Diese Unsicherheit spiegelt sich darin wider, dass trotz der Schmerzen nur drei Prozent ein Analgetikum (nur Paracetamol) erhalten bzw. genommen haben.

Seit Jahren ist Paracetamol eines der wenigen Medikamente, das zur Schmerztherapie herangezogen wird. Seine analgetische Wirkung ist begrenzt – vor allem bei stärksten Schmerzen. Worauf kann man bei Paracetamol-Unverträglichkeit ausweichen? Postpartal wird häufig ein NSAR gegeben, derzeit meistens Ibuprofen. Aber kann man dieses auch in der Schwangerschaft anwenden? Die fetale Zirkulation ist von einem offenen Ductus arteriosus Botalli (DAB) abhängig. Dieser reagiert im Verlauf der Schwangerschaft zunehmend sensibler auf Prostaglandinsynthese-Inhibitoren, zu denen alle NSAR gehören. Können diese in der Schwangerschaft somit gar nicht verwendet werden? In vier Fallberichten assoziiert man drei Verschlüsse des DAB mit Analgetikaeinnahme. In zwei Fällen durch NSAR (low dose aspirin und Ibuprofen) und in einem Fall durch Metamizol (keine andere Erklärung gefunden) [11]. Diese Verschlüsse sind aber alle erst ab der 34. Schwangerschaftswoche aufgetreten und durch eine pathologische Echokardiografie des Kindes aufgefallen. Die Kinder sind sofort entbunden worden und die Pathologie war nach kurzer Zeit bei den meisten nicht mehr nachweisbar. Falls NSAR eingesetzt werden, muss eine strenge Überwachung des Kindes erfolgen, vor allem bei fortgeschrittener Schwangerschaft.

Sind Opiate sicherer? Es gibt nur wenige Untersuchungen zu einer schmerzinduzierten Opiattherapie bei Schwangeren. Die meisten Untersuchungen beziehen sich auf opiatabhängige Schwangere. Als sichere Medikamente werden hier Methadon und Buprenorphin angesehen. Unter der Methadontherapie mit schmerztherapeutischer Anwendung kommt es häufiger zum Neugeborenenentzugssyndrom und zu einer leicht gesteigerten Frühgeburtlichkeit mit erhöhter Morbidität [12]. Es scheint, dass Buprenorphin das pharmakologisch bessere Profil hat.

Insgesamt lässt sich somit die Aussage treffen, dass Schmerzen in der Schwangerschaft sehr wohl mit verschiedenen Medikamenten sicher therapierbar sind. Dabei ist es wichtig, eine solche Schwangerschaft engmaschig zu überwachen.

So hoffen wir in Zukunft mehr Frauen eine schöne und komplikationsarme Schwangerschaft und ein gesundes Kind zu ermöglichen.

Literatur

1. Berg, G., Hammer, M., Moller-Nielsen, J., Linden, U., Thorbald, J. (1988): Low back pain during pregnancy. Obstet Gynecol 1988, 71: 71–75
2. Albert, H., Godskesen, M., Westergaard, J. (2001): Prognosis in four syndromes of pregnancy-related pelvic pain. Acta Obstet Gynecol Scand 2001, 80: 505–510

3. Ghai, B., Makkar, J. K., Wig, J. (2008): Postoperative pain assessment in preverbal children and children with cognitive impairment. Paediatr Anaesth 2008; 18: 462–477, online verfügbar unter doi:10.1111/j.1460-9592.2008.02433.x

4. Abboud, T. K., Artal, R., Henriksen, E. H., Earl, S., Kammula, R. K. (1982). Effect of spinal anesthesia on maternal circulating catecholamines. Am J Obstet Gynecol 1982; 142: 252–254

5. Berle, B. B., Janert, C. T. (1954): Stress and habitual abortation: Their relationship and the effect of therapy. Obstet Gynecol 1954, 3: 298–306

6. Ehlert, U. (2004): Einfluss von Stress auf den Schwangerschaftsverlauf und die Geburt. Psychotherapeut 2004, 49: 367–376

7. Smith, D. J., Joffe, J. M., Heseltine, G. F. D. (1975): Modification of prenatal stress effects in rats by adrenalectomy, dexamethasone and chlorpromazine. Phys Beh 1975, 15: 461–469

8. Wuitchik, M., Bakal, D., Lipshitz, J. (1989): The clinical significance of pain and cognitive activity in latent labor. Obstet Gynecol 1989, 73: 35–42

9. Lederman, R. P., Lederman, E., Work, B. A. Jr., McCann, D. S. (1978): The relationship of maternal anxiety, plasma catecholamines, and plasma cortisol to progress in labor. Am J Obstet Gynecol 1978, 132: 495–500

10. Mogren, I. (2006): BMI, pain and hypermobility are determinants of long-term outcome for women with low back pain and pelvic pain during pregnancy. Eur Spine J 2006, 15: 1093–1102

11. Schiessl, B., Schneider, K., Zimmermann, A., Kainer, F., Friese, K., Oberhoffer, R. (2005): Prenatal constriction of the fetal ductus arteriosus – Related to maternal pain medication? Z Geburtsh Neonatol 2005, 209: 65–68

12. Sharpe, C., Kuschel, C. (2004): Outcomes of infants born to mothers receiving methadone for pain management in pregnancy. Arch Dis Child Fetal Neonatal 2004, 89: 33–36

H. M. Schuckall, C. Merten, B. Maier, A. Wenger, G. Pollheimer, M. R. Kurz

Schmerzen im Kreißsaal – Einflussfaktor Hebamme!

Einleitung

Als Hebamme schwangere Frauen und ihre Partner zeitgemäß und adäquat auf die Geburt vorzubereiten und sie gut (und für alle Beteiligten kongruent) durch die Geburt zu begleiten, ist in einer Zeit, in der die Geburt als ein-/zwei-maliges „Lebensereignis" an Bedeutung gewinnt und alles perfekt und durchgeplant sein sollte, eine wachsende Verpflichtung. Man soll gleichermaßen auf die Wünsche und Forderungen der künftigen Familien eingehen, medizinische Hintergründe einbeziehen und den eigenen, reflektierten Prinzipien treu bleiben, diese aber den Gebärenden nicht aufoktroyieren.

In allen Gebärzimmern ist die Schmerzproblematik das Hauptthema und alle Betroffenen (werdende Mutter, deren Begleitperson, Hebamme, Geburtshelfer/-in) werden involviert und mit (An-)Forderungen konfrontiert. Das bedeutet auch über die Zukunft der Geburtshilfe nachzudenken. Wird bald jede Gebärende einen Kreuzstich haben? Steigt die Rate der Kaiserschnitte weiter? Ist ein Kaiserschnitt „besser" für Mutter und Kind?

Für das Personal, welches in den Entbindungsräumen arbeitet, wird die Situation immer komplizierter. Man muss sich für alle Maßnahmen rechtfertigen und alles bestens dokumentieren, um nicht irgendwann vor dem Richter zu stehen. Der Vorsatz, alles zum Wohle der wachsenden Familie zu machen und mit bestem Wissen und Gewissen zu arbeiten, reicht leider schon lange nicht mehr. Hebammen und Geburtshelfer/-innen haben sich also immer mehr mit den Rahmenbedingungen von Schwangerschaft, Geburt und Wochenbett zu beschäftigen.

Als Hebamme sollte man mit und für die zu betreuenden Personen immer das passende Konzept parat haben, um vor allem den Gebärenden zu helfen, wie und womit sie sich während der Geburt so gut wie möglich unterstützt fühlen, um so dieses wichtige Ereignis zur eigenen Leistung und Befriedigung werden zu lassen.

Unsere Fragestellung lautet: „Sind Hebammen ein Einflussfaktor"?

Methoden

Prospektive Studie „Schmerz im Kreißsaal"

In Zusammenarbeit von:
— Abteilung der interdisziplinären Schmerzambulanz der Universitätsklinik für Anästhesiologie;
— Universitätsklinik für Frauenheilkunde und Geburtshilfe;
— Universitätsinstitut für klinische Psychologie.
Zeitraum: 11/07 bis 07/08.
Beantwortung: freiwillig und anonym.
Fragebogen- und Beobachtungsstudie:
— Teil I: ca. zwei Wochen vor der Geburt in der Schwangerenambulanz;
— Teil II: während der Geburt drei Fragen an die Gebärende, Hebammenbewertung gleich nach der Geburt;
— Teil III: während des stationären Wochenbettaufenthaltes;
— Teil IV: Telefoninterview nach ca. drei Monaten.

Resultate/Ergebnisse

Aus dem ersten Bogen geht hervor, dass die befragten Frauen einer normalen „Durchschnittspopulation" angehören, welche einem breiten Bevölkerungsschnitt entspricht.

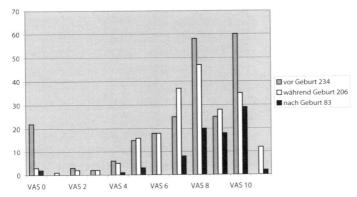

Abbildung 1: Schmerzerwartung vor/während/nach der Geburt
(Erklärung: VAS Skala 0 – kein Schmerz, VAS Skala 10 – maximal vorstellbaren Schmerz)

In einer anderen Fragestellung stellt sich heraus, dass die Hälfte der Frauen von der Intensität des Geburtsschmerzes überrascht werden. Es ist für die schwangeren Frauen sehr schwer vorstellbar, wie sich der „Angriff" des Kindes auf die eigenen Eingeweide anfühlt und wie gut man damit fertig werden wird.

Präpartal gestellte Fragen

Welche Geburtsart wünschen Sie sich?

  91,1 % spontane, vaginale Geburt.

   1,3 % Kaiserschnitt.

   3,4 % Schmerzkatheter.

   4,2 % keine Anwort.

Was fürchten Sie jetzt am meisten?

  15,5 % Kontrollverlust.

  11,2 % Angst ums Kind.

   5,3 % Sich-ausgeliefert-Fühlen.

   3,9 % Gefühl, verrückt zu werden.

   2,9 % Angst, die Kontolle zu verlieren.

  44,7 % keine Anwort.

Wie viel Zeit hat die Hebamme mit der Gebärenden verbracht?

88,4 % ausreichend Zeit.

3,7 % mehr Zeit als benötigt.

2,8 % zu wenig Zeit.

5,1 % keine Angabe.

Postpartal gestellte Fragen

Wie haben Sie die Geburt erlebt?

— 38 Frauen – schönes Geburtserlebnis; zusätzliche Beschreibungen sind z. B. schnell, unvergesslich, spannend, heftig, schmerzhaft, fordernd, einmalige Grenzerfahrung, anstrengend, …

— 18 Frauen – schreckliches Geburtserlebnis.

— 27 Frauen – „Sonstiges", wie anstrengend, erschreckend, extrem schmerzhaft, ganz normal, intensive Wehen – oder glücklich, kurz und schmerzhaft, kurz und problemlos, rasant, verschlafen (Sectio in Allgemeinnarkose).

Was nahm Ihnen die Angst?

52 Frauen Anwesenheit der Hebamme.

17 Frauen Anwesenheit der Geburtshelferin /des Geburtshelfers.

12 Frauen PDA.

7 Frauen Schmerzmedikation.

7 Frauen Badewanne.

5 Frauen Alternativmethoden.

Interpretation/Diskussion

Angst ist ein wesentlicher Einflussfaktor auf einen der Hauptaspekte, Schmerz im Kreißsaal. Frauen mit Angst vor Geburtsschmerz zeigen eine geringere Schmerztoleranz als Frauen ohne Angst und das nicht nur unter der Geburt sondern auch noch postpartal über Wochen (Saisto 2001). Auf die Frage „Was nahm ihnen die Angst?" haben von 100 Frauen 52 % die Hebamme angegeben. Danach folgt mit nur 17 % die Geburtshelferin/der Geburtshelfer.

An diesen Zahlen kann man deutlich sehen, wie wichtig die Hebamme für den Geburtsverlauf ist und möglicherweise sogar für eine bessere Schmerzverarbeitung und Schmerzakzeptanz nachhaltig relevant ist. Schmerzmedikation spielt mit lediglich sieben Prozent nur eine kleine Nebenrolle.

Die Aufgabe der Hebamme besteht im Schaffen einer hilfreichen Atmosphäre, einem Vertrauensverhältnis, um die Gebärende und ihren Partner im Prozess der Geburt zu unterstützen, Gefühlsäußerungen zuzulassen und sie mit Hilfe ihres Wissens durch den Geburtsverlauf zu leiten und die Unterstützung anzubieten, die sie brauchen. Für einen Vertrauensaufbau bedarf es ausreichender Zeit. 88,4 % gaben an, dass die Zeit ausgereicht hat. Ein kleiner Anteil von 3,7 % fühlte sich überversorgt und 2,8 % hätten mehr Zeit benötigt. Zeit ist eine Voraussetzung einen intensiven vertrauten Kontakt aufzubauen und dadurch Ängste der Gebärenden abzubauen. Hebammen scheinen dafür ein gutes Gespür zu besitzen, da insgesamt über 90 % der Frauen angaben, genug Zeit gehabt zu haben.

Alle Ergebnisse (auch aus Vergleichsstudien) weisen darauf hin, dass Hebammen in der Betreuung eine Schlüsselposition haben – sie sind der wichtigste Faktor für ein positives Geburtserlebnis. Sie sind auch die Personen, die von den Frauen als größte Hilfe bezeichnet werden. Die kontinuierliche, individuelle und umfassende Geburtsbegleitung erweist sich als ein Schutzfaktor für positives Erleben. Ärzte/-innen werden nur in der harmonischen Zusammenarbeit mit den Hebammen positiv wahrgenommen. Ansonsten werden sie vor allem mit den Irritationen und Belastungen pathologischer Geburtsverläufe und den damit verbundenen Interventionen in Verbindung gebracht.

Zusätzlich zu dem Gefühl der Sicherheit benötigen Frauen unter der Geburt intime, ungestörte Rückzugsräume mit angemessenem Bewegungsspielraum, um die Geburt positiv und in Geborgenheit zu erleben.

Weder Schmerzmittelgabe noch PDA haben relevante Auswirkungen auf das Geburtserleben. Im Gegensatz dazu scheint die Zufriedenheit der entbundenen Frauen von ihrer Geburtserwartung, der Qualität der Beziehung zum geburtshilflichen Team und der Einbeziehung der Gebärenden in die Entscheidungen abzuhängen.

In Geburtsvorbereitungsgesprächen/-kursen lernt man das Paar kennen und kann so eine spezielle Vorbereitung und reflektierte Einstellung zur Geburt vermitteln. Dabei ist es wichtig, medizinische Hintergründe in die

Arbeit mit einfließen zu lassen und die Frauen in ein weit gestreutes Spektrum der Geburtshilfe (d. h. auch möglicherweise nötige Interventionen zu erklären) einzuführen. Die schwangeren Frauen und ihre Partner müssen über verschiedene Möglichkeiten im Umgang mit bevorstehenden Schmerzen aufgeklärt werden, um gefestigt in die Geburt gehen und Ängste auf ein Minimum reduzieren zu können.

Während der Geburt ist vor allem die kontinuierliche Betreuung/Begleitung der Gebärenden durch die Hebamme wesentlichster Faktor, um ein für alle zufriedenstellendes Geburtserlebnis zu erlangen. Die Hebamme ist zu einem großen Teil dafür verantwortlich, der Frau und auch ihrem Partner Ängste zu nehmen oder sogar abzubauen bzw. diese erst gar nicht aufkommen zu lassen. Der dadurch unterbrochene Circulus vitiosus (Schmerz – Angst – Verspannung) führt dazu, dass Geburtsschmerzen als aushaltbarer empfunden werden. Wenn man das Paar schon im Vorfeld kennen lernt oder die Fähigkeit entwickelt, sich innerhalb kurzer Zeit ein Bild von der Frau und ihrem Partner zu machen, kann man sie kongruent durch die Geburt begleiten, ihre Copingstrategien aktivieren und so eine persönliche Geburt ermöglichen. Für manche Gebärende ist eine medizinische Hilfestellung die beste Unterstützung, für andere wiederum ein breit gefächertes Alternativprogramm.

Um eine personale Geburtshilfe zu gewährleisten, müssen Hebammen wieder in die Schwangerschaftsbetreuung miteinbezogen werden. Durch eine gute Zusammenarbeit aller beteiligten Berufsgruppen (Gynäkologen/ -innen, Kinderärzte/-innen, …) können Frauen wieder besser lernen, wie sie mit ihrem Körper arbeiten können und so Geburt als befriedigendes Erlebnis erfahren.

Als Schlusssatz kann gesagt werden, dass Zuwendung das beste Schmerzmittel ist.

Literatur

Bloemeke, V., Erfmann, A., Krapp, C., Krauss, S., Lohmann, S., Oberndörfer, K., Reh-Bergen, T., Seehafer, P., Switala, B., Toussaint, J., Weimer, D. (2007): Psychologie und Psychopathologie für Hebammen. Stuttgart: Hippokrates Verlag

Kästner, R. (2007): Psychosomatische Geburtsvorbereitung als Beitrag zu schmerz-ärmerer Geburt. In: Der Gynäkologe 2007 (10), S. 184–189

Maier, B. (2000): Ethik in Gynäkologie und Geburtshilfe. Berlin, Heidelberg: Springer-Verlag

Ott-Gmelch, J., Böning, Verena (2007): Geburt erleben. München: Urban und Fischer Verlag

Saisto, T., Kaaja, R., Ylikorkala, O., Halmesmäki, E. (2001): Reduced pain tolerance during and after pregnancy in women suffering from fear of labour. Pain 2001 Aug; 93(2): 123–7

Schmid, V. (2005): Der Geburtsschmerz. Stuttgart: Hippokrates Verlag

Yerby, M. (2003): Schmerz und Schmerzmanagement in der Geburtshilfe. Bern: Verlag Hans Huber

H. M. Schuckall, C. Merten, B. Maier, A. Wenger, G. Pollheimer, M. R. Kurz

Unterscheiden sich Frauen mit und ohne Wunschkind im Geburtsverlauf?

Einführung

Da heute vielfältige Arten der Konzeptionsverhütung bestehen und darüber hinaus legale Möglichkeiten, in Österreich eine ungewollte Schwangerschaft frühzeitig zu beenden, kann davon ausgegangen werden, dass die Mehrheit der Geburten hierzulande von den Müttern nicht abgelehnt wird. Auch wenn die Mehrzahl der Neugeborenen sicherlich nicht unerwünscht ist, wird ein unbestimmter Anteil der Schwangerschaften eher „zufällig" als explizit „geplant" bzw. „erwünscht" oder gar „herbeigesehnt" sein. Diese maternalen mentalen Voraussetzungen können den Schwangerschaftsverlauf, das Schwangerschaftserleben und die Geburt beeinflussen. Zusätzlich führen verschiedene psychische Faktoren bei Schwangeren zu Eustress oder Distress und dadurch zu veränderter Schmerzwahrnehmung [1]. Weiterhin beeinflusst die Spiritualität der werdenden Mutter die Selbstwahrnehmung, sodass gläubige Menschen Schmerzen weniger stark empfinden als nichtgläubige Menschen [2].

Inwieweit wird der Geburtsverlauf und das Geburtserleben durch den Wunsch nach einem Kind beeinflusst?

Methoden

In einer prospektiven Studie zum Thema „Schmerz in der Schwangerschaft" wurden im Zeitraum November 2007 bis Juli 2008 Schwangere befragt. Beteiligt waren an dieser Umfrage die Interdisziplinäre Schmerzambulanz der Universitätsklinik für Anästhesiologie, perioperative Medizin und allgemeine Intensivmedizin, die Universitätsklinik für Frauenheilkunde und Geburtshilfe und das Universitätsinstitut für klinische Psychologie. Es wurde ein umfangreicher standardisierter Fragebogen mit mehreren Untereinheiten ausgearbeitet. Diese Einheiten wurden zu unterschiedlichen Zeiten abgefragt:

— Teil I: ca. zwei Wochen vor der Geburt in der Schwangerenambulanz.
— Teil II: während der Geburt drei Fragen an die Gebärende, Hebammenbewertung gleich nach der Geburt.
— Teil III: während des stationären Wochenbettaufenthaltes.
— Teil IV: Telefoninterview nach ca. drei Monaten.

Ergebnisse

Insgesamt wurden 236 Fragebögen retourniert, wovon 234 zur weiteren Auswertung genutzt werden konnten.

Von den befragten Schwangeren gaben 89,7 % (n = 210) an, dass das zu erwartende Neugeborene ein Wunschkind sei, 9,0 % (n = 21) erwarteten explizit kein Wunschkind, 1,3 % (n = 3) machten keine Angabe.

Schmerzen unterschiedlicher Art und Stärke haben 44,9 % (n = 105) der befragten Frauen während der Schwangerschaft angegeben. Bei Wunschkindschwangerschaften waren 44,8 % (n = 94), bei Schwangerschaften ohne Wunschkind 52,4 % (n = 11) mit Schmerzen begleitet. 3,8 % (n = 9) der Frauen hatten diese Frage nicht beantwortet.

Als Ursache für die Schmerzen während der Schwangerschaft wurden unterschiedlichste Möglichkeiten angeboten. Ausgewertet wurden für diese Arbeit die Fragen nach körperlicher oder seelischer Belastung als angenommene Ursache für die erlebten Schmerzen. Bei den Frauen mit Wunschkind nahmen 1,4 % (n = 3) und bei Frauen ohne Wunschkind 4,8 % (n = 1) die körperliche Belastung als Ursache ihrer Schmerzen an. Auf seelische Belastung führten 3,8 % (n = 8) aller Wunschkindschwangeren und 4,8 % (n = 1) aller Schwangeren ohne Wunschkind ihre Schwangerschaftsschmerzen zurück.

Eine völlig komplikationsfreie Schwangerschaft gaben 80,3 % (n = 188) der Befragten an. Bei den Schwangerschaften mit Wunschkind waren 16,7 % (n = 35), bei denen ohne Wunschkind 14,3 % (n = 3) mit Komplikationen behaftet. 3,4 % (n = 8) der Befragten äußerten sich nicht zu diesem Thema.

91,0 % (n = 213) beantworteten die Frage zum erwarteten Schmerz vor der Geburt. Es wurde die elfstellige Visuelle Analogskala (VAS 0–10) zur Verfügung gestellt. Bei der Auswertung unterteilten wir in folgende Subgruppen:

VAS 0 = keine Schmerzen.

VAS 1–3 = leichte Schmerzen.

VAS 4–5 = mittlere Schmerzen.

VAS 6–7 = moderate Schmerzen.

VAS 8–10 = stärkste Schmerzen.

Keine Schmerzen erwarteten 4,8 % (n = 1) aller Schwangeren ohne Wunschkind bzw. 0,5 % aller Schwangeren. Leichte Schmerzen wurden von 1,6 % (n = 3) der Schwangeren mit Wunschkind und von 4,8 % (n = 1) ohne Wunschkind erwartet. Auch 33,3 % (n = 1) der Frauen ohne Angaben zum Kinderwunsch hatten mit leichten Schmerzen gerechnet, sodass insgesamt 2,4 % (n = 5) aller Schwangeren mit leichten Schmerzen rechneten. Mittlere Schmerzen erwarteten 10,6 % (n = 20) der Schwangeren mit Wunschkind und 4,8 % (n = 1) ohne Wunschkind, aufsummiert sind das 9,9 % (n = 21) aller Schwangerschaften. Die Befürchtung moderater Schmerzen hatten 19,6 % (n = 37) aller Schwangeren mit Wunschkind und 28,6 % (n = 6) ohne Wunschkind, insgesamt also 20,2 % (n = 43) aller Schwangeren. Schließlich fürchteten sich 68,3 % (n = 129) aller Schwangeren mit Wunschkind und 57,1 % (n = 12) ohne Wunschkind vor stärksten Schmerzen. Auch 66,7 % (n = 2) der Frauen ohne Angabe zum Wunschkind hatten stärkste Schmerzen erwartet, sodass zusammen 67,1 % (n = 143) davon betroffen waren.

Schließlich wurden auch Ängste vor der Geburt abgefragt, wobei Mehrfachnennungen möglich waren. Vor eigener Verletzung bei der Entbindung hatten 23,8 % (n = 50) aller Schwangeren mit Wunschkind, 33,3 % (n = 7) ohne Wunschkind und 33,3 % (n = 1) der Schwangeren ohne Angabe zum Wunschkind Angst. Vor Verletzungen des Kindes fürchteten sich 48,1 % (n = 101) der Wunschkindschwangeren, 61,9 % (n = 13) Schwangere ohne Wunschkind und 33,3 % (n = 1) Frauen ohne Angabe zum Wunschkind.

Zum Zeitpunkt II, d. h. während des Geburtsvorganges im Kreißsaal, wurde nochmals anhand der elfstelligen VAS nach dem aktuellen Schmerz vor Behandlung gefragt. 82,1 % (n = 192) der Gebärenden hatten diese Frage beantwortet. Keinen Schmerz (VAS 0) gaben 0,6 % (n = 1) der Wunschkindschwangeren und 5,6 % (n = 1) der Nichtwunschkindschwangeren an, insgesamt also 1,0 % (n = 2) aller Antwortenden. Leichte Schmerzen (VAS 1–3) gaben 2,3 % (n = 4) der Schwangeren mit Wunschkind und 5,6 % (n = 1) ohne Wunschkind an, das waren 2,6 % aller Schwangeren im Kreißsaal mit Angaben zum Schmerz. Mittlere Schmerzen (VAS 4–5) äußerten 11,1 % (n = 19) der Gebärenden mit Wunschkind, 5,6 % (n = 1) ohne Wunschkind und 33,3 % (n = 1) ohne Angabe zum Wunschkind, also zusammen 10,9 % (n = 21) der Gebärenden. Moderate Schmerzen (VAS 6–7) erfuhren 29,2 % (n = 50) der Gebärenden mit Wunschkind und 27,8 % (n = 5) ohne Wunschkind, insgesamt waren davon somit 26,6 % (n = 55) aller Gebärenden betroffen. Über stärkste Schmerzen (VAS 8–10) klagten schließlich 56,7 % (n = 97) der Gebärenden, die ein Wunschkind erwarteten, 55,6 % (n = 10) ohne Wunschkind und 66,7 % (n = 2) ohne entsprechende Angabe zum Wunschkind, das heißt, dass 56,8 % (n = 109) aller Gebärenden sich in dieser Gruppe einordneten.

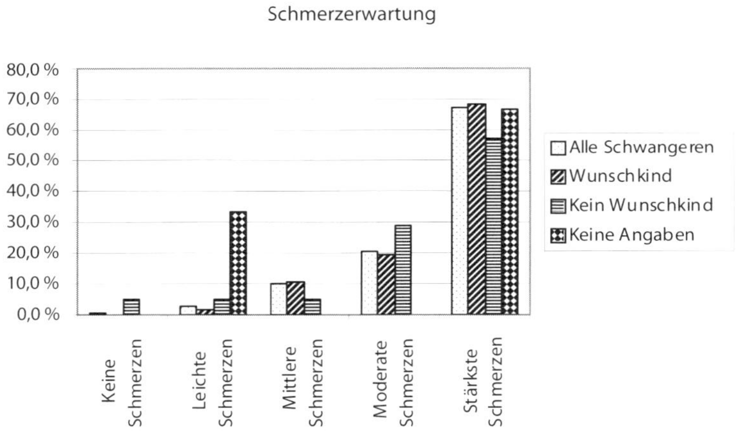

Schmerzerwartung

Abbildung 1: Schmerzerwartung vor der Geburt

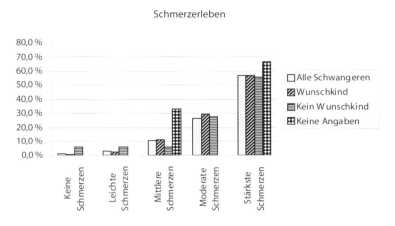

Abbildung 2: Schmerzerleben während der Geburt

Diskussion

Es scheint so, dass gerade in unserer modernen Zeit, wo nichts mehr dem Zufall überlassen werden soll, auch viele Schwangerschaften „geplant" werden. Nur ein geringer Anteil der Frauen hatte die Schwangerschaft und damit das zukünftige Kind nicht explizit erwünscht. Nicht untersucht wurde, wie viele Schwangerschaften definitiv unerwünscht waren und damit auch von der Mutter abgelehnt wurden. Ist ein Kind erwünscht, hat die werdende Mutter andere Sorgen und steht unter einer anderen psychischen Belastung als bei ungeplanten oder sogar unerwünschten Schwangerschaften. Diese mütterliche Belastung kann wiederum eine Stressreaktion induzieren, die in weiterer Folge die Schwangerschaft und Geburt negativ beeinflusst [3, 4, 5]. Egal ob mit oder ohne Wunschkind, ungefähr die Hälfte aller Schwangerschaften wurde von Schmerzen begleitet. Auch diese „Schwangerschaftsschmerzen" stellen einen Stressfaktor dar [6]. Die werdende Mutter selbst bewertete diese Schmerzen unter verschiedenen Aspekten. Zum Teil wurden nicht näher definierte körperliche oder seelische Belastungen als Ursache für die erlebten Schmerzen angenommen, wobei Frauen ohne Wunschkind diese Einflüsse eher als Auslöser für ihre Beschwerden betrachteten als Frauen mit Wunschkindschwangerschaft.

Trotz vielfältiger Einflüsse auf Mutter und werdendes Kind wurden insgesamt vier Fünftel aller Schwangerschaften als völlig komplikationsfrei erlebt, wobei hier keine Unterschiede zwischen Frauen mit oder ohne Wunschkind erkennbar sind. Auch bei der Erwartung des Geburtsschmerzes sind keine wesentlichen Unterschiede erkennbar, immerhin über die Hälfte aller Schwangeren aus beiden Gruppen befürchteten stärkste Schmerzen. Hier ist allerdings nicht untersucht worden, wie viele Frauen mehrgebährend waren und dadurch bereits Wehen- und Geburtsschmerzen erlebt hatten. Frauen mit Wunschkind scheinen aber insgesamt gelassener vor der Geburt zu sein. Sie hatten weniger Angst vor eigenen Geburtsverletzungen als auch vor Verletzungen des Kindes bei der Geburt. Dafür erlebten sie die Geburt stärker als erwartet. Schwangere ohne Wunschkind schätzten den Geburtsschmerz im Voraus genauer ein als Schwangere mit Wunschkind. Bei der Geburt überraschten die Schmerzen die Gebärenden mit Wunschkind heftiger als vorher angenommen.

Insgesamt ist festzustellen, dass durch den geringen Anteil an Nichtwunschkindschwangerschaften eine Auswertung erschwert ist. Es müssen noch mehr Daten erhoben werden, um validere Aussagen machen zu können. Bedingt durch die heutigen Möglichkeiten eine ungewollte Schwangerschaft zu vermeiden, ist aber eine breite Population für die weitere Datenerhebungen notwendig.

Literatur

1. Burns, E., Blamey, C., Ersser, S. (2000): An investigation into the use of aromatherapy in intrapartum midwifery practice. J Altern Comp Med 2000, 6: 141–147
2. Rippentrop, A. E., Altmaier, E. M., Chen, J. J., Found, E. M., Keffala, V. J. (2005): The relationship between religion/spirituality and physical health, mental health, and pain in a chronic pain population. Pain 2005, 116: 311–321
3. Shnider, S. M., Wright, R. G., Levinson, G., Roizen, M. F., Wallis, K. L., Rolbin, S. H., Craft, J. B. (1979): Uterine blood flow and plasma norepinephrine changes during maternal stress in the pregnant ewe. Anesthesiology 1979, 50: 524–527

4. Smith, D. J., Joffe, J. M., Heseltine, G. F. D. (1975): Modification of prenatal stress effects in rats by adrenalectomy, dexamethasone and chlorpromazine. Phys Beh 1975, 15: 461–469

5. Ledermann, R. P., Ledermann, E., Work, B. A. Jr., McCann, D. S. (1978): The relationship of maternal anxiety, plasma catecholamines, and plasma cortisol to progress in labour. Am J Obstet Gynecol 1978, 132: 495–500

6. Abboud, T. K., Artal, R., Henriksen, E. H., Earl, S., Kammula, R. K. (1982): Effect of spinal anesthesia on maternal circulating catecholamines. Am J Obstet Gynecol 1982, 142: 252–254

M. Bulgay-Mörschel, E. Schleussner

Trisomie 13 – Betreuung während Schwangerschaft, Geburt und Wochenbett: Eine Kasuistik

Einleitung

Schwangerschaft und Geburt wird insbesondere in den westlichen Industriestaaten eine besondere Bedeutung beigemessen. Zunehmende Individualisierung, Verfügbarkeit von Verhütungsmethoden, Berufstätigkeit und verändertes Selbstverständnis als Frau führten einerseits zum Rückgang der Geburtenraten, andererseits zur Verschiebung des Kinderwunsches in höhere Lebensalter. Das zunehmende Alter der Frau geht mit Abnahme der Fertilität einher, welches wiederum zur erhöhten Inanspruchnahme von reproduktionsmedizinischen Maßnahmen mit assoziierter psychischer Belastung führt. Gleichzeitig steigen die Abortrate und die Wahrscheinlichkeit für Chromosomenstörungen.

Die geringe Anzahl von Kindern pro Frau weist jeder Schwangerschaft und Entbindung eine besondere Bedeutung zu. Schwangerenvorsorge und pränatalmedizinische Diagnostik – überwiegend zur Bestätigung eines „unauffälligen Feten", Beruhigung der Schwangeren und zum Ausschluss von Chromosomenstörungen und Fehlbildungen – werden zunehmend in Anspruch genommen. Wird bei der Ultraschalluntersuchung eine schwere fetale Anomalie oder nach invasiver Diagnostik eine Chromosomenstörung diagnostiziert, wünscht die überwiegende Anzahl der Paare nach anfänglichem Schock die Beendigung der Schwangerschaft. Lediglich ein Bruchteil entscheidet sich für die Fortsetzung der Schwangerschaft mit konsekutiver Geburt eines toten oder lebenden Kindes mit zumeist schlechter Prognose.

Die Entscheidung des Paares hängt neben individuellen Charaktereigenschaften in hohem Maße von der Lebensgeschichte und vom Motiv des Kinderwunsches ab.

Kasuistik

Geburtshilflicher Verlauf: Die Erstvorstellung der 36-jährigen IG/0P erfolgt in der 14+1 SSW aufgrund des V.a. Nackenödem bei Z.n. Embryotransfer. Vorausgegangen war die langfristige Fertilitätsbehandlung mit insgesamt neun ICSI-Versuchen, die erstmals erfolgreich war. Die Ultraschalluntersuchung zeigt für die Trisomie 13 charakteristische multiple Fehlbildungen: Holoprosenzephalie mit Proboscis, Brachycephalus, Hypoteleorismus, kleine Omphalozele mit Nabelschnurzyste, komplexer Herzfehler. Im Bewusstsein der sehr schlechten Prognose bei Trisomie 13 entscheidet sich das Paar für die Fortsetzung der Schwangerschaft, sodass in der 20+3 SSW im Rahmen des perinatologischen Konsils gemeinsam mit dem Paar das weitere Prozedere besprochen wird. Bei guter Wachstumsdynamik, unauffälligem fetalen Doppler und CTG wird in der 30+5 SSW zur Festlegung der Intensität der neonatologisch Betreuung ein Re-Konsil in Anwesenheit von Mitgliedern der klinischen Ethikkommission durchgeführt. In der 31+5 SSW äußert das Paar den Wunsch nach 3D-/4D-Bildern und das Baby „live" durch 4D-Sonografie betrachten zu dürfen (siehe Abb. 1, Abb. 2).

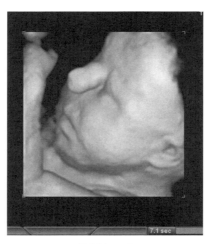

Abbildung 1

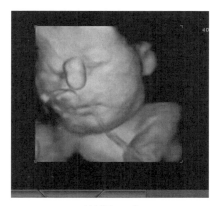

Abbildung 2

In der 34. SSW entwickelt die Schwangere eine Präeklampsie mit RR-Werten bis 170/100 mmHg zunächst ohne klinische Beschwerden. Die vorzeitige Beendigung der SS wird mit der Begründung der Frühgeburtlichkeit sowie der endgültigen Trennung vom Kind kategorisch abgelehnt. In der 36+4 SSW wird neben fetalem Ascites und Polyhydramnion erstmals ein Zereoflow in der Nabelarterie beobachtet und dem Paar die Beendigung der SS angeboten, um den Wunsch nach der Geburt eines lebenden Kindes realisieren zu können. Im Verlauf der gewünschten Bedenkzeit über Nacht tritt der IUFT ein.

Das trauernde, schockierte und von Selbstvorwürfen belastete Paar wird stationär aufgenommen und die Geburt eingeleitet. Es erfolgt die unkomplizierte Spontangeburt in der 36+5 SSW. Die psychische Situation der Patientin verschlechtert sich zunehmend. Am dritten Tag p. p. äußert sie erstmals Suizidgedanken.

Psychische Betreuung

Schwangerschaft

Im Mittelpunkt der inneren Konfliktsituation der depressiv strukturierten Patientin steht der Selbstwertkonflikt. Anamnestisch begründete Verlustängste und das Gefühl, „nichts wert zu sein" und „keine Daseinsberechtigung" zu haben, dominieren die Gespräche. Schuldgefühle, nicht ausreichend für die eigene kranke Mutter vor ihrem Tod gesorgt zu haben, bedingen den kompensatorischen Wunsch, wenigstens das Kind ausreichend zu versorgen und so lange wie möglich auszutragen. Massive Angst vor dem intrauterinen Fruchttod spiegelt die Verlustängste wider, die die Patientin aus der eigenen Kindheit mitbringt. Ausgeprägter Kinderwunsch, langwierige reproduktionsmedizinische Behandlung in Kombination mit biografischer Anamnese verdeutlichen das Motiv des Kinderwunsches: Kind als Bezugsperson, als Berechtigung für die eigene weitere Existenz. Die Zeugung eines abhängigen Wesens aus eigenem „Fleisch und Blut", das versorgt und geliebt werden kann, das seine Mutter nicht ohne Weiteres verlassen kann. Die Dominanz des Kinderwunsches und der Wunsch, so lange wie möglich das Gefühl der Mutterschaft zu erleben, bedingt die Entscheidung für die Fortführung der Schwangerschaft und den Wunsch, dem Kind lebend zu begegnen.

Im Verlauf der Schwangerschaft wird die Bindung an das Ungeborene zunehmend stärker, die Verlustängste größer. Die Bestätigung des IUFT am Folgetag versetzt die Patientin in eine hochdepressive Stimmung. Nicht die Angst vor dem Geburtsprozess, sondern Ängste vor der nun endgültigen Trennung vom Kind stehen im Vordergrund.

Entbindung und Wochenbett

Der Geburtsvorgang wird vom Paar als wenig belastend und unkompliziert empfunden. In den folgenden Tagen beschäftigt sich das Paar eingehend mit dem NG. Es werden zahlreiche Fotografien für das Familienalbum angefertigt. Der zunächst natürliche Trauerprozess im Sinne von Schock, depressiver Verstimmung und Antriebslosigkeit wird durch irrationale Fantasien in Bezug auf das Kind kompliziert. Bestattungsmodalitäten werden verzögert eingeleitet, einer Autopsie wird zunächst nicht zugestimmt. Der endgültige Abschied vom Kind wird hinausgeschoben. Die Patientin hat zunehmend den Wunsch, bei ihrem Kind zu sein. Sie zweifelt an ihrem Lebenssinn, äußert erstmals Suizidgedanken, verspricht jedoch sich nichts anzutun. In der ersten ambulanten Sitzung wirkt die Patientin hochdepressiv, die Suizidgedanken werden stärker. Aus der Anamnese bekannte Selbstverletzungshandlungen treten erneut auf. Aufgrund akuter Suizidalität erfolgt die unfreiwillige Aufnahme in die Psychiatrie. Seitdem wird eine dramatische Verschlechterung der Symptomatik beobachtet. In Unkenntnis der vollständigen Anamnese war durch den unfreiwilligen stationären Aufenthalt die Retraumatisierung nach Missbrauch in der Kindheit erfolgt. Trotz „flash backs", Selbstekel, zunehmender Autoaggression, Spannungen zum Partner und Suizidalität wird die Einbeziehung von anderen Kollegen in die weitere Betreuung von der Patientin kategorisch abgelehnt. Auch die Einbeziehung der eigenen niedergelassenen Psychotherapeutin wird nicht erwünscht. Es erfolgen hochfrequente psychotherapeutische Sitzungen, bis die stationäre Therapie in eine psychosomatische Klinik realisiert werden kann. Nach drei Monaten stationärer Therapie wird nach über einem Jahr in niedrigfrequenten Sitzungen supportive ambulante Therapie mit dem Schwerpunkt der Wiedereingliederung in das öffentliche Leben durchgeführt. Parallel hierzu wird die ambulante Psycho- und Traumatherapie bei ihrer Psychologin wieder aufgenommen.

Diskussion

Vor der Ära der Pränataldiagnostik erfolgte die Erstkonfrontation mit einem auffälligen Kind zum Zeitpunkt der Geburt. Pränatale Sonografie und invasive Verfahren eröffnen die Möglichkeit, fetale Chromosomenauffälligkeiten und Anomalien bereits ab dem ersten Trimester zu diagnostizieren. Trotz guter Beratung im Vorfeld wird pränatale Diagnostik von den meisten Schwangeren als Mittel zur Bestätigung eines unauffälligen Feten verstanden. Die unerwartete Konfrontation mit einer fetalen Auffälligkeit löst beim betroffenen Paar eine Kaskade von individuellen psychischen Prozessen aus, deren psychodynamischen Hintergründe nicht in jedem Fall eruiert werden können. Die individuelle psychische Auseinandersetzung in Verbindung mit der Beratung durch Ärzte, Psychologen und dem sozialen Umfeld ist Grundlage für die Entscheidungsfindung der Schwangeren. Aufgrund der frühzeitigen Diagnosemöglichkeit können bei zahlreichen Fehlbildungen eine gezielte Beratung und Therapieplanung erfolgen. Dies wird von der überwiegenden Zahl der Paare als Entlastung und Gefühl der Sicherheit empfunden. Bei schwerwiegenden fetalen Auffälligkeiten und Chromosomenstörungen rückt die individuelle

Entscheidung des Paares in den Vordergrund. Die meisten Paare entscheiden sich für die Beendigung der Schwangerschaft, nur in Einzelfällen wird sie fortgeführt. Die ärztliche und psychologische Beratung im Entscheidungsprozess hat eher einen supportiven Charakter. Unabhängig von der Entscheidung für oder wider die Schwangerschaft können die psychischen Auswirkungen für die Betroffene nicht vorhergesehen werden. Die Einbindung in die stationäre und ambulante psychologische Betreuung hat größte Priorität. Die Entscheidung gegen die Beendigung der Schwangerschaft impliziert keineswegs die leichtere kurz- und langfristige psychische Verarbeitung.

Brigitte Borrmann, Beate Schücking

Welche Lebensbedingungen fördern das Wohlbefinden von Säuglingsmüttern?

1. Ausgangslage/Forschungsinteresse

Für die Bindungsfähigkeit und die Mobilisierung intuitiver Elternkompetenzen ist das Wohlbefinden der Mutter von großer Bedeutung. Wenn es der Mutter nach der Geburt schlecht geht (wofür es viele verschiedene Gründe geben kann), sind ihre Ressourcen für einen fürsorglichen und liebevollen Umgang mit dem Kind nur eingeschränkt verfügbar. Sowohl in einer amerikanischen Studie mit post partum befragten Frauen (Declercq et al. 2008) als auch in einer französisch-italienischen (Saurel-Cubizolles et al. 2000), einer australischen (Brown/Lumley 1998) und einer deutschen Untersuchung (Borrmann 2003) zeigte sich, dass ein erheblicher Anteil von Säuglingsmüttern unter körperlichen und psychischen Beschwerden leidet. Für die Gesundheitssysteme in Deutschland und in anderen Ländern ergibt sich hieraus ein bisher wenig genutztes Potenzial, die Beziehungsgestaltung zwischen Mutter und Kind durch den Ausbau der Gesundheitsförderung und sozialen Unterstützung für Säuglingsmütter zu verbessern. Gesundheitsförderungsprogramme, wie sie von der WHO empfohlen werden, setzen auf die Partizipation der Adressaten sowohl bei der Entwicklung als auch bei der Durchführung der Programme. Für die Konzeption entsprechender Angebote für Mütter im ersten Jahr post partum ist es daher sinnvoll, sich zunächst ein Bild von den subjektiven Ressourcen der Mütter für Gesundheit und Wohlbefinden in dieser Lebensphase zu machen. Die im Folgenden dargestellte Untersuchung ging der Frage nach, welche Faktoren sich – aus der subjektiven Sicht von Müttern – positiv auf das maternale Wohlbefinden in den ersten Monaten nach der Geburt auswirken.

2. Methodik

Die Rekrutierung der Studienteilnehmerinnen erfolgte in vier Kliniken in NRW und Niedersachsen. Alle teilnahmewilligen Wöchnerinnen erhielten 1–5 Tage (T1) und 5–6 Monate post partum (T2) einen selbst entwickelten Fragebogen, zum Zeitpunkt T3 (18 Monate p. p.) wurden 56 Studienteilnehmerinnen telefonisch mittels eines Leitfadeninterviews zu spezifischen Ressourcen in der Postpartalzeit befragt („Was hat in den Wochen und Monaten nach der Geburt Ihre Gesundheit und Ihr Wohlbefinden positiv beeinflusst? Was hat Ihnen gut getan?"). Als Auswertungsmethode des hier gewonnenen Textmaterials diente die qualitative Inhaltsanalyse nach Mayring.

Stichprobenbeschreibung:
— Gesamtstichprobe N= 206;
— Durchschnittsalter: 32,8 Jahre;
— Abitur oder Hochschulabschluss: 41 %;
— ganztägige Berufstätigkeit: 31 %;
— Haushaltsnettoeinkommen von 1250–2500 € pro Monat: 61 %;
— Ehe oder feste Partnerschaft: 95 %;
— Herkunftsland Deutschland: 87 %;
— Primipara: 56 %;
— Spontangeburt: 67 %.

3. Ergebnisse des Leitfadeninterviews

Aktiv sein und entspannen

Als wichtige Ressource für Säuglingsmütter kristallisierte sich die Ausgewogenheit zwischen Entspannungs- und Aktivphasen heraus. Sehr häufig wurden von den Interviewteilnehmerinnen „Spazierengehen" und „Rückbildungsgymnastik" als förderlich für das eigene Wohlbefinden benannt. Andere Beispiele, die ebenfalls die Bedeutung von Nicht-Kind-bezogenen-Aktivitäten hervorheben, bringen folgende Zitatausschnitte zum Ausdruck: „kleine Veränderungen im Haushalt, alte Kleidung entsorgt, aufgeräumt", „Aufnahme eines neuen Hobbys", „mit Freunden ausgehen, Kino, Sauna, Sport" und

„stundenweise wieder arbeiten". Der andere Pol dieser Antwortkategorie stellt für die befragten Frauen ebenfalls eine wichtige, subjektive Gesundheitsressource dar. Zum Teil wurden explizit die Begriffe „schlafen" oder „Mittagsschlaf" genannt. Aber auch Aussagen wie „Zeit für ein Bad zu bekommen, seit das Baby abends schläft", „viel Ruhe im Garten", „keine festen Termine, kein Zeitdruck" und „es tat gut, als die Nächte wieder länger wurden" bringen das Ruhe- und Entspannungsbedürfnis der Mütter zum Ausdruck. Des Weiteren dienen den Müttern auch „gutes Essen in Ruhe" bzw. „gesunde und vitaminreiche Ernährung" dazu, verbrauchte Kräfte zu regenerieren.

Verbundenheit und Unabhängigkeit erleben

Das Gefühl der Verbundenheit mit anderen Menschen wurde vielfach als wichtige Quelle für das eigene Wohlbefinden identifiziert. Neben erlebter Liebe und Fürsorge (s. nächstes Kapitel) spielt das Gefühl von Zugehörigkeit und die Möglichkeit zu gegenseitigem Austausch offenbar als Ressource eine wichtige Rolle. Bedeutsam ist hier nicht nur die eigene Kleinfamilie: „Zusammensein mit Mann und Kind", „das Gefühl, jetzt eine richtige, kleine Familie zu haben" „Kuscheln mit Baby und Partner" oder „Familiennähe", sondern auch die neue Peergroup: „neue Mütter kennen gelernt (Kontakte/ Austausch)", „Treffen mit anderen Müttern" und der alte Freundeskreis: „mit Freunden ausgehen", „Freunde und Kollegen treffen". Auf der anderen Seite tut auch das Gefühl von Unabhängigkeit vielen der Studienteilnehmerinnen in dieser Lebensphase gut. Mehrmals wurde das „Abstillen" bzw. die „Umstellung auf die Flasche" als günstiger Einflussfaktor auf die eigene Gesundheit bezeichnet.

Häufig fanden sich auch Formulierungen in der Art von: „Zeit für sich nehmen, mindestens einmal pro Woche", „Zeit für mich zu haben, nicht mehr schwanger sein, Körper wieder für sich haben", „Zeit zu finden, um auch mal etwas alleine machen zu können", „lesen, allein sein". Die Möglichkeiten des Rückzugs und der Unabhängigkeit wurden aber nicht nur in Bezug auf den partiellen Rückzug vom Kind als positiv erlebt, sondern auch der Rückzug aus dem Arbeitsleben wurde als angenehm empfunden: „keine festen Termine, kein Zeitdruck", „alle außerfamiliären Aktivitäten fallen zu lassen", „das gute Wetter und nicht arbeiten zu müssen".

Lieben und geliebt werden

Der Säugling und ggf. auch ältere Geschwisterkinder stellten für die befragten Mütter ebenfalls eine Quelle von Gesundheit und Wohlbefinden dar. „Die Entwicklung meiner Kinder zu sehen, ihr Lachen und die Fortschritte, die sie jeden Tag machen", „gesunde, liebe Kinder zu haben", „zuschauen, wie mein Kind die Welt erforscht". Diese Zitate stehen hier exemplarisch für viele ähnliche Aussagen. Auch die Verantwortung, die von den Müttern getragen werden muss, kann positiv erlebt werden: „das Baby im Arm zu halten, das Gefühl, dass das Baby mich braucht", „mein Baby hat mir gut getan – das Gefühl gebraucht zu werden". Zwei Frauen (von 56) nannten explizit das Stillen des Säuglings als Ressource für die eigene Gesundheit. Auf der anderen Seite fühlten sich die Untersuchungsteilnehmerinnen oft durch die Verantwortung für das Kind stark in Anspruch genommen und waren froh, durch die Unterstützung anderer Personen Entlastung zu erfahren. Social Support wurde in erster Linie durch den Partner oder die eigene Mutter geleistet: „tief und fest zu schlafen, während meine Mutter das Kind gehütet hat", „Flasche geben durch meinen Mann". Nicht nur praktische Unterstützung durch Übernahme von Pflichten („tätige Zuneigung"), sondern auch emotionale Wärme wurde von Müttern als hilfreich und förderlich für das eigene Wohlbefinden erlebt: „Familie, gutes Essen, liebe Worte", „viel Verständnis in meiner Umgebung", „die Zuneigung meines Mannes und des dreijährigen Sohnes zum Baby und zu mir".

4. Diskussion

Zusammenfassend kann aufgrund der Befragungsergebnisse festgestellt werden, dass es Müttern von Säuglingen gut geht, wenn sie ihr Kind bemuttern können und selbst auch bemuttert werden und wenn sie in soziale Netze eingebunden sind, aber auch Zeit für sich selbst haben, die sie für individuelle Aktivitäten und Entspannungsphasen nutzen können. Studien zur Gesundheit von Säuglingsmüttern (Borrmann 2003; Saurel-Cubizolles et al. 2000; Brown/ Lumley 1998) zeigen durchgängig, dass Frauen sich über das traditionell nur sechswöchige, inzwischen sogar auf ein bis zwei Wochen verkürzte Wochenbett hinaus in einer vulnerablen Phase ihres Lebens befinden. Mehr als die Hälfte der Frauen leidet auch noch ein Jahr nach der Geburt unter extremer Müdigkeit und Erschöpfung. Nach einer aktuellen, amerikanischen Untersuchung fühlen sich 39 % der Mütter isoliert (Monat 2 p. p.), 43 % fühlen sich gestresst (Monat 6 p. p.) und 17 % depressiv (Monat 6 p. p.; Declercq et al. 2008). Unter Berücksichtigung dieser Daten ist es nicht verwunderlich, dass die Erfüllung basaler, physischer Bedürfnisse nach Erholung und geregelter Nahrungsaufnahme in den Zitaten der hier vorgestellten Interviewergebnisse oft als wichtige Ressource zum Ausdruck gebracht wurde. Auch die Teilnahme am öffentlichen Leben (Sport, Kollegen, Freunde usw.) ist verständlicherweise für die befragten Mütter ein wichtiger Protektivfaktor. Die Ergebnisse der vorliegenden Untersuchung sind nicht repräsentativ. Sie können lediglich erste Hinweise dafür liefern, an welchen Punkten eine ressourcenorientierte Erforschung der Gesundheit von Säuglingsmüttern ansetzen könnte.

5. Fazit

Über die Gesundheit und das Wohlbefinden von deutschen Müttern nach der Geburt gibt es bisher keine ausreichenden Erkenntnisse. Studienergebnisse aus anderen Ländern lassen den Schluss zu, dass es einem Großteil der Frauen noch Monate nach der Geburt tendenziell schlecht geht. Neben der Erforschung der Ursachen für die verschiedenen Gesundheitsstörungen von Säuglingsmüttern sollten aber auch diejenigen Frauen verstärkt in den Fokus genommen werden, die sich im ersten Jahr post partum besonders wohl fühlen. Über diesen salutogenetischen Ansatz können Protektivfaktoren identifiziert werden, die im Rahmen von Gesundheitsförderungsprojekten Berücksichtigung finden sollten. Insbesondere bieten sich Programme im kommunalen Setting an, die auf Entlastung (Haushaltshilfen), Integration (Teilnahme am öffentlichen Leben auch für stillende Mütter) und partizipativ entwickelte Angebote im Hinblick auf Sport, Ernährung und Freizeitaktivitäten ausgerichtet sind. In dieser Hinsicht bessere Lebensbedingungen für Mütter mit Säuglingen und Kleinkindern wären in Bezug auf die Beziehungsqualität und damit auch die Gesundheit der Kinder von großem Vorteil.

Literatur

Borrmann, B., Schücking, B. (2003): Beschwerdebild und SOC Score von Frauen nach der Geburt. Z Geburtsh Neonat 2003, 207; Suppl. 2, S89–S166, PO11-11

Brown, S., Lumley, J. (1998): Maternal health after childbirth: results of an Australian population based survey. In: British Journal of Obstetrics and Gynecology 3: 1998: 156–161

Declercq, E. R., Sakala, C., Corry, M. P., Applebaum, S. (2008): New Mothers Speak Out: National Survey Results Highlight Women's Postpartum Experiences. New York: Childbirth Connection

Saurel-Cubizolles, M. J., Romito, P., Lelong, N., Ancel, P. Y. (2000): Postnatal Health – Women's health after childbirth: A longitudinal study in France and Italy. British Journal of obstetrics and gynaecology. 107 (10), 2000, 1202–1209

K. Makowsky, C. Halves, C. Loytved, B. Schücking

Familienhebammen: Frühe Unterstützung – Frühe Stärkung? Wirkungsevaluation des Projektes Familienhebammen im Landkreis Osnabrück

Ausgangspunkte der Studie

Diese Studie zielt darauf ab zu erfassen, ob das Angebot von Familienhebammen von Frauen in psychosozial belastenden Lebenslagen angenommen und akzeptiert wird, inwieweit es durch die Arbeit der Familienhebamme gelingt, soziale Netzwerke zu erweitern, bestehende Ressourcen zu fördern sowie die Gesundheit von Mutter und Kind positiv zu beeinflussen und wie sich die Vernetzung von Familienhebammen im System Früher Hilfen auf die Arbeit mit den Familien auswirkt. Familienhebammen sind Hebammen mit einer spezifischen Weiterbildung, die eingesetzt werden, um vulnerable Schwangere und junge Mütter bis zu einem Jahr nach der Geburt ihres Kindes im Aufbau einer tragfähigen Familienstruktur zu unterstützen. Es handelt sich folglich um einen präventiven Ansatz, mit dem frühzeitig einer Kindeswohlsgefährdung entgegengewirkt werden soll. Die Unterstützung der Familien kann sich sowohl auf typische Hebammentätigkeiten, wie z. B. die Anleitung zur Pflege und Ernährung des Säuglings, als auch auf weiterführende Bereiche wie beispielsweise Hilfestellungen zur Erweiterung sozialer Netzwerke beziehen. Allerdings zeigt die bisherige Forschung (z. B. Zoege 1993), dass gerade Frauen in psychosozial belastenden Lebenslagen die Angebote der Hebammenhilfe oft nicht in Anspruch nehmen, gleichzeitig jedoch einen hohen Beratungs-, Informations- und Unterstützungsbedarf aufweisen. Erfolgt jedoch eine Kontaktaufnahme, lässt sich feststellen, dass Hebammen auch bei Familien in psychosozial belastenden Lebenslagen einer hohen Bereitschaft begegnen, sich auf die Angebote der Hebamme einzulassen. Kennzeichnend für die Arbeit von Familienhebammen sind der natürliche Zugang zu den Familien, die aufsuchende Tätigkeit, die Niedrigschwelligkeit sowie die Kopplung zwischen dem Gesundheits- und Jugendhilfesystem.

K. MAKOWSKY/C. HALVES/C. LOYTVED/B. SCHÜCKING

Konzeption der Studie und methodisches Vorgehen

Im Landkreis Osnabrück werden für einen Zeitraum von zunächst drei Jahren Familienhebammen eingesetzt, die über eine Sozialpädagogin des Kinderschutzbundes koordiniert und inhaltlich begleitet werden. Das Angebot, eine Betreuung durch eine Familienhebamme in Anspruch zu nehmen, richtet sich grundsätzlich an alle Schwangeren und Mütter im Landkreis Osnabrück bis zu einem Jahr nach der Geburt ihres Kindes, die aufgrund einer besonderen Belastungssituation von der zusätzlichen Unterstützung durch eine Familienhebamme profitieren können und nicht in der Lage sind, selbst für diese Unterstützung zu sorgen. Dies können beispielsweise minderjährige oder allein lebende Schwangere und Mütter sein, Schwangere und Mütter, die in einem gewalttätigen Milieu leben, über einen Migrationshintergrund verfügen, suchtkrank sind oder an einer psychischen Störung leiden.

Die wissenschaftliche Begleitung und Evaluation erfolgt über einen Zeitraum von ebenfalls drei Jahren durch die Universität Osnabrück (Leitung: Prof. Dr. med. Beate Schücking).

Angelegt ist die Studie im Design einer prospektiven Kurz-Längsschnitt-Studie mit zwei Erhebungszeitpunkten. Dabei werden sowohl qualitative als auch quantitative Vorgehensweisen eingesetzt. Die Datenerhebung bezieht sich auf die Nutzerinnen (d. h. betroffene Frauen und deren Familien), die Familienhebammen und das professionelle Netzwerk.

Die standardisierte Befragung mittels Fragebogen auf Seiten der Nutzerinnen (N = 60–80) erfolgt zu zwei Messzeitpunkten orientiert an einem aus überwiegend bereits validierten Instrumenten zusammengestellten Fragebogen. Zum Ende der Betreuung werden zusätzlichen problemzentrierten Interviews mit N = 11–20 Frauen geführt. Die elf im Projekt tätigen Familienhebammen werden im Rahmen von kontinuierlichen Teambegleitungen sowie Experteninterviews befragt. Die Vernetzung wurde anhand eines Fragebogens zu zwei Zeitpunkten standardisiert erfasst. Weitere Experteninterviews erfolgten mit Vertretern/-innen des Kinder- und Jugendhilfesystems (N = 6). Um zu erfassen, welche Frauen das Angebot der Familienhebammen nicht in Anspruch nehmen und welche Gründe dagegen sprechen, wurden N = ca. 50 Beratungsstellen und Krankenhäuser in Stadt und Landkreis Osnabrück angeschrieben. Auf diese Weise wird u. a. erfasst, zu welchem Zeitpunkt durch welche Person über das Angebot informiert wurde, was der erhoffte Nutzen von Familienhebammenbetreuung gewesen wäre und weshalb und durch wen die angebotene Betreuung abgelehnt wurde.

Erfahrungen und erste Ergebnisse

Aus der Befragung der *Nutzerinnen*, d. h. der Frauen, die Familienhebammenhilfe in Anspruch genommen haben, lässt sich ableiten, dass die Akzeptanz der Familienhebamme dann besonders hoch ist, wenn die Inanspruchnahme auf natürlichem Wege, d. h. im Rahmen der Geburtsvorbereitung oder der Wochenbettbetreuung zustande kommt. Hilfreich ist es zudem, wenn die Familienhebammenbetreuung die ausschließliche Hebammenhilfe darstellt, die Inanspruchnahme freiwillig erfolgt und sich Familienhebamme und betreute Familie sympathisch sind.

Eine Wöchnerin beschreibt rückblickend, wie Familienhebammen ihrer Ansicht nach bestehende soziale Netzwerke fördern können:

„Sie hat mir auch viel so gesehen geholfen auch wieder (…) richtig Kontakt zu meinen Eltern (…) aufzubauen. (…) sie, (…) hat (…) mit mir drüber geredet (…) was falsch gelaufen ist (…) Oder (…) wie ich das alles regeln kann (…) oder Kontakt zu meiner Schwester wieder aufzubauen, (…) ich hab dann, (…) wenn die Stunde (…) zu Ende war (…) versucht (…) meine Eltern und bei meiner Schwester (…) anzurufen (…). Es war sehr gut, sonst hätt' ich jetzt nicht so Kontakt mit meiner Schwester und mit meinen Eltern wie jetzt."

Die *Familienhebammen* berichten über sehr unterschiedliche Erfahrungen hinsichtlich ihrer Akzeptanz in den Familien. So beschreiben einige Familienhebammen nahezu ausschließlich positive Erfahrungen, während andere gelegentlich auf Ablehnung stoßen.

Die standardisierte Erfassung zur Vernetzung der Familienhebammen im System Früher Hilfen zeigt zu Beginn der Familienhebammentätigkeit ausgeprägte Vernetzungen im Gesundheitssystem, die zweite Erfassung der Kooperation und Vernetzung ergibt erwartungsgemäß einen weiteren Ausbau entsprechender Kontakte bezogen auf das Jugendhilfesystem. Hinsichtlich der Kooperation und Vernetzung werden Schwierigkeiten geäußert, wenn der Kontakt zwischen Familienhebamme und Sozialdienst nicht direkt erfolgt und beispielsweise auf eine Rückantwort gewartet wird. Positiv werden von den Familienhebammen gemeinsame Absprachen zwischen Familienhebamme und sozialpädagogischer Familienhilfe bewertet. Hervorgehoben wird zudem der Kontakt mit Beratungsstellen:

> „(…) die haben (…) ein offenes (…) Ohr, (…) wenn da so 'ne Frau mit ihren Fragen, Problemen kommt, dass sie (…) auf die Frauen (…) eingehen. (…) recht schnell (…) den Bedarf sehen. (…) werden (…) auch recht schnell die Frauen (…) vermittelt."

Die Befragung der Vertreter/-innen im *Netzwerk,* d. h. auf Seiten des Jugendhilfesystems, zeigt eine positive Resonanz sowohl auf Ebene der Bezirkssozialarbeiter/-innen als auch auf Ebene der sozialpädagogischen Familienhelfer/-innen. Eine detaillierte Auswertung dieser Daten steht noch aus. Hilfreich wirkt sich der Einsatz einer vermittelnden Person aus, die sowohl die Strukturen des Jugendhilfesystems als auch die Situation der Familienhebammen kennt. Im Gesundheitssystem verfügen die Familienhebammen aufgrund ihrer Freiberuflichkeit als Hebamme über umfassende professionelle Netzwerke.

Die Erfassung der Schwangeren und Mütter in psychosozial belastenden Lebenslagen, die eine Betreuung durch Familienhebammen angeboten bekommen, diese jedoch nicht in Anspruch nehmen, ist zurzeit noch nicht abgeschlossen. Angeschrieben wurden in diesem Zusammenhang sieben Krankenhäuser im Stadt- und Landkreis Osnabrück sowie ca. 50 Beratungsstellen. Bislang liegen ca. 30 korrekt ausgefüllte Fragebogen vor.

Diskussion und Ausblick

Erste Ergebnisse der Evaluation des Familienhebammenprojektes im Landkreis Osnabrück zeigen eine umfassende Inanspruchnahme der Familienhebammenhilfe durch Familien in schwierigen sozialen Lebenssituationen. Sowohl erhobene Strukturdaten betreuter Familien als auch Daten zur Erfassung möglicher Ressourcen (Kohärenzgefühl, soziale Unterstützung u. a.) weisen eindeutig auf einen Bedarf an professioneller Hilfe in diesen Familien hin. Die aufsuchenden Angebote der Familienhebammen werden dabei überwiegend positiv aufgenommen, wohingegen sich Schwierigkeiten dann in der aktiv längerfristigen Annahme von Mutter-Kind-Angeboten zeigen, wenn hierfür ein Verlassen der häuslichen Wohnung sowie das Einhalten von Terminen nötig sind. Welche Angebote geeignet sind, um auch diese Frauen vermehrt in entsprechende Netzwerke einzugliedern, bleibt abzuwarten und ist als wichtiger Ansatz einer individuellen Beratung betroffener Frauen durch Familienhebammen zu sehen. Denkbar wäre die Förderung der Unterstützung einer derartigen Einbindung in Netzwerke von Frauen mit ähnlichen oder auch sehr unterschiedlichen Problemlagen. Hier bieten Familienhebammen bereits unterschiedliche Gruppen an, die zunehmend auch den über das Familienhebammenprojekt betreuten Frauen zugänglich gemacht werden sollen.

Dass Familienhebammen eine sinnvolle Ergänzung im System Früher Hilfen darstellen, lässt sich bereits aus den bislang erhobenen Daten auch für den Landkreis Osnabrück bestätigen. Inwieweit es möglich ist, hierdurch nachhaltig bestehende Ressourcen zu fördern und Gesundheit und Wohlbefinden von Mutter und Kind positiv zu beeinflussen, bleibt abzuwarten.

Literatur

bei den Verfassern (siehe Korrespondenzadresse am Ende des Buchs).

Viresha J. Bloemeke

Es war eine schwere Geburt –
Auswirkungen traumatischer Erfahrungen
auf die Mutter-Kind-Bindung

Mit dem Poster wird eine praxiserprobte Methode vorgestellt.

An Hand des Märchens „Der Wolf und die sieben Geißlein" lässt sich leicht verständlich erklären, in welcher Verfassung Frauen nach einem traumatischen Geburtserlebnis in der Mutterrolle landen, und welche Unterstützung sie brauchen, um das Erlebte zu verarbeiten. Dieser Heilungsprozess ist besonders für die gelingende Bindung zum Neugeborenen von herausragender Bedeutung.

Basiswissen zum Hirnstoffwechsel in bedrohlichen Situationen und zu den Symptomen einer posttraumatischen Belastungsreaktion wird mit Hilfe von Illustrationen zum Märchen (Jutta Wiesermann) erklärt und trägt zur Entlastung der betroffenen Frau bei.

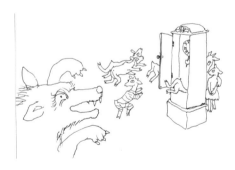

Bild des Märchens	Symptome der Belastungsreaktion
Das jüngste Geißlein	sprachlos, hilflos, Amygdala dominiert, Erinnerung zersplittert in emotional stark geladene Bilder
im Uhrenkasten	panisch, erstarrt, wie „nicht anwesend", schreckhaft, reizbar, Hyperarousal, Adrenalinausschüttung hoch, Schlaflosigkeit, Albträume, Flash-backs
die großen Geschwister alle verschlungen	ohne Schutzmechanismen und Coping-Strategien
	Schritte der Heilung
	Schutz, Halt und Trost, Sicherheit: „den schlafenden Wolf betrachten" – erzählen was geschehen ist
	Das Geschehene genau analysieren und dabei die eigenen Stärken wieder befreien
	Auch „Altlasten" bei der Betrachtung des akuten Traumas hinzuziehen und erinnern, wie diese verarbeitet wurden
	Die Betrachtungen werden abgeschlossen
	Die Erinnerungen werden ab und zu wieder wach und „rumpeln und pumpeln", bis dann eines Tages das Erlebte in der Vergangenheit abgelegt werden kann und
	keine Macht mehr über die Gegenwart hat. Die Lebensfreude und inneren Kräfte kehren zurück.

J. Louda, N. Schlotz, M. Knieps, A. Marneros, A. Rohde

Das Ende einer negierten Schwangerschaft: Hängt das Leben des Neugeborenen am seidenen Faden?

1. Hintergrund

Der Neonatizid, die Tötung eines neugeborenen Kindes, erfolgt bis auf extrem seltene Ausnahmen durch die Mutter selbst. Typischerweise zeigt sich, dass diese Frauen bereits im Vorfeld der Tat ihre Schwangerschaft negiert (verdrängt, ignoriert, verheimlicht) haben und dass sie sich gedanklich nicht mit dem Kind auseinander gesetzt haben. Doch eine negierte Schwangerschaft zieht nicht notwendigerweise einen Neonatizid nach sich, wie die Häufigkeiten klinischer Fälle von Schwangerschaftsnegierung ohne Kindstötung zeigen: In Deutschland gibt es jährlich etwa 1.500 verdrängte Schwangerschaften (vgl. Wessel et al. 2007), während nur ca. 20–40 Neonatizide bekannt werden. In der vorliegenden Studie sollte der Frage nachgegangen werden, ob es typische Prädiktoren für das Verüben eines Neonatizids gibt bzw. welche Unterschiede und Gemeinsamkeiten zwischen den Fällen einer negierten Schwangerschaft mit vs. ohne Neonatizid auftreten.

2. Methoden

Zwei Gruppen von Frauen wurden miteinander verglichen: 1. Frauen, die wegen der Tötung ihres Neugeborenen im Rahmen eines Strafverfahrens psychiatrisch von den Autoren (A. M. und A. R.) begutachtet wurden (Neonatizid-Gruppe = NN, N = 14, Durchschnittsalter = 22,8 J., SD = 2,58), und 2. Frauen, die mit einer bis dahin negierten Schwangerschaft in der gynäkologischen Psychosomatik des Zentrums für Geburtshilfe und Frauenheilkunde des Bonner Universitätsklinikums vorstellig wurden (klinische Gruppe = KG, N = 10, Durchschnittsalter = 23,4 J., SD = 5,68). Mittels inhaltsanalytischer Verfahren wurden die vorliegenden Akten (Gutachten bzw. transkribierte Patientinneninterviews) explorativ ausgewertet. Auf eine inferenzstatistische Auswertung wurde wegen der teils geringen Fallzahlen verzichtet.

3. Ergebnisse

Ähnlichkeiten zwischen den Gruppen

In beiden Gruppen weisen die Frauen, die ihre Schwangerschaft bemerkt haben, mehr oder weniger ausgeprägte *Verheimlichungstendenzen* auf und verschweigen die SS, tragen weite Kleidung etc. Auch die *Dynamik der Schwangerschaftsnegierung* ist bei beiden Gruppen sehr ähnlich: Die Frauen wissen zumeist um ihre Schwangerschaft (nicht selten auch schon im ersten Trimenon), ignorieren diese aber mehr oder weniger bewusst. Ein typisches Zitat hierfür ist: „Ich habe mich überhaupt nicht weiter mit dem Thema Schwangerschaft beschäftigt. Weil ich das gar nicht habe wahrhaben wollen" (Frau X, NN, 24 J.). In sehr seltenen Fällen wird die SS gar nicht wahrgenommen oder aber völlig bewusst erlebt. Eine einzige Frau der Gesamtstichprobe hat die Schwangerschaft zunächst wahrgenommen, dann aber völlig verleugnet, bis sie der vollständigen Überzeugung war, nicht schwanger zu sein. Auch hinsichtlich der *Persönlichkeit* ähneln sich die Frauen der beiden Gruppen: Wenngleich sie nach außen hin durchaus offen und selbstbewusst wirken können, zeigt die Testpsychologie bzw. die Selbstbeurteilung ein anderes Bild: Es handelt sich überwiegend um introvertierte und sozial gehemmte Frauen (gemessen mit dem Freiburger Persönlichkeitsinventar, Fahrenberg et al. 2001). Typischerweise sprechen die Frauen nicht über Gefühle und Probleme, sondern verschließen sich bei diesen Themen eher. Es sei angemerkt, dass nur bei einer einzigen Frau der Gesamtstichprobe eine manifeste Persönlichkeitsstörung vorlag (in der NN-Gruppe: eine selbstunsichere Persönlichkeit nach ICD 10).

Unterschiede zwischen den Gruppen

Unterschiede zwischen Frauen mit vs. ohne Neonatizid finden sich vor allem im Hinblick auf *vorherige Erfahrungen mit Schwangerschaften bzw. Geburten.* Die Frauen der KG waren überwiegend erstmals schwanger, während in der NN-Gruppe ein Großteil der Frauen bereits im Vorfeld schon einmal schwanger gewesen ist. Entgegen der weit verbreiteten Annahme, dass Neonatizid-Täterinnen meist Erstgebärende sind, hatten sie in dieser Studie mehr Schwangerschafts- und Geburtserfahrungen. Eine Frau der klinischen Gruppe (33 J., erstgebärend), die zur Entbindung in die Klinik kam, sagte: „Das Kind alleine zu kriegen, hätte ich mich nicht getraut."

Wie jedoch der Einzelfall ausgeht, hängt oft am seidenen Faden. Dies soll exemplarisch an zwei Zitaten verdeutlicht werden:

Fall 1, klinische Gruppe, 32-jährige Frau, gebiert das Kind ohne Hilfe in der eigenen Wohnung. Sie berichtet über die ersten Gedanken nach der Geburt: „Ich habe zuerst einmal gedacht, was mach ich jetzt damit. Ich habe gedacht, der muss weg. Ja, einpacken, irgendwo hinlegen, verstecken. … ich glaube, ich habe auch den Gedanken gehabt, ihm das Leben zu nehmen. Davon abgehalten hat mich, glaube ich, dass er die Augen aufgemacht hat und es im Bad so hell war."

Fall 2, NN-Gruppe, 20-jährige Frau, gebiert das Kind ohne Hilfe in elterlicher Wohnung und erstickt es anschließend. Sie berichtet über die Geburtssituation: „Zu diesem Zeitpunkt wollte ich das Kind noch in eine Babyklappe bringen. Aber dann habe ich Panik bekommen, denn ich habe zwar leise sein können, aber das Kind nicht. Da habe ich es zugedeckt."

4. Fazit

In der vorliegenden Studie ließen sich zwischen den negierten Schwangerschaften mit vs. ohne Neonatizid mehr Ähnlichkeiten als Unterschiede finden. Entgegen dem sonst häufig in der Literatur beschriebenen Bild einer nicht wahrgenommenen oder verdrängten Schwangerschaft war die Dynamik der Negierung in dieser Untersuchung in beiden Gruppen typischerweise durch ein mehr oder weniger bewusstes Ignorieren der SS und durch Vermeidung von damit assoziierten Informationen gekennzeichnet. In beiden Gruppen versuchten die Frauen, ihre Schwangerschaft zu verheimlichen. Auch wenn die Frauen auf den ersten Blick durchaus offen und selbstbewusst wirken können, scheint dahinter eher ein Muster von Gehemmtheit, Introversion und eingeschränkten Kommunikationsmustern vorzuherrschen, auf dessen Grundlage sich die Negierung und Verheimlichung der Schwangerschaft entwickelt. Wie exemplarisch an Zitaten verdeutlicht, scheint der Ausgang einer negierten Schwangerschaft manchmal „am seidenen Faden" zu hängen. Entgegen dem vorherrschenden Bild, dass es sich bei Neonatizid-Täterinnen oft um Erstgebärende handelt, hatten sie in der vorliegenden Untersuchung überwiegend schon Geburtserfahrungen. Hingegen handelt es sich bei den Frauen der klinischen Gruppe ausschließlich um Erstgebärende. Möglicherweise tendieren Erstgebärende eher dazu, ärztliche Hilfe aufzusuchen. Aufgrund der geringen Fallzahlen und aufgrund des explorativen Charakters der Studie haben diese ersten Ergebnisse zunächst nur einen hypothesengenerierenden Charakter. Eine Fortsetzung der Studie, die die Befunde an neuem Datenmaterial statistisch absichert, ist in Arbeit.

Literatur

Fahrenberg, J., Hampel, R., und Selg, H. (2001): Das Freiburger Persönlichkeitsinventar. Revidierte Fassung. Göttingen: Hogrefe

Wessel, J., Wille, R., und Beier, K. (2007): Schwangerschaftsnegierung als reproduktive Dysfunktion: Ein Vorschlag für die internationale Klassifikationssysteme. Sexuologie, 14, 66–77

Lena Eschholz, Anke Rohde

Sind Männer das starke Geschlecht?
Traumatisch erlebte Entbindung beim Kindsvater

Einleitung

Symptome der Posttraumatischen Belastungsstörung (PTBS) treten in Folge traumatischer Erlebnisse auf. Neben potenziell traumatischen Stressoren, wie Vergewaltigung, Einsatz im Krieg, Kindesmisshandlung, sexueller Missbrauch oder Naturkatastrophen, deren Prävalenzen ausgiebig untersucht wurden, stellt die Geburt einen weiteren potenziellen traumatischen Stressor dar. Hierbei kann eine Geburt traumatisch erlebt werden, die objektiv gesehen ohne gravierende Komplikationen verlief. Trotz weniger epidemiologischer Untersuchungen muss man davon ausgehen, dass sich bei ungefähr 2 % aller Entbindungen die volle Symptomatik einer PTBS entwickelt (Wijma et al. 1997). Ist diese Problematik bei Frauen relativ wenig untersucht, so gibt es über die traumatisch erlebte Entbindung bei Männern praktisch keine Erkenntnisse.

Testdiagnostik

Im Folgenden werden die Entwicklung und die Konsequenzen einer traumatisch erlebten Entbindung bei einem 36-jährigen Mann beschrieben. Bei einem Paargespräch in der gynäkologischen Psychosomatik der Uniklinik Bonn wurde deutlich, dass nicht die Frau (33 Jahre), sondern ihr Partner die Entbindung seiner Zwillingssöhne aufgrund von Komplikationen und aus seiner Sicht unzureichender Nachbetreuung traumatisch verarbeitet hatte. Daraufhin wurden beide Elternteile sechs Wochen nach der Entbindung hinsichtlich einer Posttraumatischen Belastungsstörung (PTBS) testdiagnostisch untersucht. *Der Kindsvater erfüllte im Gegensatz zu seiner Partnerin die Kriterien einer PTBS* (F43.1 nach ICD-10).

Folgende Symptome wurden von ihm berichtet:

— anhaltendes Wiedererleben der Belastung durch aufdringliche, lebendige Erinnerungen an die Geburt;

— innere Unruhe in Situationen, die mit der Entbindung in Zusammenhang stehen, z. B. Betreten von Krankenhäusern;
— Versuche, Erinnerungen an das Geschehene zu vermeiden;
— erhöhte psychische Sensitivität: Niedergeschlagenheit, Konzentrationsstörungen, innere Unruhe, Dünnhäutigkeit sowie starkes Grübeln.

Erfahrungsbericht des Kindsvaters

Die Entbindung

Er beschrieb die Entbindung seiner Zwillingssöhne als sehr schwierig und dass einiges aus seiner Sicht schiefgelaufen sei. Eine natürliche Entbindung wurde eingeleitet, nach 30 Stunden Wehen ohne Fortschritt im Geburtsverlauf traten Bradykardien beim ersten Kind auf und der behandelnde Oberarzt entschied sich für eine Zangengeburt. Erst als der Oberarzt den ersten Zwilling in den Händen hielt, rief er nach einem Kinderarzt. Bei der Geburt des zweiten Kindes war eine Kinderärztin anwesend.

„Fest entschlossen schlug der Oberarzt vor, den Zwilling mit der Zange jetzt herauszuholen: ‚Sollen wir ihn mit der Zange herausholen, ja wir holen ihn heraus!' Diese Augenblicke verliefen so schnell, dass wir gar keine Zeit hatten, den Zustand gedanklich mitzuverfolgen und gar selber bewerten zu können. Wir waren durch die sich nun überschlagenden Ereignisse überfordert, zumal wir schon viele Stunden im Kreißsaal zugebracht hatten und nicht voll konzentriert waren. Ich werfe mir heute noch vor, warum ich im Verlauf der vorangegangen halbe Stunde nicht detailliert nachgefragt habe."
„Der Oberarzt hielt Maximilian in seinen Händen. Er wirkte leblos."
„Ich selber fühlte mich erschrocken machtlos. Ich hielt die Hand meiner Frau, die mich verzweifelt fragte, was mit Maximilian sei. Der Oberarzt antwortete: ‚Dem geht's gut.' Inzwischen war eine Kinderärztin zugegen, die Frederik direkt in Empfang nahm. Der Boden im Kreißsaal sah aus wie in einem Schlachthof – ein schrecklicher Anblick. Beim Schreiben dieser Zeilen muss ich weinen …"

Der Zustand der Kinder

Beide Kinder mussten nach der Entbindung kurzfristig beatmet werden. Die Kinderärzte zeigten sich zuversichtlich über den Zustand der beiden Kinder. Die schlechten pH-Werte des ersten Kindes wurden dem Paar nach deren Angaben verschwiegen. Maximilian musste auf der Neonatologie versorgt werden, Frederik konnte in einem Wärmebett auf die Wöchnerinnenstation verlegt werden.

„In dieser Zeit habe ich wechselnd meine Frau, Maximilian und Frederik aufgesucht. Ich glaube in dieser Zeit lediglich Adrenalin-gepuscht funktioniert zu haben. Meine Frau und ich waren in großer Sorge. Wir merkten, dass etwas nicht in Ordnung war, ohne Näheres zu wissen. Mir schossen ständig die entsetzten Gesichter der Beteiligten im Kreißsaal durch den Kopf."

Die erste Nacht

„Die Nacht auf unserem Zimmer war sehr traurig. Wir lagen nebeneinander im Bett, ohne unsere Kinder, die zwei Etagen tiefer in der Neonatologie lagen. Meine Frau bekam Antibiotika-Infusionen, weil sie aufgrund eines Wundinfekts Fieber entwickelt hatte. Es tat sich eine unendliche Leere und Machtlosigkeit auf. Wir sprachen darüber. Ich machte mir Vorwürfe, zu wenig hinterfragt oder gar zum Kaiserschnitt eingelenkt zu haben. Ich sagte: ‚Ich habe Angst, dass uns der Kerl unser Leben versaut hat.' Ich meinte den Oberarzt, dessen erster Zangenzugriff mir zunehmend provokant für den Verlauf schien. Ich versuchte, klar zu denken, wollte keine falschen Vorwürfe machen. Wir weinten beide. Das Glück, was man wohl sonst als junge Eltern empfindet, fühlten wir nicht. Wir hatten Angst."

Zeit der Ungewissheit

Am Folgetag fand eine Ultraschalluntersuchung des Kopfes von Maximilian statt, Ergebnisse wurden nur auf Nachfrage weitergegeben, kein Befund. Am Freitag erfolgte ein EEG, die Ergebnisse sollten erst am Montag vorliegen.

„Am Samstag im Rahmen der U2-Untersuchung fielen mir zufällig die Kinderpässe der beiden in die Hände. Ich konnte sehen, dass der Nabelschnur-pH-Wert bei Geburt von Maximilian bei pH 6,95 lag. Ich war schockiert. Das Blut staute sich in meinem Kopf, die Hände wurden feucht. In den Gesprächen der letzten Tage hatte ich immer wieder pH-Werte über 7 in den Mund genommen. Jetzt musste ich sehen, dass der Wert deutlich schlechter gewesen war, bislang immer im Zusammenhang mit neurologischen Spätschäden gebracht worden. Ich sprach die U2-durchführende Kinderärztin noch mal auf die Schwere der Azidose und Asphyxie an. Sie sagte, sie könne sich dazu nicht bewertend äußern, wir müssten die eigentlich zuständige Kinderärztin am Montag darauf ansprechen. Sie sprach davon, dass es aber sicher auch noch ein klärendes Gespräch mit dem Chefarzt der Neonatologie geben würde. Wir fühlten uns über das Wochenende hinweg extrem im Stich gelassen."

„Ich fühlte mich hilflos und ratlos, ich war durstig nach Informationen und fundierten Meinungen."

Die Entlassung aus der Klinik

Nach dem belastenden Wochenende nahm er die alltägliche Arbeit in der eigenen Apotheke wieder auf, bis seine Frau sich telefonisch meldete, da die Kinderärztin das geplante Abschlussgespräch abgesagt hatte. Erst durch die wiederholte Nachfrage einer Stationsschwester kam es doch zu einem Gespräch und einer Abschlussuntersuchung.

„Die Kinderärztin gab sich bei der Untersuchung und dem begleitenden Gespräch freundlich. Doch schien mir diese Freundlichkeit geradezu gestellt. Später kam noch der Chefarzt der Neonatologie dazu. Ich erlaubte mir anzumerken, dass uns der schlechte Informationsfluss sehr verunsichert habe und wir uns in den vergangenen Tagen verloren gefühlt haben. Der Chefarzt konterte, dass er meine Meinung nicht teilen könne und es hier ausreichend Möglichkeit des Gesprächs gegeben habe. Im Übrigen hätte ich ja meinerseits den gynäkologischen Oberarzt, die Hebamme und die Kinderärzte aufgesucht und angesprochen. Diese Äußerung empfand ich als unfair und der Situation nicht gerecht."

Der Chefarzt teilte mit, dass das Paar froh sein könne, in ihrem Haus entbunden zu haben, und dass es ein erhöhtes Risiko für neurologische Spätschäden bei Maximilian gebe, alle Untersuchungen aber keinen Hinweis ergeben hätten. Abschließend wurde eine Nachuntersuchung in drei Monaten vereinbart.

Wieder zu Hause

„Wieder zu Hause fühlten wir uns mit unseren Sorgen allein gelassen. Einerseits waren wir froh, wieder zu Hause zu sein, andererseits schien das klassische Damokles-Schwert über uns zu hängen. Wir haben in der folgenden Zeit sehr oft über unsere Gefühle und Ängste gesprochen."
„Für mich war diese Zeit sehr schwer. Ich war motivationslos, bei der Arbeit unkonzentriert. In den Gedanken war ich ständig bei meiner Frau und den Kindern. Schlimm waren die Nachfragen unserer Stammkunden in der Apotheke: ‚Wie geht es Ihrer Frau und den Kindern? Alles gesund? Das ist das Wichtigste!' Jede dieser Fragen traf mich im tiefen Inneren. Ich war alles andere als glücklich. In der Mittagspause suchte ich oft nach Informationen im Internet, ich wollte zu einer eigenen Einschätzung kommen."

Auf der Suche nach Antworten

Daraufhin begann die Suche nach Informationen und Gesprächen mit anderen Ärzten aus dem Freundes- und Bekanntenkreis, jeder mögliche Kontakt wurde genutzt, auf der Suche nach einer „objektiven" Einschätzung des Gesundheitszustandes von Maximilian. Im Rahmen dieser Suche kam es auch zu einem ersten Gespräch in der gynäkologischen Psychosomatik der Universitätsfrauenklinik Bonn.

„Heute scheint es mir fast übertrieben, wie sehr ich durstig nach Informationen und Meinungen war. Doch schien es mir zu dieser Zeit die einzige Möglichkeit, zu einer halbwegs fundierten eigenen Meinung und Einschätzung zu kommen. Ich wollte auf jede Entwicklung vorbereitet sein."

Mit etwas Abstand

„Heute weiß ich, wie zwiespältig dieser Hang zur vermeintlichen Situationskontrolle ist, denn schließlich beschäftige ich mich mit negativen Theorien, die die positive Realität zu überschatten drohen. Mir wurde auch zunehmend bewusst, dass ich mit übertrieben geäußertem negativem Gedankengut meine Frau belastet hatte. Meine Frau hatte vielleicht den Vorteil durch den täglichen ununterbrochenen Umgang mit Maximilian und Frederik, zu einer eigenen, durch Mutterinstinkt geprägten Zuversicht zu kommen. Diese hat sie auch wiederholt geäußert. Ich selber fühlte mich besser, wenn ich abends nach der Arbeit oder am Wochenende zu Hause war und die beiden Kinder erleben konnte. Trotzdem holten mich die negativen Gedanken immer wieder ein."

„Der Lauf der Zeit hat zunehmend zur Beruhigung geführt. Ich muss zugeben, dass jede Nachuntersuchung im Krankenhaus Negatives aufkochen und eine emotionale Abneigung gegenüber dieser Einrichtung bei mir aufkommen ließ und auch heute noch jede Routine-Untersuchung beim Kinderarzt eine besondere Anspannung produziert und auch das Schreiben mancher dieser Zeilen Tränen in meinem Auge stehen lässt und ich mir gelegentlich noch immer bewusst mache, dass kognitive oder Verhaltensdefizite auch erst in ein paar Jahren auftreten könnten. Doch möchte ich auch festhalten, dass ich mit Freude die positive Entwicklung unserer Kinder verfolge und mein Naturvertrauen und meine Zuversicht enorm gewachsen sind."

Schlussfolgerung

In unserer Gesellschaft ist es zunehmend selbstverständlich geworden, dass ein werdender Vater im Kreißsaal anwesend ist. Der geschilderte Erfahrungsbericht zeigt, dass auch für einen werdenden Vater die Anwesenheit bei einer Entbindung ein potenzieller traumatischer Stressor darstellen kann und daraufhin Kernsymptome einer Posttraumatischen Belastungsstörung (PTBS) entwickelt werden können.

Die Entbindung wurde vom werdenden Vater traumatisch verarbeitet, wohingegen seine Frau die Geburt lediglich als schwierig beschreibt. Dieses

Fallbeispiel unterstützt die These, dass nicht die Schwere der Entbindung an sich, sondern die subjektive Bewertung der Situation zu der Entwicklung einer PTBS führen kann.

Der fehlende Informationsfluss und damit verbundene Unsicherheiten wurden in diesem Fallbeispiel als besonders belastend erlebt und führten zu einer gesteigerten Informationssuche des Betroffenen, die im Nachhinein kritisch bewertet wurde. Wäre von Beginn an ein ausreichender Informationsaustausch möglich gewesen, hätten Unsicherheit reduziert werden können und die Verarbeitung des Erlebten höchstwahrscheinlich erleichtert werden können. Des Weiteren wird deutlich, dass die Nachbesprechung der Entbindung nicht nur für Frauen ein wichtiges Mittel zur Prophylaxe einer PTBS darstellt, sondern auch der Partner gezielt einbezogen werden sollte.

Literatur

Dilling, H., Mombour, W., und Schmidt, M. H. (2008): Internationale Klassifikation psychischer Störungen ICD-10. Kapitel V (F). Bern: Hans Huber

Wijma, K., Söderquist, J., und Wijma, B. (1997): Posttraumatic stress disorder after childbirth: a cross sectional study. Journal of Anxiety Disorder, 11: 587–597